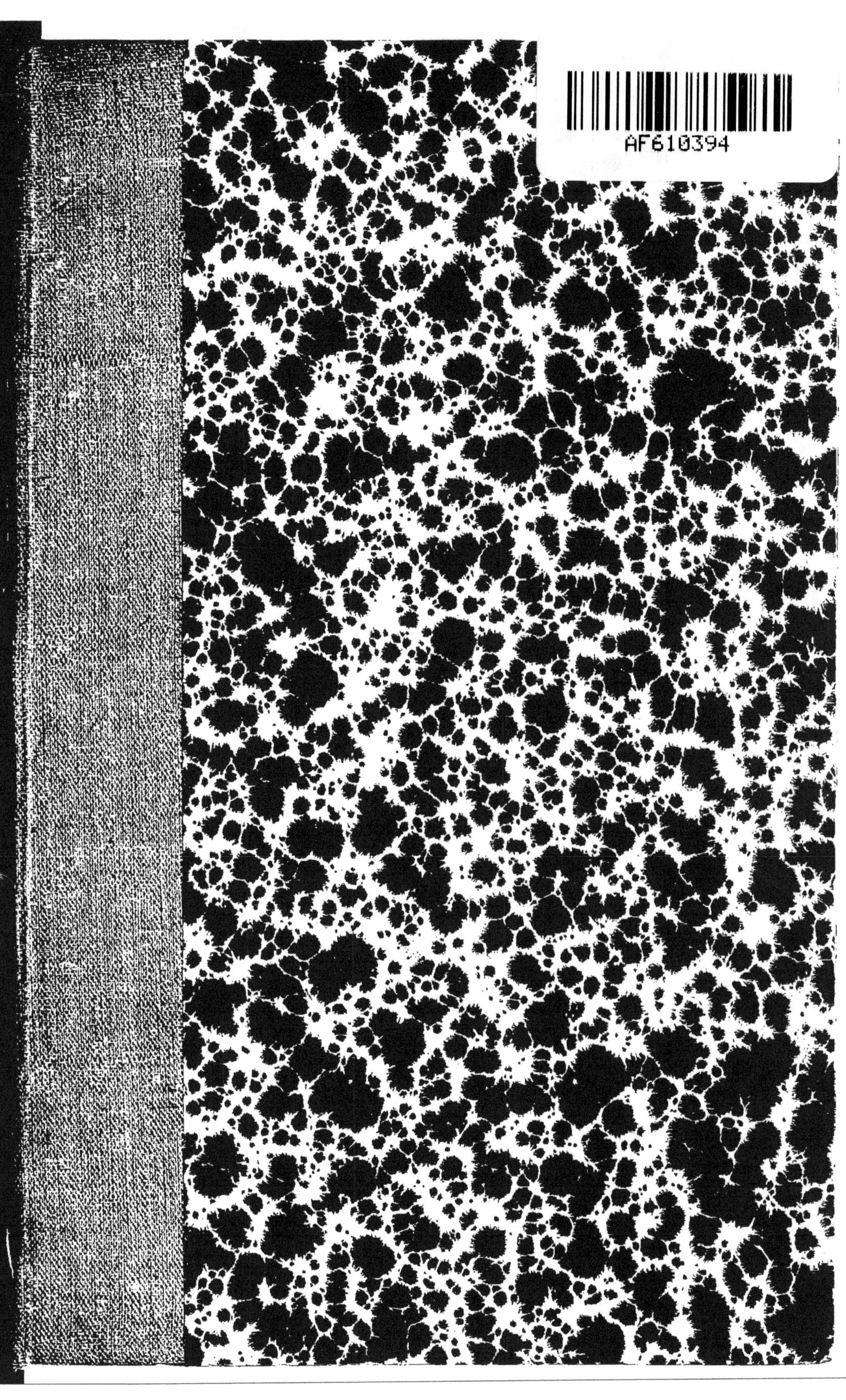

ÉTUDE

SUR LA

FERMENTATION AMMONIACALE

ET SUR LES FERMENTS DE L'URÉE

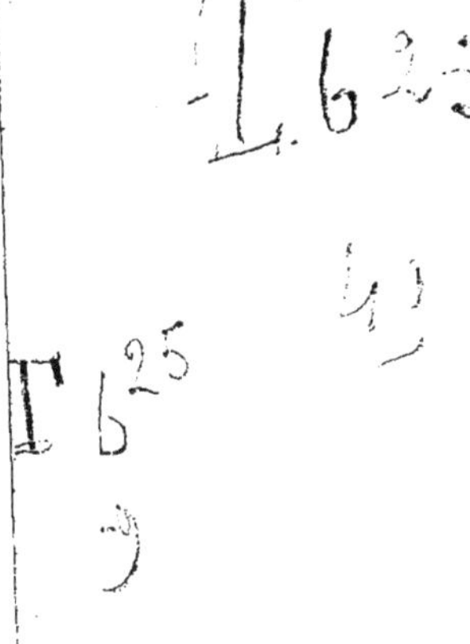

TOURS. — IMPRIMERIE DESLIS FRÈRES.

ÉTUDE

SUR LA

FERMENTATION AMMONIACALE

ET

SUR LES FERMENTS DE L'URÉE

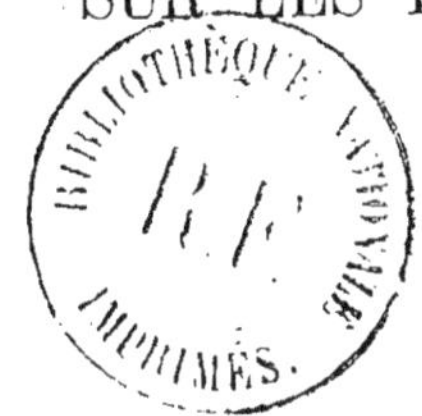

PAR

P. MIQUEL

DOCTEUR ÈS SCIENCES, DOCTEUR EN MÉDECINE
DIRECTEUR DU SERVICE MICROGRAPHIQUE DE L'OBSERVATOIRE DE MONTSOURIS

Avec 3 planches et 7 figures intercalées dans le texte

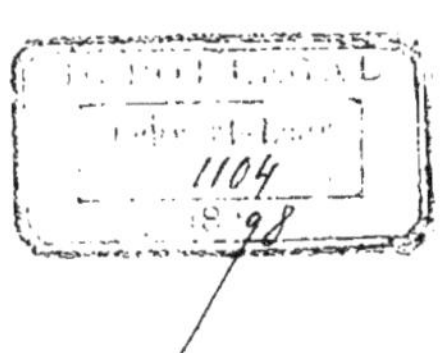

PARIS
GEORGES CARRÉ ET C. NAUD, ÉDITEURS
3, rue Racine, 3

1898

ÉTUDE SUR LA FERMENTATION AMMONIACALE
ET SUR LES FERMENTS DE L'URÉE

Introduction.

On désigne sous le nom de *fermentation ammoniacale* la transformation de l'urée en carbonate d'ammoniaque sous l'influence des microphytes.

Ce phénomène n'est pas à proprement parler une fermentation dans le sens encore fort vague qu'on attache à cette expression ; il peut et doit être comparé aux hydratations bien connues des chimistes, sous l'action desquelles la saccharose se dédouble en dextrose et lévulose, l'amidon en glucose et dextrine, l'amygdaline en glucose, hydrure de benzoïle et acide cyanhydrique, etc. L'urée, soumise à l'action de certaines bactéries et de plusieurs mucédinées, absorbe 1 molécule d'eau et se change en carbonate d'ammoniaque

$$COAz^2H^4 + H^2O = CO^2 + 2AzH^3.$$

Ce phénomène, qu'il est au pouvoir des chimistes d'accomplir sans le secours des organismes inférieurs au moyen des bases énergiques, ou d'une température suffisamment élevée (urée maintenue à 140 degrés en présence de l'eau), les microorganismes l'accomplissent dans la nature à la température ordinaire par l'intermédiaire d'une diastase dont la production est intimement liée à la vie et à la multiplication des cellules organisées.

Le mode d'action de cette diastase sur l'urée n'est pas actuellement mieux connu que le mécanisme de la transformation de la saccharose en glucose et de la glucose en acide carbonique et alcool ; tout ce qu'on peut affirmer aujourd'hui, c'est que l'urine ou une solution d'urée rendue nutritive, stérilisée par la chaleur ou la filtration à froid, reste indéfiniment inaltérée sans perdre la faculté de fermenter qui se manifeste, se poursuit et se termine, plus ou moins complètement, dès l'instant où ces divers liquides reçoivent les microphytes auteurs de la *biogénèse ammoniacale*.

Le présent travail sera divisé en quatre paragraphes généraux : le premier contiendra l'historique du sujet ; le deuxième décrira les méthodes applicables à la séparation et à l'étude des ferments ammoniacaux ; le troisième comprendra la description d'une douzaine de ferments bactériens bien caractérisés, sur une quarantaine qu'il m'a été donné de rencontrer dans le cours de ces recherches ; enfin, dans le dernier paragraphe, j'exposerai les résultats positifs auxquels je suis arrivé dans mes essais pour isoler le ferment soluble de l'urée, décrit autrefois par M. Musculus, et les principales propriétés de ce ferment.

§ I. — **Historique.**

Si la production du carbonate d'ammoniaque des urines en putréfaction aux dépens de l'urée avait, à la fin du siècle dernier, fixé l'attention de Rouelle, Cruiskank, Foucroy et Vauquelin, il appartient à Dumas d'avoir donné, vers 1830, l'équation de cette transformation. Mais la cause première de cette décomposition de l'urée échappa à cet éminent chimiste, et même après les travaux de Jacquemart, son élève, entrepris en 1843, et complétés par Muller en 1860, la fermentation ammoniacale ne put être nettement attribuée à un organisme microscopique; la véritable cause de ce phénomène resta dans l'ombre jusqu'aux observations de M. Pasteur qui, le premier, fut amené à attribuer la transformation de l'urée en carbonate d'ammoniaque, à un micrococcus désigné par ce savant sous le nom de *torule ammoniacale*.

« Quant au dépôt, dit M. Pasteur, qui prend naissance sur le paroi et au fond d'un vase d'urine exposé à l'air, il renferme, outre les productions tombées de la surface, des cristaux de nature variable ; mais, ce que je veux surtout faire remarquer, c'est l'existence d'une torulacée, en chapelets de très petits grains, toutes les fois que la liqueur est devenue ammoniacale par la transformation de l'urée. Je suis très porté à croire que cette production constitue un ferment organisé, et qu'il n'y a jamais transformation de l'urée en carbonate d'ammoniaque, sans la présence et le développement de ce petit végétal. Cependant, mes recherches sur ce point n'étant pas achevées, je dois mettre quelques réserves dans mon opinion. »

Plus bas, dans ce même Mémoire sur les corpuscules vivants de l'atmosphère, M. Pasteur ajoute, en décrivant les productions développées dans de l'urine abandonnée à la chute des poussières de l'air : « Il y avait en outre la torulacée en petits grains réunis en courts chapelets...; le diamètre de ces grains était de 1,5 millièmes de millimètre environ. C'est le ferment organisé que je regarde comme le ferment de l'urine, c'est-à-dire celui qui transforme l'urée en carbonate d'ammoniaque, et qui, ultérieurement, par le fait de l'alcalinité qui en résulte, amène le dépôt des urates alcalins et des phosphates ammoniacaux magnésiens (1). »

Il n'est donc pas douteux que M. Pasteur a, pour la première fois, entrevu le rôle important des schizomycètes dans la fermentation ammoniacale.

Une année plus tard, M. Van Tieghem reprenait la question de la fermentation des urines dans sa thèse inaugurale, présentée à la Faculté des Sciences de Paris (2) ; et voici la description que donne M. Van Tieghem du bactérien agent de cette fermentation.

« Le ferment de l'urée est constitué par des globules sphériques où les plus forts grossissements ne permettent de voir ni granulations, ni paroi distincte du contenu. Les globules forment de longs chapelets à courbures élégantes, qui remplissent tout le liquide pendant que la fermentation suit son cours. Quand celle-ci est terminée ;

---

(1) Pasteur, *Annales de Chimie et de Physique*, 3e série, t. LXIV.

(2) Van Tieghem, Thèse présentée à la Faculté des Sciences de Paris, n° 256 ; 1864.

ils se rassemblent au fond, les chapelets se brisent ; aussi, examiné dans un dépôt un peu ancien, le ferment se présente-t-il en courts chapelets ou en petits amas de globules. Dans les chapelets en voie de développement, les globules des extrémités sont souvent plus petits que les autres. D'autres fois, sur trois globules réunis, celui du milieu est plus gros que les autres, et paraît leur avoir donné naissance ; les globules restent d'ailleurs, à toutes les époques, parfaitement sphériques ; leur développement se fait donc par bourgeonnement. Le diamètre des globules est en moyenne de $0^{mm},0015$, mais varie un peu au-dessus et au-dessous de cette valeur, suivant la nature du liquide où ils se forment. Au microscope, on les voit agités, surtout quand ils sont deux, trois ou quatre, de mouvements browniens très vifs, ce qui tient à leur extrême petitesse... »

Le ferment ammoniacal était donc, pour M. Van Tieghem, un micrococcus en long chapelets bourgeonnant et troublant le liquide pendant l'acte biologique de la transformation de l'urée en carbonate d'ammoniaque.

Douze ans plus tard, M. Pasteur (1) est revenu incidemment sur la description de la torule ammoniacale, et voici encore textuellement ses paroles : « Des chapelets de grains, souvent très longs, se forment fréquemment dans les urines. Il ne faut pas les confondre avec le ferment de l'urée, auquel ils ressemblent par le diamètre des grains. Le ferment de l'urée est formé de couples de grains, rarement et peut-être toujours accidentellement joints en chapelets. »

Pour M. Pasteur, le ferment de l'urée était donc un *diplococcus ;* pour M. Van Tieghem, un *streptococcus*. Le désaccord que l'on remarque dans les descriptions données du micrococcus ferment de l'urée, par des observateurs aussi habiles, tient vraisemblablement à la non-identité des espèces qui sont tombées sous leur main. A l'époque des travaux de ces deux savants, une semblable erreur était possible ; mais on constate avec regret qu'il régnait alors

(1) PASTEUR et JOUBERT, *Comptes rendus de l'Académie des Sciences*, t. LXXXIII, p. 5 ; 1876.

des vues beaucoup trop étroites sur la biologie de la cellule ; il semblait qu'un phénomène chimique déterminé dût avoir nécessairement pour agent un organisme unique, comme, par exemple, le *Micrococcus ureæ*, et que jamais il n'y avait transformation d'urée en carbonate d'ammoniaque en l'absence de ce petit végétal.

Dès l'année 1878, je démontrai le peu de fondement de cette hypothèse et j'affirmai qu'il existait des bactéries en forme de bâtonnets, capables d'accomplir la fermentation ammoniacale avec autant et même plus d'énergie que l'organisme entrevu par M. Pasteur et étudié par M. Van Tieghem. Mais n'abandonnons pas l'historique des recherches effectuées, en 1864, par se dernier savant, sans rappeler qu'il tenta et obtint, le premier, les cultures du *Micrococcus ureæ* dans les milieux artificiels, et qu'on doit à ses habiles recherches la preuve irréfutable que la transformation, à la température ordinaire, de l'urée en carbonate d'ammoniaque, est toujours corrélative de la vie d'une cellule ; ce qui plaça la fermentation ammoniacale au rang des fermentations lactique, butyrique, alcoolique, etc., de même intimement liées au développement des organismes inférieurs.

C'est en 1879 (1) que je décrivis pour la première fois un nouveau ferment de l'urée, différant complètement, par l'aspect, de la torule ammoniacale, et que je désignai alors sous le nom de *Bacillus ureæ*. Voici, d'ailleurs, quelques citations extraites de cette note qui établissent la priorité de ma découverte de ce premier ferment bacillaire attribuée à M. Leube, qui ne l'a retrouvé que sept années plus tard, en 1885.

« J'ai isolé, disais-je alors, de l'eau d'égout puisée au collecteur de Clichy, un organisme de la classe des bacilles qui possède, de même que la torule ammoniacale, la propriété de transformer l'urée en carbonate d'ammoniaque, bien qu'il s'éloigne par son aspect physique de la production découverte par M. Pasteur.

« Ainsi, la torule se montre en chapelets de grains ou

(1) P. Miquel, *Bulletin de la Société chimique de Paris*, t. XXXI, p. 391 mai 1879.

d'articles courts, circulaires (Van Tieghem, Cohn), quelquefois étranglés par le milieu (Pasteur), tandis que mon bacille est formé de filaments très grêles, mobiles, isolés ou réunis au nombre de deux à quatre; la largeur moyenne de ces filaments atteint 7 à 8 millièmes de millimètre.

« Enfin, dans un milieu humide, la torule et ses semences meurent à une température de 54° à 55°, maintenue pendant deux heures, tandis que le bacille résiste, pendant le même temps, à des températures dépassant 65°. Je n'insisterai pas plus longtemps sur les différences profondes qui séparent, au point de vue botanique, ces deux ferments de l'urée ; il me paraît plus important de démontrer jusqu'à quel point leurs propriétés biologiques se confondent. »

A la fin de cette courte note, je cite quelques expériences qui établissent, en effet, que ce nouveau bacille peut faire fermenter complètement, en très peu de jours, l'urée tenue en solution dans l'urine normale.

Je suis également revenu, dans l'*Annuaire de Montsouris pour* 1882 (1), sur le même organisme, que j'étudie sous tous ses aspects et que je fais croître dans les conditions les plus diverses.

« Les deux ferments ammoniacaux dont la description va suivre sont loin de présenter les caractères microscopiques du *Micrococcus ureæ*.

« Le premier, le plus énergique, apparaît sous la forme d'un être infime en bâtonnets, d'un examen difficile, d'une longueur variable et d'une largeur inférieure à 1 millième de millimètre.

« Au début de la fermentation, cet être filamenteux se voit très nettement dans les urines, qu'il trouble légèrement ; plus tard ses articles se segmentent, se résorbent ou se pulvérisent, en laissant des spores punctiformes ou sphérules rudimentaires, qu'on a beaucoup de peine à reconnaître au milieu des sédiments précipités.

« Ainsi l'on se trouve en présence d'un puissant phénomène d'hydratation accompli sous l'influence d'un microbe dont les traces échappent d'autant plus facilement à nos

---

(1) P. Miquel, *Annuaire de Montsouris pour l'an* 1882, p. 469.

moyens d'investigation que ces dépôts, où presque rien d'organisé n'apparaît à l'œil, armé de très forts grossissements, sont impuissants à provoquer une nouvelle fermentation, le bacille et ses germes ayant péri en peu de temps sous l'action désorganisatrice du carbonate d'ammoniaque produit. Les spores du *Bacillus ureæ* ne sont pourtant pas fragiles; elles résistent plusieurs heures à une température humide de 96°.

« Le même bacille, cultivé à l'état de pureté, peut produire, en moins de quarante-huit heures, la fermentation complète d'un volume quelconque d'urine. Cependant, quand le microbe est gêné dans son développement par la présence d'un bactérien étranger, son action sur l'urée peut être beaucoup plus lente. Le phénomène d'hydratation de la carbamide, habituellement rapide, s'éternise et se complète difficilement.

« Pour terminer en peu de mots l'histoire de ce bacille-ferment, nous ajouterons que ce microbe ne peut être cultivé dans des solutions minérales, que le bouillon Liebig neutre ne convient pas davantage à son développement, à moins qu'il ne soit additionné d'urée naturelle ou artificielle, auquel cas on le voit croître et déterminer la fermentation ammoniacale du bouillon. Enfin le bacille qui nous occupe est un être *anaérobie*, pouvant accomplir sa mission dans les milieux dépourvus d'oxygène gazeux ; la présence de l'air ne paraît pas le gêner, mais il ne vient jamais former à la surface du liquide, à l'exemple des mycodermes et des bactériens avides d'oxygène, ces pellicules plus ou moins épaisses, cette sorte d'écume grasse dont la présence est presque constante à la surface des liqueurs altérées par les bacilles vulgaires. »

Je n'ai rien à changer aujourd'hui à cette description, du reste parfaitement exacte, mais que je compléterai plus bas, dans le paragraphe consacré à la description de cette espèce.

Dans une bonne thèse soutenue à Paris en 1883, sur l'ammoniurie, par M. Guyard, où il est fait un historique très complet de la fermentation ammoniacale, on trouve de même la description de mon bacille-ferment ; je reprocherai cependant à cet auteur d'avoir figuré inexactement, d'après ma seule description, cette espèce microscopique dont je n'ai encore nulle part donné la représentation graphique.

M. Ladureau (1), dans une Note trop générale sur les ferments de l'urée, constate que mon ferment peut se développer à la façon des êtres anaérobies, et répète ce que j'ai dit à cette occasion.

M. Billet (2) rattache mon bacille et tous les organismes de la fermentation ammoniacale découverts à cette époque et à découvrir ultérieurement à une forme unique, le *Bacterium ureæ*, dont le *Micrococcus ureæ* serait la forme réduite et ultime. Cette assertion n'est pas soutenable ; il existe peut-être des bactériums urophages (je n'ai jamais eu cependant l'occasion d'en rencontrer) ; mais ce que je puis affirmer, c'est la parfaite individualité des espèces capables de transformer l'urée en carbonate d'ammoniaque. Si parfois quelques-unes d'entres elles présentent quelques formes involutives particulières, ces modifications morphologiques, loin de servir de passage d'une espèce à une autre, constituent un groupe de caractères qui permet de distinguer entre eux les ferments qui nous occupent. Avant d'être aussi affirmatif, il eût été désirable que M. Billet reprît ses expériences en s'entourant des précautions qui doivent nécessairement accompagner les recherches sur les bactéries.

Enfin, dans son savant *Traité de Chimie biologique*, paru en 1883 (3), M. Duclaux rappelle mes recherches sur le *Bacillus ureæ*, depuis longtemps connu des auteurs au courant des questions relatives aux phénomènes biologiques accomplis par les microorganismes. Il y avait donc sept ans que le *Bacillus ureæ* était décrit et rangé parmi les ferments les plus actifs de la carbamide (4), quand M. Leube (5) retrouva de nouveau cette espèce et s'attribua la priorité de sa découverte, priorité d'ailleurs que ne

---

(1) Ladureau, *Comptes rendus de l'Académie des Sciences*, t. XCIX, p. 897 ; 1885.

(2) Billet, *Comptes rendus de l'Académie des sciences*, p. 1252 ; 1885.

(3) Duclaux, *Encyclopédie chimique*, t. IX ; *Chimie biologique*, p. 701 ; 1883.

(4) L'urée a reçu également des chimistes les noms de carbamide et d'amide carbonique ; ce sont là des synonymes que j'emploierai souvent dans le cours de cette étude.

(5) Leube, *Virch. Archives*, 13 d. 100, p. 540 ; 1885.

lui refusent pas Flügge et d'autres auteurs allemands souvent assez mal renseignés sur les travaux qui se publient en France. Pour ma part, j'attache une assez faible importance à la découverte du *Bacillus ureæ* en tant que nouveau microorganisme ; mais je crois qu'au moment où je publiai mes recherches sur ce bacille, c'est-à-dire à l'époque où le *Micrococcus ureæ* était considéré comme le seul agent de la fermentation ammoniacale, ce fait présentait un grand intérêt au point de vue des théories générales de la fermentation des substances chimiques par les bactéries. Cette découverte pourrait être comparée à celle qui mettrait en évidence l'existence de plusieurs autres microbes capables de déterminer des maladies identiques au charbon, à la tuberculose, au choléra asiatique.

Vers 1885, M. Leube (1) a de nouveau étudié, en Allemagne, les ferments de l'urée ; ses recherches ont fait l'objet d'un travail intéressant inséré, avec plusieurs photogrammes, dans les *Annales de Virchow*. Deux bacilles surtout ont été étudiés par lui. L'un d'eux, le plus petit, est identique à celui que j'ai découvert en 1879 ; l'autre me paraît fort voisin du bacille qu'on trouvera décrit plus bas sous le nom de *Bacillus ureæ* γ. Voici d'ailleurs, brièvement, les descriptions qu'il en donne. Comme toujours, la diagnose de ces espèces est basée sur les caractères macroscopiques que présente leur culture sur la gélatine.

Le premier *Bacillus ureæ* se présente en bâtonnets massifs à extrémités arrondies, habituellement de 2 μ de long sur 1 μ de large. Sur plaques de gélatine, il fournit, dès le second jour, une petite tache diaphane qui, en une dizaine de jours, peut atteindre la grosseur d'une pièce d'un centime. Les colonies produisent l'impression d'une lame de verre ternie par l'haleine. Leur croissance s'effectue par zones concentriques, dont la plus extérieure apparaît dentelée. Les inoculations par traits au fil de platine sont grisâtres, minces et peu fournies ; enfin, les cultures vieillies de cet organisme exhalent l'odeur très prononcée de la saumure de hareng.

(1) Leube, *loc. citat.*

M. Leube décrit et cherche à caractériser, sans y parvenir d'une manière satisfaisante, deux autres bacilles, un gros bacille à colonies également gris pâle et mon *Bacillus ureæ*. Il signale, en outre, l'existence d'une sarcine, la sarcine des poumons, comme ferment de l'urée. J'ai découvert également un microbe de cette famille, dont l'étude m'a vivement intéressé à plusieurs titres, et sur lequel j'insisterai un peu plus bas.

Le Dr Flügge mentionne dans son traité « Les microorganismes » (1), un *Micrococcus ureæ liquefaciens*. Je connais plusieurs micrococcus urophages, qui possèdent, de même, la faculté de fluidifier la gélatine ; je rapporterai toutefois ici les caractères physiques sous lesquels il est apparu à ce savant.

Le *Micrococcus ureæ liquefaciens* est formé de cellules arrondies de 1,25 à 2µ de diamètre, tantôt isolées ou en chaînettes de 3 à 10 éléments, quelquefois aussi en amas irréguliers. Semées sur des plaques de gélatines, elles donnent naissance, après deux jours, à de petits points blancs qui, vus sous un faible grossissement, se montrent formés de disques arrondis à bords nets, de couleur gris foncé. Après avoir atteint la surface, les colonies deviennent notablement plus grandes. A un grossissement de 80 diamètres, elles se montrent comme des disques d'une coloration jaune brunâtre, qni contiennent souvent au centre un noyau foncé, constitué par le reste de la colonie profonde. La surface est granuleuse, les bords deviennent peu à peu ondulés ; en même temps, la gélatine se liquéfie. Dans les cultures par piqûres, on voit d'abord se former un trait blanc, constitué par des colonies confluentes ; puis la gélatine ne tarde pas à se liquéfier ; cette liquéfaction marche et s'étend jusqu'aux parois du vase, et le tube se remplit d'un liquide trouble, au fond duquel se ramasse un dépôt épais, blanc jaunâtre.

En vérité, toutes ces descriptions de cultures sur la gélatine n'ont rien de bien caractéristique ; beaucoup de microbes pouvant présenter le même mode de croissance, et

(1) Flügge, *Les microorganismes*, — traduit par le Dr Henrijean, p. 130. — Edition de 1887.

chez la même espèce, la couleur et la forme de colonies observées étant fréquemment sous la dépendance de légères variations du milieu demi-solide employé. L'aspect des cultures doit donc occuper un rang très secondaire dans la diagnose des espèces bactériennes, et je vois avec regret que beaucoup d'auteurs pensent avoir tout dit quand ils ont donné complaisamment des détails circonstanciés et minutieux sur la forme, la disposition, la couleur, le mode d'accroissement, la grosseur des colonies produites par tels ou tels microbes. En voulant appliquer uniquement ces sortes d'observations faciles à la différenciation des microbes, on arrivera, d'ici à peu de temps, à introduire dans la bactériologie une quantité innombrable de descriptions banales, applicables à une foule d'espèces hétérogènes, qui auront pour résultat immédiat d'amener la confusion.

Heureusement pour les espèces que nous étudions, le caractère vraiment intéressant réside dans la fonction physiologique, c'est-à-dire dans la faculté de transformer l'urée en carbonate d'ammoniaque. Cette faculté est d'une puissance variable, suivant les espèces considérées, mais elle paraît constante dans les conditions identiques d'expérimentation pour les microbes bien isolés et cultivés à l'état de pureté ; c'est le caractère qui, à mon sens, doit être mis au premier rang, et autour duquel doivent venir se grouper, successivement, les caractères tout à fait secondaires tirés de l'aspect macroscopique des cultures effectuées dans les divers milieux, soit au contact, soit à l'abri de l'oxygène de l'air.

La transformation de l'urée de l'urine en acide carbonique et ammoniaque, intéresse un chapitre relativement très restreint de la pathologie humaine. Les urinaires, notamment, les malades atteints de catarrhe vésical, voient souvent leurs urines devenir ammoniacales ; cette complication est grave, en raison de la formation des dépôts abondants qui peuvent s'accumuler dans la vessie et de la causticité que présentent les urines devenues très alcalines ; mais c'est là, pour les microbes qui vont nous occuper, un champ d'action restreint et presque exceptionnel, sur lequel je n'ai pas à m'étendre longuement. Le mode d'introduction des ferments de l'urée dans la vessie, qui a soulevé de nombreuses discussions, ne m'occupera pas davantage, bien que je me sois livré spécialement à ce genre de recherches. Les microbes pénètrent évidemment dans la vessie par les sondes, quand les organes génitaux urinaires sont sains; les urines ne deviennent jamais ammoniacales par le seul fait de la rétention. J'affirmerai, en outre, que sur quatre malades atteints d'affections médulaires, se sondant eux-mêmes avec des instruments malpropres, dans le sens micrographique de ce mot, je n'ai jamais constaté l'apparition de la fermentation ammoniacale. L'urine de ces malades était fétide, peuplée de bactéries vulgaires, mais conservait son acidité à peu près normale, fait qu'il faut attribuer à l'envahissement du liquide de la vessie par des microbes capables de s'opposer efficacement au développement des ferments ammoniacaux.

Le véritable champ d'action des ferments de l'urée est surtout en dehors de l'économie animale; c'est grâce à l'existence de ces espèces, que l'urée, l'un des résidus ultimes de la combustion des subtances quaternaires, restitue au sol, sous forme d'ammoniaque, un azote précieux pour l'agriculture. En considérant uniquement comme source d'urée, à l'exclusion des animaux, les urines excrétées par la population de la France, les agents microbiens qui nous occupent fournissent au sol 130 millions de kilogrammes d'azote par an, soit 130.000 tonnes. C'est à ces auxiliaires précieux de l'agriculteur que je prends la résolution de consacrer les paragraphes qui suivent.

§ II. — Méthodes applicables à l'étude des ferments ammoniacaux.

A. — Milieux de culture. — Triage des ferments. Dosage de l'urée fermentée.

Les ferments ammoniacaux se trouvent répandus un peu partout : dans l'air, les eaux et le sol ; au cours de l'étude particulière qui sera faite de chacun d'eux, nous indiquerons leur habitat de prédilection, et plus tard, dans un nouveau Mémoire, les proportions dans lesquelles ils se rencontrent dans ces mêmes éléments.

Ici nous parlerons des moyens d'investigation qui permettent à l'observateur de recueillir leurs espèces variées, de les isoler et de les caractériser.

D'abord, où doit-on rechercher ces ferments? Il peut paraître rationnel et d'une bonne pratique d'aller à leur rencontre, soit dans les urines déjà fermentées, soit dans les liquides des vidanges ; en un mot, dans les endroits où leur existence est facilement décélée par l'odorat. Cependant cette façon d'opérer me paraît défectueuse ; si les urines fermentées peuvent présenter un ou plusieurs microbes agents de l'hydratation énergique de l'urée, ces microbes y sont pourtant peu variés. Ces liquides fortement ammoniacaux montrent surtout des ferments énergiques : le micrococcus de Pasteur, le bacille grêle que j'ai découvert, quelques autres bacilles de plus forte dimension ; mais on y rencontre plus rarement les espèces dont l'action biologique est lente, ce qui tient vraisemblablement à la difficulté qu'elles éprouvent de croître dans les milieux rendus déjà très alcalins par les ferments très actifs. Je préfère, pour ma part, attendre que les ferments de l'urée se présentent spontanément à moi, soit dans le cours des analyses microscopiques des eaux, soit dans les analyses bactériologiques de l'air et du sol. Mais, pour mettre leur présence en évidence, il faut les placer dans des conditions où ils puissent aisément manifester leurs fonctions biochimiques, ce qui m'amène naturellement à parler un instant des milieux où il faut les introduire.

Milieux propres à cultiver les ferments ammoniacaux. — Puisque les agents hydratants de l'urée se distinguent des autres espèces par la faculté de transformer l'urée en carbonate d'ammoniaque, tous les milieux nutritifs où l'on devra cultiver pour la première fois ces espèces devront renfermer de la carbamide ; il en sera de même des liqueurs qui devront servir à établir leur activité fermentaire.

Parmi les liquides, on pourra choisir entre les urines naturelles et les urines artificielles ; parmi les *substrata* solides, la gélatine, le lichen, la gélose chargée d'urée. La préparation de ces milieux n'offre pas de difficulté sérieuse ; cependant elle exige quelques soins spéciaux et mérite quelques remarques dont les expérimentateurs pourront tenir un certain compte.

Préparation de l'urine stérilisée. — On devra se servir d'un liquide animal fort voisin de l'urine normale ; l'urine de l'homme étant la plus facile à se procurer, il faudra autant que possible la recueillir à trois ou quatre sources différentes, de façon que le mélange obtenu offre une composition moyenne. D'après mes essais, une urine ainsi récoltée fournit une richesse en urée variant de 16 gr. à 22 gr. par litre.

L'urine recueillie est d'abord soumise à l'ébullition dans un vaste ballon ; si l'on opère, par exemple, sur 2 litres d'urine, on emploiera un vase d'une contenance de 4 litres ; car, au moment de l'ébullition, ce liquide animal mousse beaucoup et tend à s'échapper des vaisseaux qui le contiennent. L'ébullition sera maintenue très douce, de façon à détruire, en les coagulant, les principes muqueux ou albumineux qu'elle renferme. Au bout de dix minutes, le but est atteint ; on laisse l'urine se refroidir, et, au bout de vingt-quatre heures, on la filtre et on l'introduit dans de gros matras munis d'un tampon de coton.

Les matras à demi-pleins sont placés à l'autoclave pendant une heure environ. Sous l'action de la chaleur humide de 110°, l'urine contracte une couleur acajou foncé ;

d'acide elle devient alcaline et abandonne fort souvent un dépôt terreux dû à la précipitation des phosphates et des urates divers, qui ne sauraient rester en solution dans une urine pourvue d'un certain degré d'alcalinité. Après refroidissement, nouvelle filtration, et, finalement, le liquide clair obtenu est distribué et stérilisé dans les vases mêmes où il doit être soumis à l'expérience. L'urine peut alors subir les températures élevées de l'autoclave, sans perdre sa parfaite limpidité ; si quelque dépôt peut encore apparaître dans le liquide, il est constitué par des cristaux grenus ou aciculaires, visibles à l'œil nu, qui forment au fond du vase un précipité brillant, sableux et cristallin.

L'urine ainsi préparée a perdu, dans les chauffes successives auxquelles elle a été soumise, une certaine quantité d'urée pouvant varier de 1 gr. à 3 gr. par litre ; elle est donc déjà ammoniacale ; aussi, dans les expériences précises sur les quantités d'urée détruite par les ferments, il est indispensable de doser l'urée de l'urine après sa dernière stérilisation et de prendre ce dosage initial pour point de départ.

Il est à noter que cette alcalinité première de l'urine n'est pas un obstacle au développement des ferments ammoniacaux ; au contraire, elle semble favoriser la multiplication de plusieurs d'entre eux.

Urine artificielle. — Dans mes travaux sur les ferments ammoniacaux, publiés en 1878 et 1879, je donne la description de quelques urines artificielles fabriquées en utilisant les sels et les principes extractifs contenus dans les urines normales ; j'ai reconnu que tous ces soins étaient inutiles, que les urines ordinaires sont loin d'être aussi nutritives pour les ferments ammoniacaux que le bouillon de peptone additionné d'urée pure. L'usage des urines artificielles a cela de bon qu'on peut avoir toujours à sa disposition un liquide d'une composition constante, tandis que les urines naturelles, même mélangées, ont rarement des compositions identiques. Suivant les cas, on pourra être appelé à charger ces bouillons de 50 gr., 100 gr. et même 150 gr. d'urée pure par litre ; en dépassant cette dose, on s'expose à obtenir des liquides inaltérables par les ferments ammoniacaux, l'urée accumulée sous ce poids devenant antiseptique et rendant imputrescibles les liquides où on la dissout en quantité si considérable.

Pour préparer ces urines artificielles, on introduit dans du bouillon de peptone bien fabriqué, à réaction très légèrement acide, l'urée en quantité voulue ; on fait bouillir quelques minutes, on filtre et l'on stérilise directement dans les vases qui doivent servir aux cultures ; il arrive souvent que l'excès d'alcalinité dû à la décomposition partielle de l'urée pendant la stérilisation détermine la formation d'un très léger dépôt ; mais ce dépôt est ici insignifiant et ne gêne en rien les expériences.

Gélatine d'urine. — L'urine bouillie, déjà soumise une première fois à l'autoclave, reçoit la dixième partie de son poids de gélatine Coignet n° 1 ; on la clarifie au blanc d'œuf avec toutes les précautions nécessitées par cette opération. Cette gelée d'urine possède habituellement une couleur ambrée intense ; elle reste claire indéfiniment ; mais, en vieillissant, elle peut présenter dans sa masse quelques cristallisations dentritiformes, qui n'ont jamais l'aspect d'une altération provoquée par les bactéries ou les moisissures ; et parfois également de nombreuses sphérules noires, ou rouge sombre, rappelant les colonies bactériennes, mais uniquement formées par des urates ; en tout cas, l'examen microscopique lèvera aisément les doutes de l'observateur.

Gélatine d'urine artificielle. — Pour obtenir cette gélatine d'urée, il suffit d'ajouter simplement, à de la gélatine de peptone ordinaire, quelques instants avant sa clarification, 10 gr. à 20 gr. d'urée par litre. On prépare de même, sans aucune difficulté, de la gélose et du lichen chargés d'urée. Ces divers milieux peuvent être employés dans une étude générale sur les ferments ammoniacaux ; il est bon d'en avoir sous la main quelques centaines de flacons. Les *substrata* solides chargés d'urée présentent cette propriété intéressante qu'ils peuvent être, durant la croissance des ferments ammoniacaux, l'objet de modifications curieuses qui permettent d'affirmer si l'organisme qui s'y développe fait ou non partie des agents capables d'hydrater l'urée ; en effet, dans le cas où le microorganisme qui se développe sur le *substratum* fait partie des ferments énergiques, on constate, très peu de temps après l'ensemencement, autour de la colonie, la production d'une auréole formée de petits cristaux qui, quelques jours après, gagnent la masse entière des gelées qui semble alors mélangée à une poussière cristalline. La gélatine formée avec de l'urine et la gélose nutritive chargée d'urée sont surtout le siège de ce phénomène au voisinage des piqûres ; plus rarement ces cristaux se répandent dans la masse du *substratum*. En général, les gélatines chargées d'urée sont plus impropres à la culture des ferments que la gélatine peptonisée ordinaire ; cependant il existe plusieurs organismes-ferments de la classe des bacilles qui se développent mal ou pas du tout sur les gelées peptonisées, et qui croissent, au contraire, rapidement dans les gelées chargées d'une faible ou forte quantité de carbamide.

Séparation des ferments. — J'ai dit qu'il était préférable de rechercher les ferments ammoniacaux parmi les organismes vulgaires de l'air, du sol et des eaux, présentés par le hasard à l'observateur, que de tenter de les isoler des urines ou des matières de vidanges en fermentation. Effectivement, il se présente dans ces milieux surtout des variétés vulgaires mélangées à un grand nombre d'agents saprophytes qui étouffent et ne permettent pas aux agents délicats de la fermentation ammoniacale de se multiplier avec la liberté qui leur est nécessaire. Le procédé que je préconise est beaucoup plus long, il est vrai, car il consiste à saisir en entier les colonies développées sur la gélatine ou à prélever une goutte de bouillon altéré par les ensemencements fractionnés, et à introduire ces colonies et ces gouttes dans de l'urine normale stérilisée ou dans de l'urine artificielle, puis, enfin, à attendre 7 à 8 jours, quelquefois davantage, le résultat de ces ensemencements.

Parfois l'organisme ne croît pas dans l'urine, qui reste indéfiniment limpide et inaltérée ; très souvent, au contraire, il se développe, mais sans provoquer la décomposition d'une quantité notable d'urée, contrairement aux agents de la fermentation ammoniacale; d'autres fois, cette fermentation s'établit à des degrés divers ; l'urine perd, par exemple, 5 gr., 10 gr., et 20 gr. de l'urée qu'elle contient. Quoi qu'il en soit, les urines non ammoniacales sont rejetées et l'on procède à un dosage rapide de celles qui le sont devenues. Ce premier dosage éclaire quelquefois l'expérimentateur sur l'activité chimique des organismes qu'il a sous la main; souvent aussi l'expérimentateur ne doit attacher aucune importance à cette première analyse, sur laquelle on ne doit pas compter si l'espèce n'est pas pure, autrement dit, si elle est mélangée à d'autres bactéries incapables de déterminer la moindre fermentation. En effet, j'ai fréquemment trouvé des ferments très actifs qui, à l'état de mélange, ne pouvaient déterminer que la disparition de 5 gr. à 6 gr. d'urée au bout de 8 jours, alors que, amenés à l'état de pureté, ils décomposaient 20 gr. d'urée en moins de 48 heures. Il faut donc, sans cesse, avoir présent à l'esprit que les colonies, même d'apparence homogène, nées sur la gélatine, sont habituellement impures, et qu'il faut procéder à la séparation des espèces qu'on y rencontre. Sur plusieurs centaines d'ensemencements opérés dans ces conditions, c'est à peine si le hasard m'a présenté quelques colonies constituées par des agents de la fermentation ammoniacale à l'état de pureté.

Cependant, comme il existe plusieurs ferments de l'urée incapables de se multiplier aisément dans le bouillon et dans les gelées peptonisées ordinaires, il arriverait que plusieurs d'entre eux ne seraient jamais découverts si l'on se contentait d'étudier simplement les organismes développés dans des milieux simplement peptonisés; je citerai comme appartenant à cette classe d'organismes beaucoup de bacilles urophages, tandis que je ne connais pas encore de micrococcus-ferment qui se soit refusé à croître facilement dans le bouillon ou les *substrata* solides dépourvus d'urée. Il est donc souvent indispensable d'explorer l'atmosphère, les eaux et le sol avec des milieux chargés de carbamide ; ces expériences peuvent être faites facilement au moment des dosages de l'air et des eaux par les procédés habituels ; aux conserves de bouillon et de gélatine employées à ces essais, il suffit de joindre quelques milieux chargés d'urée.

Les colonies formées par les ferments ammoniacaux qu'on voit croître sur les gelées contenant de l'urée se décèlent habituellement elles-mêmes, bien avant que les organismes vulgaires aient manifesté leur présence par des taches perceptibles à l'œil nu ; les colonies constituées par des agents hydratants de l'urée sont ordinairement rapidement visibles, grâce, je le répète, aux cristaux qui se disposent autour de l'espèce en voie de croissance ; ces taches, on les reconnaît entre mille à leur aspect anguleux, irrégulier, qui n'a rien de commun avec la régularité, la sphéricité plus ou moins parfaite des autres colonies : il est facile de prélever alors, au moyen d'une boucle faite d'un fil de platine un peu gros, ces colonies, et de poursuivre leur étude au moyen des procédés qui me restent à exposer.

Je dois ajouter qu'on ne doit pas confondre les cristaux grenus qu'occasionne la production du carbonate d'ammoniaque dans les gelées, avec certaines colonies filamenteuses et cristalliformes, qu'on observe parfois dans les gelées chargées d'urée, et qui sont dues à certains bacilles migrateurs rayonnant de leur point d'éclosion à la périphérie. Il arrive aussi que certains bactériens agents de l'hydratation de l'urée, liquéfient la gélatine et, par suite, que les cristaux tombent au fond du liquide ; on pourra, dans ce cas, aller à la découverte des ferments ammoniacaux, en plongeant une petite boucle de fil de platine stérilisée dans le liquide des cupules, et en essuyant la boucle sur du papier tournesol rouge, qu'il bleuira fortement quand ces liquides seront très alcalins. Enfin j'ai également employé, pour la recherche des ferments ammoniacaux, la matière colorante du curcuma, qui vire au rouge vif là où ces ferments se développent, la cochenille et le tournesol rougis par les acides, qui deviennent violets et bleus dans des points circonscrits au moment de l'éclosion des microbes urophages. Dans ce genre d'essais, les gélatines d'urine et d'urée, toujours alcalines après leur stérilisation, seront, au moment de la fabrication des plaques colorées, ramenés à un certain degré d'acidité, au moyen d'une solution stérilisée du colorant dans l'acide tartrique. Ce sont là des petits tours de main de laboratoire qui aident singulièrement au triage des ferments qui nous occupent.

Avant d'entrer dans la description des procédés généraux applicables à l'étude des ferments ammoniacaux, je rappellerai que, pour faciliter la séparation des espèces bacillaires ferments de l'urée des espèces coccoformes, on pourra, avec avantage, avoir recours à une méthode que j'ai décrite il y a dix ans, et qui m'a permis d'isoler le bacille grêle ferment de l'urée de l'espèce découverte et étudiée par MM. Pasteur et Van Tieghem ; on chauffera donc à cette intention les eaux naturelles, ou les poussières de l'air diluées dans de l'eau stérilisées, à une température de 60° à 65°, qu'on pourra maintenir pendant quelques heures et même quelques jours. Tous les ferments que décèleront ces eaux appartiendront à la classe des bacilles, ou du moins, je dois affirmer que je n'ai jamais vu de micrococcus véritables se multiplier après l'action prolongée de cette température.

On portera alors les eaux naturelles et les liquides où les poussières de l'air ont été diluées entre 60° et 65°, puis on fractionnera ces liquides dans de l'urine naturelle ou artificielle, ou de la gelée chargée d'urée. Parmi les espèces bacillaires qui se développeront dans ces milieux, on rencontrera des bacilles urophages toujours exempts de micrococcus. On peut de bien des manières varier ces recherches ; mais j'attire aujourd'hui, comme autrefois, l'attention des expérimentateurs sur ce procédé de laboratoire, qui simplifie et abrège la séparation des ferments bacillaires de l'urée.

Dans les recherches sur les ferments ammoniacaux, il arrive fréquemment de rencontrer, dans des urines devenues spontanément ammoniacales, des organismes absolument morts, c'est-à-dire incapables de reproduire une hydratation qu'ils ont tout d'abord déterminée avec beaucoup d'énergie ; l'ensemencement de ces urines au fil de platine reste infécond ; il en est de même de l'ensemencement de plusieurs gouttes du liquide fermenté, et très souvent le vase, entièrement vidé avec la précaution de conserver les dépôts, sur lesquels on verse une urine fraîche stérilisée, ne donne pas de meilleurs résultats ; le ferment est définitivement tué et l'espèce est perdue. Pour parer à l'inconvénient que je signale, on devra surveiller de jour en jour les urines mises à fermenter et, avant qu'il ne se soit produit une quantité trop considérable de carbonate d'ammoniaque, on ensemencera le liquide soit dans du bouillon, soit dans de la gélatine nutritive, très légèrement chargée d'urée, et où l'espèce pourra se développer sans avoir à redouter l'action trop caustique du carbonate d'ammoniaque.

Je ne peux évidemment entrer ici dans tous les détails que comporte une étude sur les ferments ammoniacaux. Lors de la description des espèces que j'ai découvertes et isolées, j'aurai l'occasion de signaler les particularités qui les distinguent les unes des autres. Mais je peux ajouter d'ores et déjà que la fermentation ammoniacale s'effectue avec plus d'énergie et plus de rapidité à 30° qu'à des températures inférieures à ce degré de chaleur. Afin d'éviter de nombreuses redites, on voudra bien se souvenir que, dans toutes mes recherches, les urines normales et artificielles, les bouillons divers, les gelées de lichen et de gélose nutritive, ont été placés, sauf avis contraire, dans une étuve rigoureusement réglée entre 30° et 31°, et qu' enfin les gélatines ordinaires ou chargées d'urée ont été exposées dans une étuve variant de 18° à 22°.

Du dosage de l'urée dans les liquides fermentés. — Il est heureux pour l'expérimentateur que la biogénèse du carbonate d'ammoniaque s'accomplisse généralement sur des quantités relativement élevées d'urée ; car il n'existe pas, à vrai dire, de procédés précis pour le dosage de très faibles quantités de cette substance, tenue en solution dans les liquides nutritifs en voie d'altération.

Au nombre des méthodes de dosage de l'urée qu'on peut être appelé à employer, nous citerons celle de Liebig, modifiée par Rautenberg, qui présente cependant de nombreuses causes d'erreurs, demande un temps très long et exige une grande habileté de la part de l'analyste.

Le procédé de Millon, basé sur la décomposition de

l'urée en eau, acide carbonique et azote, sous l'influence de l'azotite de mercure, est beaucoup plus simple ; il suffit de recueillir les gaz dégagés sous l'action de l'acide azoteux et de peser l'acide carbonique. Ce procédé n'est pas directement applicable au dosage de l'urée disparue ou en voie de disparition dans les urines en fermentation ; ces urines renferment toujours, on le sait, du carbonate d'ammoniaque qu'il faut évidemment chasser tout d'abord, ce qui complique l'analyse.

Cela étant, je préfère, pour ma part, le dosage par les hypobromites alcalins, qui permet d'opérer à froid et avec plus de célérité. On pourra employer à cet usage l'un des uromètres répandus dans les laboratoires ou un simple gros tube gradué, muni d'un entonnoir à robinet, le tout disposé sur une cuve à mercure.

Voici comment cette opération peut être conduite : l'urine, complètement fermentée ou en voie de décomposition, sera puisée au moyen de pipettes stérilisées sous le volume de 5^{cc} à 10^{cc}. Cette urine ammoniacale sera portée dans une capsule de porcelaine chauffée au bain-marie de vapeur d'eau ; là, elle ne tardera pas à perdre son carbonate d'ammoniaque, puis, au bout d'une demi-heure, le résidu sec sera repris par de l'eau distillée qui le redissoudra complètement, fournira une nouvelle urine absolument dépourvue de carbonate d'ammonium ; effectivement ce résidu a perdu toute alcalinité et accuse au tournesol une réaction légèrement acide. Enfin ce résidu dissous sera traité par l'hypobromite de soude et, après absorption de l'acide carbonique, la détermination de l'azote dégagée permettra de calculer la quantité d'urée restant à disparaître, autrement dit, celle qui n'a pas été encore touchée par le ferment.

Les urines complètement fermentées, traitées par l'hypobromite de soude, donnent un faible volume d'azote dû vraisemblablement à la décomposition de l'acide urique ou de ses sels ammoniacaux fixes, que l'urine normale fermentée peut conserver en solution. On devra donc déterminer, pour les urines d'origines diverses, quelle est la quantité de cet azote dégagé après leur fermentation complète ; si ce volume d'azote, d'ailleurs très faible, reste constant après plusieurs jours d'une fermentation active, on peut être certain qu'il ne provient pas de l'urée.

Avec les urines artificielles ou les solutions d'urée pure nutritifiée avec un peu de peptone, le procédé à l'hypobromite de soude fournit des résultats beaucoup plus précis, qui ont surtout le mérite d'être très comparables et qui permettent de suivre avec tout le soin désirable la marche des fermentations.

On doit, par mesure de précaution, établir pour chaque échantillon d'urée le volume d'azote qu'il peut fournir par gramme, et n'admettre jamais comme pure l'urée que fournit le commerce. L'urée industrielle devra être d'abord purifiée par une cristallisation dans de l'eau distillée, et ensuite par plusieurs cristallisations successives dans l'alcool. Elle devra présenter un point de fusion situé entre 130° et 132°, enfin se volatiliser complètement par la chaleur sans laisser de résidu. J'ai eu entre les mains des urées commerciales renfermant non seulement des sels ammoniacaux, mais des sulfates de potasse et de soude, dans la proportion de 10 à 15 pour 100.

En terminant ce paragraphe, il me reste à parler d'une dernière méthode de dosage de l'urée dont j'ai souvent fait usage, et qui m'a fourni de très bons résultats ; mais elle n'est pas générale et ne peut être appliquée qu'aux fermentations qui s'accomplissent en vases scellés ou tenus hermétiquement clos. Elle consiste à calculer l'urée disparue d'après la quantité de carbonate d'ammoniaque produit.

Dans ce cas, le dosage compliqué de l'amide carbonique se trouve ramené à un simple dosage alcalimétrique.

Il est essentiel de ne pratiquer ces essais que sur les urines artificielles très peu riches en phosphates, car les urines normales donnent un abondant précipité de phosphate ammoniaco-magnésien et d'urates qui renferme une quantité assez notable de l'ammoniaque qu'on doit nécessairement doser.

Les urines artificielles sont introduites dans un tube de la forme indiquée en AB (*fig.* 1), puis, au moment de l'ensemencement, on enlève la bourre de coton et l'on scelle le tube au trait t indiqué dans la figure 1 ; on obtient ainsi un appareil semblable à celui qui est représenté en A'. La fermentation achevée ou en voie de s'accomplir, on pratique le dosage du liquide enfermé dans l'ampoule de la façon suivante : un tube de caoutchouc est adapté à l'extrémité supérieure T de l'ampoule, on fait basculer le tube, on casse la pointe opposée que l'on plonge dans un vase LL contenant un excès de liqueur

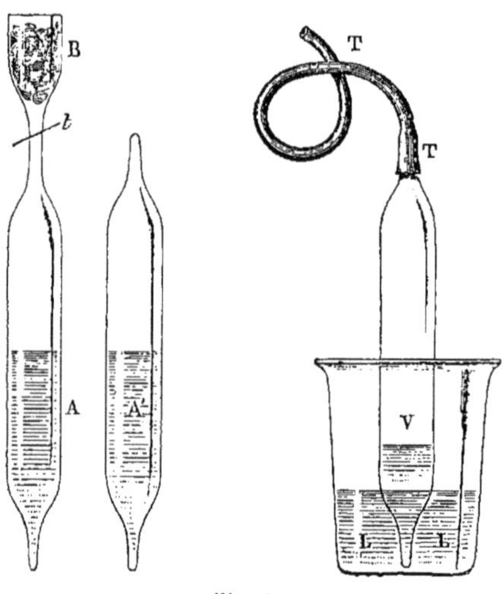

Fig. 1.

AB, tube rempli à moitié d'urine stérilisée.— A', tube ensemencé et scellé. — TTV, tube transformé en pipette et en vidange dans la solution sulfurique titrée LL.

sulfurique, on casse à travers le tube de caoutchouc la pointe T, le liquide s'écoule dans le vase où sera exécuté le dosage volumétrique ; on souffle légèrement de façon à chasser l'air de l'ampoule contenant des vapeurs ammoniacales, puis, par aspiration, on lave l'intérieur de l'ampoule transformée ainsi en pipette, et l'on sature le mélange des deux liquides au moyen d'une solution de soude caustique d'un titre exactement correspondant de la liqueur sulfurique. Il est inutile d'ajouter comment on peut, avec une solution de soude ainsi titrée, déterminer le poids de l'acide sulfurique employé à former du sulfate d'ammoniaque, et combien il est facile de déduire de là la quantité d'urée disparue dans la liqueur.

Un seul exemple suffira pour démontrer l'exactitude de cette méthode, appliquée aux dosages comparatifs.

Trois échantillons de bouillon contenant par litre : le premier, 25 grammes d'urée sèche, le second, 50 grammes, le troisième, 100 grammes, sont ensemencés avec un *Bacillus ureæ* très actif. Au bout de cinq jours d'étuve à 30°, le liquide des tubes scellés, analysé par le procédé alcalimétrique qui vient d'être décrit, accuse les disparitions d'urée suivantes :

Le premier échantillon.............	25 gr.	2
Le deuxième »	50	4
Le troisième »	100	8

Je donne sans corrections les chiffres fournis par ma liqueur sulfurique, évidemment trop faible, puisqu'elle accuse plus d'urée qu'il n'en a été mis.

Si, tout à l'heure, j'ai dit qu'il était indispensable de déterminer à quel volume d'azote pouvait correspondre la décomposition de 1 gramme d'urée, il n'est pas moins utile de rechercher ici à combien d'ammoniaque correspond 1 gramme d'urée complètement hydratée par les microorganismes ferments. Ce sont là des contre-expériences qu'on ne doit jamais négliger si l'on veut s'avancer sûrement dans l'étude des fonctions chimiques des ferments de la biogénèse ammoniacale. On comprendra que je ne veuille pas insister plus longtemps, dans ce travail, sur les manipulations que nécessitent ces divers essais ; on les trouvera longuement décrites dans les traités de Chimie analytique.

B. — Caractères physiologiques et physiques des espèces.

On a appris par mes recherches qu'il existe deux groupes d'organismes vivants capables de déterminer la transformation de l'urée en carbonate d'ammoniaque :

1° Les moisissures ;

2° Les schizophytes.

Les moisissures qui possèdent la faculté d'hydrater l'urée feront, prochainement, l'objet d'un mémoire spécial de la part de mon assistant, M. Benoist ; je m'occuperai surtout ici des bactéries douées de ce pouvoir biologique.

Dès l'année 1878, j'ai démontré également que, parmi les schizomycètes, deux tribus d'organismes microscopiques pouvaient fournir des ferments de l'urée. En 1863, MM. Pasteur et Van Tieghem ont décrit un micrococcus agent très actif de l'hydratation de la carbamide, qui a reçu du professeur Cohn, de Breslau, le nom de *Micrococcus ureæ* ; tous les expérimentateurs ont, en effet, reconnu l'existence de ce microbe, mais personne n'avait établi avant moi que la tribu des bacilles possédait au moins une espèce présentant la même faculté.

Depuis la date de mes premiers travaux, j'ai rencontré un si grand nombre d'espèces urophages, ou, pour employer un autre terme, d'urobactéries, que j'ai jugé utile et profitable de les étudier, de les classer et de les différencier au moyen de caractères faciles à mettre en évidence.

Ces caractères sont de deux sortes : physiologiques et physiques.

Parmi les caractères physiologiques, je range, en première ligne, la puissance fermentative ou fermentaire des espèces placées dans des conditions nettement déterminées, puissance qui est intimement liée à leur faculté de sécréter une quantité variable de ferment soluble ; en seconde ligne, les caractères tirés de l'anaérobiose, de la résistance à la chaleur, aux agents chimiques, etc.

Au nombre des caractères purement physiques, ceux qui sont déduits de la forme du microbe doivent évidemment occuper le premier rang, et, après eux, peuvent venir les caractères tirés de l'aspect des liquides altérés, des colonies nées sur les substances solides, ect.

Pouvoir hydratant des ferments. — S'il est un caractère qu'on doive tout d'abord rechercher, c'est bien celui qui nous renseigne sur l'énergie hydratante des microbes, qui peut elle-même être considérée, soit au point de vue de la promptitude de son action, soit sous le rapport de sa puissance. Ici les mots *rapidité* et *puissance* ne doivent pas être confondus comme synonymes. Bien que cela soit assez peu fréquent, un ferment ammoniacal peut accuser une action très rapide, décomposer une certaine quantité d'urée en peu d'heures ou peu de jours, et se montrer impuissant à en décomposer une quantité équivalente ou supérieure à celle qu'en peut détruire un ferment dont l'action est plus lente, mais plus prolongée.

Il faut donc déterminer dans des conditions identiques la *rapidité* d'action, puis la *capacité* hydratante des ferments ammoniacaux.

Cette étude n'est pas aussi aisée qu'elle paraît tout d'abord, je la considère comme fort délicate ; on va d'ailleurs en juger par ces quelques remarques.

Prélevons dans une urine artificielle fermentée, vieille de deux ou trois jours, et dans une urine artificielle en voie de fermentation depuis quelques heures, le même ferment cultivé à l'état de pureté, que nous ensemençons séparément dans des milieux identiques convenablement stérilisés ; maintenant, suivons d'heure en heure les progrès de la fermentation dans les deux vases. Au bout d'une demi-journée, l'urée d'une des urines, celle qui a été ensemencée avec l'organisme jeune de quelques heures, sera devenue trouble, et toute l'urée aura disparu ; tandis que, dans le vase qui aura reçu le ferment vieux de deux ou trois jours, on ne constatera encore aucun trouble et aucune disparition d'urée ; cela tient, on le comprend aisément, à la lenteur du rajeunissement de l'espèce la plus âgée, vraisemblablement maltraitée par le carbonate d'ammoniaque ; au bout de vingt-quatre heures, la fermentation sera également complète dans ce dernier vase. Si nous choisissons comme ferment, à la place du

Bacillus ureæ, auquel je fais allusion dans l'expérience qui précède, un urococcus ou une sarcine vieille et fraîchement cultivée, le retard dans l'établissement de la fermentation ne sera plus que de quelques heures ; il pourra atteindre plusieurs jours.

Le calcul de la rapidité d'action d'un ferment ne doit pas avoir pour point de départ le moment de l'ensemencement, mais l'instant où l'action hydratante commence à se manifester. Ce moment ne peut être saisi qu'au moyen de dosages échelonnés toutes les heures, toutes les demi-journées ou tous les jours, suivant qu'on étudie un ferment rapide ou lent. En opérant ainsi, on évite de confondre le temps que demande l'espèce pour éclore et revivre avec le temps qu'elle exige pour accomplir un travail déterminé. S'il n'était pas tenu un compte rigoureux de cette remarque, le même expérimentateur se trouverait en butte à de nombreuses divergences et à des contradictions constantes qui le gêneraient considérablement dans la détermination de la rapidité d'action des ferments, rapidité, je puis ajouter, qui est fort peu variable chez la même espèce. Donc, *toutes conditions égales d'ailleurs, la rapidité d'action d'un ferment doit être toujours comptée à partir du moment où la fermentation commence jusqu'au moment où elle finit.*

Dans les milieux chargés d'une faible quantité d'urée, on constate que la fermentation plus ou moins active s'achève brusquement, faute de substances à hydrater ; mais, si le milieu renferme des quantités très élevées de carbamide, la fermentation ne s'achève pas et va en déclinant jusqu'à la mort du ferment, qui souffre de plus en plus de la quantité sans cesse croissante du carbonate d'ammoniaque mis en liberté ; d'où la nécessité de fixer arbitrairement dans ces expériences à une dose assez faible, le poids de l'urée que peuvent être appelés à transformer les ferments dans un temps plus ou moins long, suivant les espèces considérées. Je crois qu'en adoptant la dose de 20 gr. d'urée dissoute dans 1 litre de bouillon peptonisé à 2 pour 100, et salé à 5 pour 1000, on se trouve en possession d'un liquide très convenable, pouvant répondre aux exigences les plus nombreuses. Dans une liqueur trop chargée d'urée, plusieurs ferments ne pousseraient pas leur action jusqu'au bout ; dans un liquide très peu riche en urée, beaucoup de fermentations se complèteraient avec tant de promptitude qu'il serait mal aisé d'en suivre la marche.

Je dois dire ici un mot des conditions où je me suis placé pour étudier la rapidité d'action des ferments, ce sera le moyen certain d'éviter tout malentendu.

Dans un vase d'une forme voisine des matras distributeurs de M. Pasteur, mais à capuchon rôdé sur la tubulure centrale laissée verticale, et pourvu d'une longue pointe effilée mobile sur la tubulure latérale, j'introduis 250 cmc. d'urine normale ou artificielle qu'on stérilise à 110°. Ce vase à moitié plein, une fois refroidi, on l'ensemence avec quelques gouttes d'une culture féconde, on replace le capuchon, et immédiatement après on procède au dosage de la quantité d'urée, c'est le point de repère qui donne la richesse en urée de la liqueur avant le développement et l'action du ferment. Pour un second, un troisième dosage, etc., on casse la pointe capillaire, on extrait la quantité de liquide nécessaire à l'analyse, et on scelle de nouveau cette pointe après l'avoir purgée de liquide en soufflant légèrement par la cheminée du capuchon toujours munie d'une bourre de ouate. L'urine est placée à 30° et reste toujours au contact de l'air atmosphérique. Au fur et à mesure qu'il se produit du carbonate d'ammoniaque, une partie de ce sel se transforme en sesqui et bicarbonate d'ammoniaque, et se volatilise partiellement ; cependant je dois ajouter que ce phénomène s'accomplit avec une certaine lenteur ; en dix jours, une urine complètement fermentée perd environ le quart de son ammoniaque en un mois le tiers, en trois mois la moitié, en six mois les deux tiers ou les trois quarts, et cela à la température de 30°.

La détermination de la puissance d'action d'un ferment semble beaucoup plus facile à établir ; en effet, il s'agit ici de calculer uniquement le poids d'urée qu'il est capable d'hydrater dans des conditions données, indépendamment du temps employé à cette hydratation ; cependant nous devons encore ici présenter quelques observations.

La capacité fermentative ou fermentaire des ferments figurés de l'urée doit-elle être évaluée dans des liquides retenant tout le carbonate d'ammoniaque résultant de la décomposition de la carbamide, ou doit-on la calculer d'après des expériences effectuées dans des vases communiquant largement ou faiblement avec l'atmosphère ambiante, ce qui permet toujours la disposition d'une quantité notable de sel caustique produit? Pour ma part, je crois que cette capacité doit être calculée en présence de la substance toxique mise en liberté, comme on calcule le pouvoir fermentatif d'une levure en présence de l'alcool dont elle a déterminé la formation, et qui agit sur elle de tout son pouvoir antiseptique ; mieux une espèce résiste à un auto-empoisonnement de ce genre, et plus grande, il me semble, est sa capacité fermentative. Evidemment, rien de rigoureux ne peut être formulé à cet égard, mais je dois faire connaître les conditions où je me suis placé.

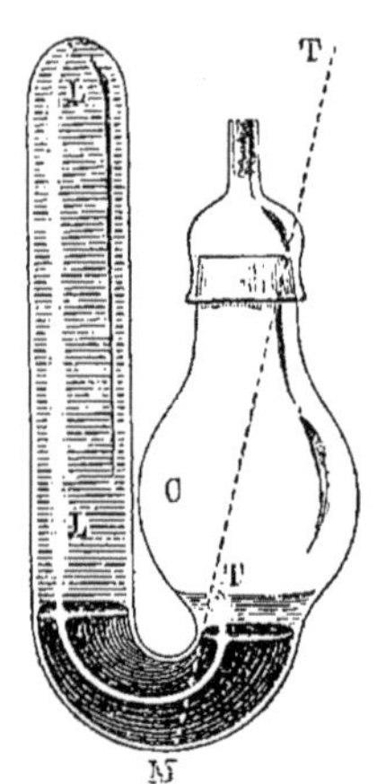

Fig. 2. — LL, liquide au gélatine désoxygénés tenus à l'abri du contact de l'air par le mercure M ; — C, grande ampoule de l'appareil ; — T, couche de liquide ou de gélée pour culture aérobie ; — TM, ligne ponctuée indiquant la direction des pipettes ou des crochets de platine destinés aux prélèvement ou aux inoculations.

Pour mesurer le pouvoir fermentatif des organismes qui nous occupent, je me suis servi d'urines artificielles exactement dosées, contenues dans des vases hermétiquement scellés à la lampe, en prenant toutefois la précaution de laisser aux espèces aérobies assez d'oxygène pour suffire à leur nutrition.

Les expériences commencées avec des urines titrant 20 gr. d'urée par litre, ont été continuées, pour les espèces fortement urophages, avec des liquides chargés de 40, 50, 80, 100 et 150 gr. d'urée par 1.000^{cc}. Dans ces recherches où il est fait abstraction du temps, il est nécessaire et même indispensable, pour obtenir exactement la quantité d'urée transformée, de pratiquer ces essais en triples et quadruples séries, et de soumettre les liquides altérés à l'analyse, à quelques semaines d'intervalle. La constance dans les résultats obtenus montre si la limite trouvée tout d'abord est bien exacte.

Anaérobiose. — Il reste ensuite à établir si les espèces considérées sont aérobies ou anaérobies, ou capables de se développer indifféremment à l'abri ou au contact de l'air, propriété que l'on a appelée *anaérobiose* facultative. Les laboratoires de micrographie sont pourvus d'appareils construits dans ce but. L'instrument susceptible de donner les résultats les plus exacts est le vase scellé à demi-plein de liquide stérilisé, bouilli dans le vide, ensemencé, ensuite vidé à plusieurs reprises par la pompe à mercure, et finalement rempli d'un gaz inerte, tel que l'azote. Ces opérations exigent évidemment des soins, et demandent un certain temps, mais elles n'offrent aucune difficulté pratique à ceux qui ont fait précéder leur éducation micrographique d'un apprentissage des manipulations chimiques les plus usuelles. Cependant, préoccupé de gagner du temps et de simplifier les cultures anaérobies, j'ai fait construire, par M. Alvergniat, quelques petits appareils qu'on peut utiliser dans ce but. Les figures 2 et 3 représentent ces instruments dont les avantages sont de permettre d'opérer à l'abri de l'air, de recueillir le gaz résultant de la nutrition des microbes et d'effectuer les cultures au contact de différents gaz.

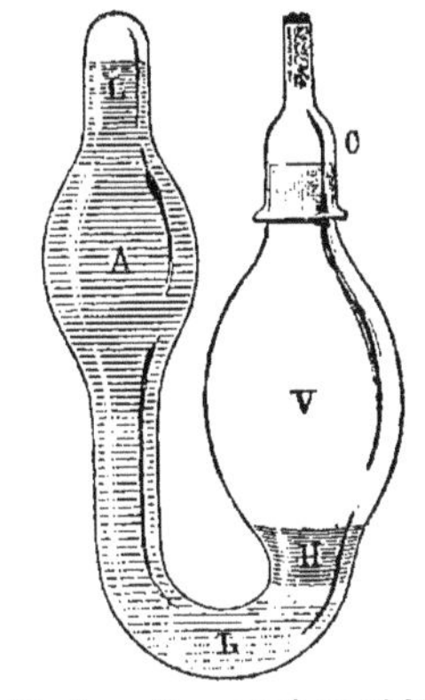

Fig. 3. — C, capuchon rôdé; — V, grande ampoule; — H, couche préservatrice d'huile ou d'hydrocarbure liquide ou solide; — LL, milieu nutritif maintenu à l'abri de l'air; — A, petite ampoule.

Ces appareils consistent en tubes en **U**, diversement soufflés et munis à l'extrémité ouverte d'un capuchon rodé tubulé; quelles que soient la forme et les dimensions de la branche fermée; l'ampoule soufflée, située du côté de ce capuchon, doit posséder un volume tel qu'elle puisse contenir amplement tout le liquide placé dans la branche ouverte de l'appareil.

Ces tubes remplis de bouillon, d'urine ou de gelée, jusqu'à la naissance inférieure de l'ampoule soufflée sur la branche ouverte, sont portés à l'autoclave pendant une heure, en ayant soin de chasser tout l'air de cet appareil stérilisateur par un jet de vapeur prolongé pendant 20 et

30 minutes. Durant cette opération, le liquide descend des branches fermées ; des tubes passe dans les renflements des branches ouvertes, perd son air dissous, et remonte désoxygéné dans les branches fermées pendant le refroidissement et le rétablissement de la pression atmosphérique dans l'autoclave. Pendant que le liquide des appareils est encore entre 60 et 70°, on introduit, après avoir ôté le capuchon au moyen de pipettes purgées de germes, soit du mercure métallique très pur stérilisé, soit de l'huile, des corps gras ou des hydrocarbures fondus, portés préalablement à 150° ; si on veut éviter la rentrée de quelques bulles d'air, le mercure métallique doit être versé avec les plus grandes précautions, au moyen de pipettes à pointe capillaire recourbée en haut et plongeant entièrement dans le liquide.

Quand ces manipulations, d'ailleurs fort aisées, sont bien conduites, la quantité d'oxygène retenue par les liquides ainsi stérilisés n'est pas appréciable aux réactifs chimiques. Si elles sont moins bien exécutées, en dehors de la rentrée accidentelle de l'air, à laquelle il n'est pas fait ici allusion, on voit, avant que le tube soit complètement refroidi, une petite bulle gazeuse de la grosseur d'une tête d'épingle persister quelque temps au sommet de la branche fermée, puis disparaître le lendemain, autrement dit, se dissoudre complètement dans le liquide. A tout prendre, même dans ce dernier cas, le liquide garde à peine en solution quelques millimètres cubes d'oxygène par litre.

Le mercure, mis à basse température au contact de beaucoup de cultures, ne paraît pas exercer sur le développement des microbes une action néfaste bien appréciable ; cependant ce métal n'est pas toujours doué d'un pouvoir antiseptique inactif ; au contraire, son voisinage peut être fort gênant pour le développement et surtout l'éclosion de certains germes fragiles, semés en faible nombre. En tout cas, il se prête bien, je puis l'affirmer, aux expériences sur les fermentations ammoniacales, qui, à son contact, débutent, se poursuivent et s'achèvent sans subir d'influence entravante. Il serait pourtant désirable que l'on pût trouver, pour le fonctionnement rigoureux et irréprochable de mes nouveaux appareils, une substance liquide, inaltérable, beaucoup plus dense que les bouillons, les gelées, et complètement insoluble dans ces milieux ; car, en dehors des composés toxiques que le mercure peut former avec le chlorure de sodium et d'autres sels, je ne suis pas certain que les vapeurs sensibles qu'il émet à 30° soient insolubles dans les liquides, plusieurs observations me sembleraient démontrer qu'elles le sont. Enfin, si l'on a à cet égard quelques scrupules, on n'emploiera le mercure que le plus rarement possible, et on aura recours aux huiles, aux corps gras, aux pétroles parfaitement raffinés, à des mélanges fusibles paraffinés. Je dois néanmoins déclarer que si les huiles et les corps gras peuvent rendre des services pour les cultures des ferments ammoniacaux, dans les bouillons et les milieux où il n'y a pas production bien sensible d'ammoniaque, ces corps ne valent rien pour l'étude des fermentations très actives ; l'huile, les graisses, le beurre, se saponifient rapidement et absorbent une partie de l'ammoniaque produit ; il n'en est pas de même de la vaseline pure ou paraffinée, des huiles lourdes de pétrole débarrassées de tout produit étranger. et ramenées à l'état d'hydrures de carbone ; pour ma part, dans ces cultures à l'abri de l'air, j'accorde la préférence aux substances protectrices, demi-solides, comme la vaseline, qui se laissent aisément traverser par des pointes de verre capillaires, au moyen desquels on pratique les inoculations ; pour faire disparaître le canal laissé par la pointe, et soustraire le liquide au contact ultérieur de l'atmosphère, il suffit d'approcher de la surface de la vaseline, au voisinage de l'endroit où a eu lieu la perforation, une tige de fer chaude ; la vaseline fond en cupules, et l'obturation devient parfaite. Avec des cultures ainsi pratiquées, on peut, au moyen de pipettes stérilisées convenablement recourbées, étudier les organismes à tous les instants de la vie anaérobienne, recueillir les gaz produits, opérer des ensemencements secondaires, intoxiquer les cultures, soit au moyen de substances liquides ou gazeuses, etc... Quelques heures de pratique avec ces appareils en enseigneront bien plus que toutes les descriptions que je pourrai donner.

Il existe encore un appareil beaucoup plus simple pour cultiver les espèces à l'abri du contact de l'oxygène de l'air, et, comme les précédents, il donne d'excellents résultats. Il consiste en un tube à essais étranglé à sa partie supérieure (voir *fig. 4*) ; ce tube est complètement rempli de substance nutritive L, jusqu'au haut de l'effilure, puis stérilisé à 110° ; avant refroidissement complet, on dépose à sa surface, en C, une couche de vaseline fusible vers 40°.

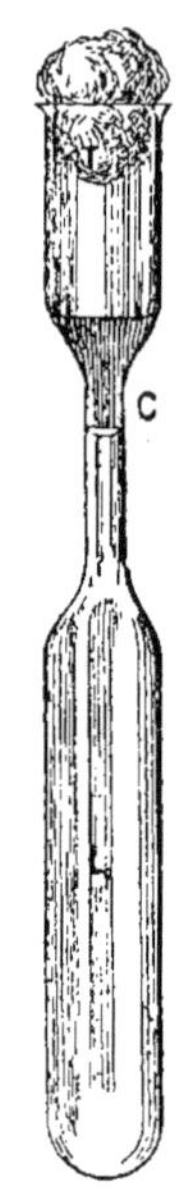

Fig. 4. — L, liquide ou *substratum* solide désoxygénés ; — C, couche grasse ou hydrocarburée isolante ; — T, tampon de coton.

Pour opérer les ensemencements, on enlève le tampon T, et, au moyen de pipettes à tube capillaire, on inocule la substance nutritive. En passant très légèrement par la flamme la couche fusible C, on obtient de nouveau l'occlusion complète qu'on peut rendre encore plus parfaite en versant sur la couche C un centimètre de mercure. Je recommande ces instruments peu coûteux et d'un maniement très facile à ceux qui sont appelés à faire de nombreuses cultures à l'abri de l'air.

Résistance des ferments aux agents physiques et chimiques. — Comme agent physique dont l'action est la plus importante à étudier sur les ferments ammoniacaux, la température me paraît devoir être considérée tout d'abord ; c'est avec son secours qu'on arrive aisément à séparer plusieurs espèces, et, plus tard, à établir les limites de température entre lesquelles leur vie est possible. Les caractères qui peuvent naître de ces observations sont d'autant plus précieux que la chaleur est un agent facile à manier, et toujours identique à lui-même, dans les mains des expérimentateurs.

Pour déterminer le degré de chaleur fatal à une espèce et à ses germes, j'emploie toujours un procédé décrit dans l'*Annuaire de Montsouris* pour l'an 1881, et qui consiste à diluer quelques gouttes d'une culture récente dans

10 centimètres cubes d'eau distillée stérilisée, puis à introduire cette eau infestée dans 8 ou 10 ampoules de verre, effilées en pointe aux deux extrémités, qu'on scelle aux deux bouts et qu'on immerge complètement pendant *deux* heures dans un bain parfaitement réglé ; cela fait, l'eau chauffée des ampoules est distribuée dans des conserves stériles, où le rajeunissement des germes est suivi durant un mois d'incubation à l'étuve portée à 30°. J'emploie des ampoules d'un très faible volume, de $0^{cc},5$ environ, et, pour les ferments qui nous occupent ici, je prélève, toutes les fois que cela est possible, la culture destinée à être chauffée dans le bouillon fécondé par les ferments de l'urée ; enfin le rajeunissement est tenté dans du bouillon peptonisé chargé de 20 p. 1000 de carbamide (urine artificielle).

Si l'on prélevait les germes à soumettre à l'action de la chaleur dans des urines déjà fermentées, en dehors du carbonate d'ammoniaque qu'on introduirait dans l'eau distillée servant à la dilution, et dont l'action toxique n'est pas à négliger, on s'exposerait à expérimenter sur des organismes déjà affaiblis, et, par conséquent, d'une résistance moindre.

Comme agents chimiques, on pourra essayer l'action des antiseptiques connus sur les ferments ammoniacaux ; cette étude complémentaire n'offrira jamais un bien grand intérêt, car nous retirons, au point de vue agricole, un trop grand bénéfice de l'action prompte et complète de ces microorganismes pour chercher à l'entraver ; au point de vue de l'hygiène, quelques seaux d'eau chargée d'un peu d'acide chlorhydrique suffiront pour nous débarrasser de l'odeur désagréable que ces ferments peuvent déterminer dans les urinoirs et les cabinets d'aisance trop négligés. Cependant, je reconnais qu'il existe en médecine un cas où l'étude des substances antiseptiques sur les urobactéries peut rendre service, c'est celui où il s'agit de désinfecter la vessie des malades atteints d'ammoniurie ; l'expérience a montré à M. le professeur Guyon, si ma mémoire est fidèle, que les injections intra-vésicales d'acide borique à 2 à 3 p. 100 étaient des plus efficaces et des plus inoffensives ; quoiqu'il en soit, de nouvelles expériences sur ce sujet peuvent venir en aide aux praticiens, j'ai eu soin de les pratiquer.

Caractères physiques des ferments. — La forme, les dimensions, la mobilité, l'immobilité, les variations morphologiques ou pléomorphiques, doivent nécessairement être décrites dans les recherches sur les bactéries ; l'aspect macroscopique des cultures des espèces urophages est également important à signaler, car les unes déterminent dans le bouillon ou les urines tantôt un trouble permanent, tantôt passager ; souvent l'on voit le liquide se clarifier dès le second et troisième jour de culture, et l'espèce se précipiter au fond du vase, bien avant que la fermentation soit achevée ; néanmoins on constate qu'elle continue très activement alors qu'on pourrait supposer qu'il y a eu destruction brusque ou affaiblissement de la bactérie. D'autres cultures dans le bouillon et l'urine ne sont le siège d'aucun trouble, le microbe se développant lentement dans la partie inférieure ou sur les parois latérales des vases. La configuration des colonies inoculées sur les gélatines nutritives, contenant ou non de l'urée, méritera d'être décrite ; on signalera de même des cas où l'espèce jouit de la faculté de liquéfier ces *substrata*, la couleur des colonies, l'aspect des cultures vieilles ou récentes, le mode de leur développement peuvent encore intéresser et venir joindre des faits particuliers aux propriétés physiologiques, pour caractériser complètement les diverses espèces urophages. Je ne m'étendrai pas plus longuement sur ce dernier sujet, car j'attache une importance très secondaire à ces caractères macroscopiques.

C. — Terminologie et classification des ferments de l'urée.

Les bactériens agents de l'hydratation de l'urée doivent naturellement être rangés dans les grandes tribus admises aujourd'hui chez les schizomycètes, et se répartir en bacilles, coccus, sarcines, etc. Cependant, pour distinguer immédiatement ces microbes de leurs congénères, je propose de les désigner sous l'expression générale d'*uro-*

bactéries, de même qu'on a appelé *sulfobactéries*, tout un groupe d'algues inférieures, jouissant de la faculté d'oxyder le soufre. Comme résultat de cette désignation, les bacilles de l'urée peuvent recevoir le nom d'urobacilles, les micrococcus de l'urée, d'urocoques, etc. En effet, tant qu'on n'avait signalé que l'existence d'un bacille et d'un micrococcus ferments de la carbamide, il ne pouvait exister de doute sur l'espèce en vue ; mais aujourd'hui les mots : *Micrococcus ureæ*, *Bacillus ureæ*, n'ont pas de signification précise ; ces termes sont devenus vagues et peuvent s'appliquer à toute une catégorie de microbes. Le préfixe *uro* a le grand avantage de supprimer le qualificatif *ureæ*, d'indiquer au lecteur une des fonctions les plus essentielles du microbe, et d'abréger en même temps le nombre de mots employés pour le désigner. Quant aux termes appelés à suivre les expressions génériques pour compléter le nom de la bactérie, doit-on, à l'exemple de quelques auteurs, les tirer des caractères macroscopiques que présente la culture de l'organisme, soit dans le bouillon, soit dans la gélatine ou encore de la couleur des colonies? Je ne le pense pas, car cette désignation peut devenir rapidement insuffisante. En effet, pour choisir un exemple dans le sujet même qui nous occupe, M. Flügge parle d'un *Micrococcus ureæ liquefaciens*. Je connais actuellement trois *Micrococcus ureæ*, qui jouissent tous de la faculté de liquéfier de la gélatine ; en adoptant l'expression déjà très longue de cet auteur, on se trouve dans la nécessité de choisir un troisième qualificatif ; si on l'avait par hasard tiré de la couleur jaune, *Micrococcus luteus ureæ liquefaciens*, ce choix serait malheureux, car deux de ces *Micrococcus ureæ liquefaciens* sont jaunes, ce qui obligerait encore le bactériologue à chercher un quatrième caractère physique. L'on doit, il me semble, éviter de créer ces mots interminables, bien que leurs partisans puissent objecter que ces termes multiples ont au moins l'avantage de faire connaître immédiatement plusieurs caractères physiques et physiologiques de l'espèce. Je sais qu'en chimie il en est quelquefois ainsi, et l'un de mes regrets est d'avoir participé à en créer quelques-uns, comme le *benzoléthyloxysulfocarbamate d'éthyle* ; même dans cette science où les mots indiquent souvent la constitution des corps, on s'efforce aujourd'hui à créer des expressions d'un faible nombre de syllabes ; en micrographie cela offre bien moins de difficultés.

Dès le début de mes recherches sur l'hydratation de l'urée par les organismes microscopiques, j'ai désigné par des lettres grecques et des chiffres romains les diverses espèces de bacilles et de micrococcus qui me sont tombés sous les mains ; ces désignations ne manquent pas de simplicité et de commodité ; mais pour des lecteurs qui n'ont pas eu sous les yeux, pendant des mois ou des années, les microbes auxquels elles s'appliquent, cette nomenclature est beaucoup trop brève et trop difficile à retenir ; c'est pour ces divers motifs que j'estime plus simple, à tous les points de vue, de choisir, pour les espèces microscopiques, un qualificatif invariable qui ne puisse devenir commun à plusieurs d'entre elles. Les noms propres sont dans ce cas; il ne manque pas de bactériologues distingués auxquels ces divers microorganismes puissent être dédiés ; de leur côté, ces savants devront accepter avec résignation la torture à laquelle on devra soumettre leur nom pour parvenir à le latiniser plus ou moins convenablement. Depuis longtemps, ce mode de terminologie est, d'ailleurs, passé dans les habitudes des algologues, et la plupart des diatomées ont reçu des baptêmes de ce genre.

Voici maintenant le cadre général où l'on peut faire entrer, du moins provisoirement, les divers microphytes urophages.

Ferments de l'urée	1° Champignons urophages.	
	2° Bactériens urophages	urobacilles. urocoques. . . . urosarcines.

Ces préliminaires connus, je puis maintenant aborder la description des schizomycètes ferments de l'urée ; je commencerai par étudier celui qui me paraît le plus remarquable, l'*Urobacillus Pasteurii*, que je dédie au savant français qui a le premier démontré que la fermentation ammoniacale était due à la multiplication des cellules vivantes, et à qui la microbiologie est redevable d'un si grand nombre d'immortelles découvertes.

§ III. — **Description des espèces.**

Urobacillus Pasteurii *sive* **Bacillus ureæ** β.

Habitat. — J'ai pour la première fois entrevu ce ferment dans les eaux d'égout, en 1886 ; mais il n'a été définitivement isolé et cultivé à l'état de pureté qu'une année plus tard, vers le mois de novembre de l'année 1887. Depuis, j'ai constaté la présence de ce microbe dans les eaux de vidanges, de rivières, de sources et de quelques puits parisiens. Même quand on prend la précaution de chauffer pendant quelques heures ces diverses eaux à une température supérieure à 60°, il est rare que les colonies fournies par cet organisme sur les plaques de gélatine soient dans un parfait état de pureté ; la plupart du temps, elles sont contaminées par d'autres bacilles qu'on parvient aisément à éliminer au moyen de nouvelles cultures sur plaques, fabriquées avec des semences provenant d'une fermentation achevée.

L'*Urobacillus Pasteurii* s'observe rarement au sein des poussières atmosphériques ; cependant on le découvre facilement dans le sol, dans la vase des ruisseaux ; mais son habitat de prédilection est la boue fortement ammoniacale qui se forme sur la pierre des cabinets d'aisance mal entretenus et qui exhale une odeur d'alcali volatil très vive pouvant aller jusqu'à provoquer le larmoiement. Sans doute le *Micrococcus ureæ* de MM. Pasteur et Van Tieghem se rencontrent aussi dans ces mêmes milieux, mais il est très rare que le bacille qui nous occupe et plusieurs autres ferments en bâtonnets y fassent défaut.

L'*Urobacillus Pasteurii* apparaît sous la forme d'un bacille mobile, d'une longueur très variable et d'une largeur voisine, mais généralement supérieure à 1 μ ; j'étudierai ses divers aspects dans la partie de son histoire réservée à sa morphologie.

Caractères physiologiques. — Quand on prend une goutte d'urine normale ou artificielle fermentée sous l'action de l'*Urobacillus Pasteuri*, et qu'on la porte dans un vase d'urine normale, stérilisée par la chaleur, qu'on expose ensuite à 30°, on constate, après une attente de 24 heures, que l'urée tenue en dissolution dans ce liquide animal est totalement transformée en carbonate d'ammoniaque.

Urine normale stérilisée à 110°.

Essais	Temps	Urée disparue par litre	Essais	Temps	Urée disparue par litre
1	24 heures	18gr9	11	24 heures	10gr8
2	»	19 5	12	»	10 0
3	»	21 3	13	»	10 2
4	»	18 4	14	»	1 7
5	»	1 3	15	»	20 1
6	»	17 8	16	»	18 7
7	»	19 3	17	»	21 2
8	»	22 6	18	»	20 5
9	»	19 4	19	»	21 3
10	»	20 2	20	»	18 6

Dans les essais 5 et 14, la fermentation ne s'est pas établie, par suite du défaut de rajeunissement de l'espèce ; dans l'essai 14, la fermentation était complète au bout de 48 heures ; dans l'essai 5, l'urine est restée indéfiniment inaltérée. Ces insuccès de culture se rencontrent fréquemment avec l'urine normale, surtout si on tente les ensemencements avec des ferments vieux de quelques jours ; il arrive souvent que c'est au bout de 3, 4 et même 8 jours que débute la fermentation ; mais une fois commencée, elle se poursuit rapidement et s'achève en moins de 24 heures. Quant aux essais, 11, 12 et 13, qui accusent seulement une disparition de 10 grammes d'urée, ils témoignent d'une erreur de laboratoire ; à l'urine normale habituelle on avait substitué par mégarde trois flacons d'urine étendue au demi, réservée pour la recherche des ferments très sensibles au carbonate d'ammoniaque ; quoiqu'il en ait été, toute l'urée des liquides des essais 11, 12 et 13 était complètement hydratée.

Des expériences beaucoup plus nombreuses ont été effectuées avec de l'urine artificielle (bouillon peptonisé à 2 pour 100 et chargé de 20 grammes d'urée par litre). Les résultats obtenus ne présentent plus d'écarts aussi grands que ceux qui se lisent dans le tableau précédent, ce qui tient au poids presque invariable d'urée tenue en dissolution dans les urines artificielles. Dans ce cas, la fermentation s'effectue à coup sûr, et 24 heures après l'ensemencement, l'urée que renferme le bouillon a complètement disparu, c'est du moins ce que j'ai observé dans 500 ou 600 fermentations de ce genre. Je me garderai de reproduire ici ces chiffres par trop monotones; cependant, je dois en publier quelques-uns, pour montrer la constance et la rapidité d'action du bacille qui nous occupe.

Urine artificielle chargée de 20 grammes d'urée par litre.

Essais	Temps	Urée disparue par litre	Essais	Temps	Urée disparue par litre
1	24 heures	19gr8	19	24 heures	19gr7
2	»	19 5	20	»	19 5
3	»	19 5	21	»	19 6
4	»	19 7	22	»	19 4
5	»	19 8	23	»	19 4
6	»	19 4	24	»	19 4
7	»	19 4	25	»	19 5
8	»	19 5	26	»	19 4
9	»	19 4	27	»	19 7
10	»	19 3	28	»	19 6
11	»	20 0	29	»	19 8
12	»	19 5	30	»	19 6
13	»	19 6	31	»	19 4
14	»	19 6	32	»	19 9
15	»	19 4	33	»	19 5
16	»	19 5	34	»	19 7
17	»	19 7	35	»	19 5
18	»	19 6	36	»	19 5

Les essais 20, 21, etc., et jusqu'à l'essai 36 inclusivement, constituent une série d'expériences journalières ininterrompues effectuées avec quelques gouttes du liquide mis à fermenter la veille. L'essai 36 représente donc une fermentation de 17e génération, et je me hâte d'ajouter que rien de particulier n'a été remarqué dans le bacille de ce 17e passage qui pût faire soupçonner une atténuation ou une exaltation quelconque dans ses facultés physiologiques, tout au plus j'ai cru m'apercevoir que l'organisme ainsi cultivé se rajeunissait plus difficilement dans l'urine normale.

Quand on augmente la quantité d'urée dissoute dans le bouillon peptonisé mis à fermenter, on constate que l'hydratation de 20 grammes d'urée en 24 heures est un travail bien inférieur à celui que peut fournir l'*Urobacillus Pasteurii*, ainsi qu'en font foi les résultats suivants :

Urine artificielle chargée de 25 grammes d'urée par litre

Essais	Temps	Urée disparue par litre	Essais	Temps	Urée disparue par litre
1	24 heures	24gr6	5	24 heures	24gr6
2	»	24 7	6	»	24 7
3	»	24 8	7	»	24 5
4	»	24 8	8	»	24 6

La dose d'urée peut être portée à 30 grammes pour 1000cc de bouillon, sans pour cela que la fermentation cesse de s'achever en 24 heures; cependant le rajeunissement de l'espèce devient moins certain, et le retard que l'on constate dans le début de la fermentation rend plus étroite la limite de temps de 24 heures qu'on vient de voir suffire amplement à l'acte physiologique de l'hydratation totale de l'urée dissoute dans le bouillon.

Urine artificielle chargée de 30 grammes d'urée par litre.

Essais	Temps	Urée disparue par litre	Essais	Temps	Urée disparue par litre
1	24 heures	29gr7	6	24 heures	29gr8
2	»	29 9	7	»	3 9
3	»	26 6	8	»	29 6
4	»	30 0	9	»	29 7
5	»	1 6	10	»	24 2

En laissant de côté l'essai 5, dans lequel l'ensemencement s'est montré infécond, et l'essai 7 où la fermentation est à peine à son début, on observe que dans les autres cas, sauf dans les essais 3 et 10, le phénomène biologique s'est déroulé dans l'espace d'un jour. Après deux heures d'attente, c'est-à-dire au bout de 26 heures, l'urée des vases 3 et 10 était entièrement hydratée : ce qui montre bien qu'il faut, dans la plupart des cas, attribuer à un retard dans la révivification de l'espèce, et non à la paresse du ferment, les chiffres trop faibles que présentent les essais 3 et 10.

Forçons encore la dose de l'urée dissoute dans le bouillon, portons-la à 40 grammes par litre, on constate alors manifestement que cette dose de carbamide gêne le premier développement du microbe et exerce une action néfaste sur le bacille naissant ; une fois l'organisme solidement établi, la fermentation prend une allure rapide et se termine habituellement bien avant la fin du second jour.

Voici quelques exemples de ces fermentations :

Urine artificielle chargée de 40 grammes d'urée par litre.

Essais	Urée disparue par litre après	
	24 heures	48 heures
1	14gr3	39gr8
2	17 8	39 9
3	1 6	27 4
4	22 3	40 0
5	24 5	39 8
6	15 4	39 9

Au bout de 24 heures, le matras n° 3 était parfaitement limpide ; 24 heures plus tard, les trois quarts de son urée étaient transformés en carbonate d'ammonium ; quant aux autres essais, la fermentation, bien qu'anormalement pénible durant les premières 24 heures, était terminée à la fin du second jour.

Les résultats de ces diverses expériences sont assurément instructifs, ils démontrent que l'*Urobacillus Pasteurii* est un agent très actif de la biogénèse de l'ammoniaque ; mais ils ne peuvent nous éclairer suffisamment sur la marche progressive du phénomène de la fermentation, dont ils indiquent simplement la limite finale.

Ces indications, qu'on peut qualifier de relatives, ne sauraient satisfaire l'expérimentateur; il nous importe de suivre le phénomène de la transformation de l'urée d'heure en heure, de fixer exactement le moment où il commence et l'instant où il se termine; c'est ce que nous allons faire maintenant en calculant le temps indispensable à l'incubation du microbe et l'heure exacte où les dernières traces d'urée disparaissent dans le bouillon.

En multipliant, à partir de l'ensemencement, les dosages du liquide soumis à la fermentation, on note que, durant les premières heures d'un essai identique à ceux qui viennent d'être rapportés, la quantité d'urée dissoute dans le bouillon reste intacte; dans les conditions où je me suis placé, c'est environ vers la 9e heure que débute l'hydratation; d'abord lente, elle ne tarde pas à s'accélérer, puis à marcher uniformément jusqu'à la disparition totale de la carbamide.

Les quatre expériences ci-après indiquées, et les dosages effectués toutes les 120 minutes qui s'y rapportent, ne peuvent laisser de doute à cet égard :

Urine artificielle chargée de 20 grammes d'urée par litre.

Heures des dosages	Urine disparue par litre				
	I	II	III	IV	Moyennes
Début	1gr5	1gr5	1gr5	1gr5	1gr5
6 h. après	1 5	1 5	1 5	1 5	1 5
8 »	1 5	1 8	1 5	1 5	1 6
10 »	2 8	2 0	3 1	2 3	2 5
12 »	5 9	7 3	8 2	5 2	6 5
14 »	11 3	12 8	13 7	10 9	12 2
16 »	16 2	17 2	18 4	17 3	17 3
18 »	19 8	19 9	19 8	19 7	19 8

Abstraction faite de la durée d'incubation de l'urobacille, c'est donc environ de 8 à 9 heures que dure le phénomène de l'hydratation dans le bouillon peptonisé contenant 20 grammes d'urée par litre. Cette durée de temps, remarquablement courte, range l'*Urobacillus Pasteurii* au nombre des ferments de la carbamide les plus actifs. J'ai également suivi la marche de cette fermentation au moyen de dosages horaires que je juge instructif de rapporter.

Trois vases de bouillon peptonisé à 20 gr. d'urée par litre, A, B, C, sont ensemencés à 10 h. du soir avec une culture d'urobacille, vieille de trois jours; le lendemain matin, on procède aux trois séries d'analyses suivantes :

Urine artificielle chargée de 20 grammes d'urée par litre.

Heure des dosages	Urée disparue par litre				
	A	B	C	Moyennes	Différences
8 h. du matin	1gr6	1gr6	1gr6	1gr6	»
10 »	2 6	2 8	2 5	2 6	»
11 »	5 3	5 8	5 5	5 5	2gr9
midi	8 6	8 3	8 7	8 5	3 0
1 h. du soir	11 1	11 7	12 1	11 6	3 1
2 »	14 3	14 1	15 0	14 5	2 9
3 »	17 6	17 8	18 2	17 8	3 3
4 »	19 7	19 8	19 8	19 8	»

Dans les trois exemples considérés, la fermentation a débuté vers 9 heures du matin, et à 4 heures du soir elle était achevée; le phénomène de l'hydratation de l'urée s'est donc complété en 7 heures, et je n'ai pas besoin de faire remarquer qu'il a marché avec régularité en déterminant, presque exactement, par heure une conversion de 3 grammes d'urée en carbonate d'ammoniaque. Ce chiffre n'est pas absolu; car, en répétant ces essais avec des bouillons peu nutritifs, on le voit faiblir considérablement et converger vers 0 au fur et à mesure que l'on diminue la quantité de peptone dissoute dans l'eau.

Quand le bouillon est chargé d'un poids considérable de carbamide (100 gr. par litre) la fermentation s'établit encore plus lentement, puis de pénible elle devient fort active, pour se ralentir à la fin de l'expérience.

Urine artificielle chargée de 100 *grammes d'urée par litre.*

Temps	Urée disparue par litre				
	I	II	III	Moyennes	Différences
Après 24 heures	14gr6	12gr3	5gr2	10gr7 (1)	8gr5
» 2 jours	50 3	48 0	45 7	48 0	39 5
» 3 »	78 2	80 3	85 4	81 3	33 3
» 4 »	92 6	97 1	34 5	94 7	13 4
» 5 »	99 7	99 8	99 6	99 7	»

Ainsi, c'est dans les secondes 24 heures que la fermentation prend une activité considérable, qui se maintient pendant le 3e jour, mais qui baisse durant le 4e jour et plus encore dans le 5e au moment où elle s'achève. L'*Urobacillus Pasteurii* est donc capable d'hydrater 100 grammes d'urée dissous dans 1 litre de bouillon peptonisé à 1 p. 100, exceptionnellement employé dans ces trois dernières expériences, pour ralentir le phénomène biologique et me permettre d'en suivre la marche par période de 24 heures. Mais, si on augmente la nutrivité du milieu, la fermentation devient très rapide et, comme une véritable curiosité à montrer dans les laboratoires de microbiologie, je citerai l'exemple d'une fermentation où la destruction de 100 grammes d'urée a pu être obtenue en 48 heures, y compris la durée d'incubation réclamée pour le rajeunissement de l'espèce. Il serait trop long et d'un intérêt médiocre de s'étendre sur ces exemples particuliers ; je dois surtout m'appliquer à étudier ceux qui se rattachent aux faits habituels et vulgaires de la biogénèse du carbonate d'ammoniaque.

Le pouvoir hydratant de l'*Urobacillus Pasteurii*, comme on a pu déjà en juger, est fort élevé, car il n'est pas fréquent de rencontrer des microbes urophages capables de compléter la fermentation d'une liqueur contenant 100 gr. d'urée par 1.000 cc. D'autre part, à considérer la facilité avec laquelle l'urobacille peut décomposer 100 grammes

(1) Le dosage de départ accuse la disparition de 2 gr. 2 d'urée, par le fait de la stérilisation à 110°.

de carbamide dissous dans 1 litre de bouillon, on pourrait penser que les solutions nutritives à 15 et 20 p. 100 d'urée subissent aisément une hydratation complète. Cette supposition ne serait pas fondée ; mes expériences, effectuées en vases scellés avec des doses d'urée successivement croissantes, ont été très nombreuses ; j'en publierai seulement les principales, et on verra que la dose maximum de carbamide hydratée dans ces conditions a été trouvée une seule fois égale à 142 gr. par litre de bouillon peptonisé à 2 p. 100.

Teneur du bouillon en urée	Urée disparue par litre		
Bouillon à 50 gr. d'urée	59gr8	49gr6	49gr6
» 100 »	99 9	99 9	99 5
» 150 »	132 2	128 5	142 5
» 200 »	60 3	37 8	44 0
» 300 »	2 6 (1)	2 6	2 6
» 400 »	2 6	2 6	2 6

Au-delà de 150 gr. d'urée par litre, à 200 gr., par exemple, la fermentation languit, et les trois quarts de l'urée sont habituellement respectés ; passé cette limite, l'hydratation ne débute même pas, le milieu étant devenu antiseptique pour la bactérie ; aussi, en disant que l'*Urobacillus Pasteurii* possède une capacité fermentative voisine de 130 gr. et une rapidité d'hydratation de 3 gr. d'urée par litre et par heure, on l'aura, je crois, suffisamment caractérisé aux deux points de vue qui devaient tout d'abord attirer notre attention ; il me reste à ajouter que M. Van Tieghem avait autrefois éveillé la surprise des botanistes en annonçant que la torule ammoniacale (*Micrococcus ureæ*) pouvait encore végéter dans un liquide chargé de 13 p. 100 de carbonnate d'ammoniaque, c'est-à-dire là où la vie n'était plus possible pour aucune cellule ; cette limite doit être aujourd'hui reculée, car l'*Urobacillus Pasteurii* vit encore dans les milieux qui contiennent 18 à 19 pour 100, presque la cinquième partie de leur poids de carbonate

(1) Le chiffre 2 gr. 6 indique le poids de l'urée détruite par la stérilisation à 110°

d'ammonium, et même il ne s'agit pas ici du carbonate neutre ni du bicarbonate d'ammoniaque qui est peu soluble (12,5 p. 100 dans l'eau à la température ordinaire), mais d'un mélange formé de gaz ammoniac dissous dans une solution concentrée de sesquicarbonate d'ammonium ; ces urines artificielles fermentées présentent une odeur si vive et si suffocante qu'on peut à peine en respirer les émanations pendant une seconde.

Considérations sur la nutrition du microbe. — De même que les bactéries vulgaires, l'espèce qui nous occupe forme sa cellule et son protoplasme aux dépens des aliments minéraux, albuminoïdes ou azotés, répandus dans les bouillons; il brûle de l'oxygène et dégage de l'acide carbonique; il secrète en outre une substance diastasique à laquelle est dévolue la faculté d'hydrater l'urée. Mais ce n'est pas en ce moment le point qui doit fixer notre attention. Voyons quelle est l'action directe de l'*Urobacillus Pasteurii* sur la substance fermentescible. Il est admis, et je crois que cela serait difficile à contester, que la levure du vin ou de la bière emprunte, pour se nourrir, une partie de la substance même du sucre, pendant qu'elle transforme l'autre partie en alcool ; en est-il de même dans la fermentation ammoniacale? autrement dit, la transformation de l'urée en carbonate d'ammonium est-elle le fait d'une dislocation moléculaire provoquée par un acte de nutrition? Je réponds négativement; l'azote de l'urée n'est pas nécessaire à la nutrition du ferment, hors le cas où la carbamide lui est servie comme source unique d'azote. Entre l'azote de l'urée et celui de la peptone, le ferment choisit de préférence l'azote de la peptone ou de quelques autres substances albuminoïdes, à défaut desquelles la fermentation évolue avec une extrême lenteur et ne se complète jamais, même pour de faibles quantités de carbamide. D'ailleurs, dans quelle mesure l'*Urobacillus Pasteurii* a-t-il besoin d'azote pour accomplir le phénomène biologique qu'il mène avec tant de célérité? Cet emprunt nécessaire à la nutrition et à l'évolution de ses cellules expliquerait-il, je le répète, une disparition quelque peu sensible de la matière fermentescible ?

L'analyse chimique établit qu'en présence de la peptone l'urée est transformée intégralement en carbonate d'ammoniaque, et la balance démontre d'autre part que cet emprunt est si faible que, serait-il fait à l'urée, on pourrait le considérer comme insignifiant à côté de la masse de substance fermentescible mise en œuvre et transformée durant le cours de la fermentation.

Prenons 1 litre de bouillon contenant 20 grammes d'urée, plaçons-le, après l'avoir ensemencé, dans une étuve chauffée à 40°. Au bout de 24 heures, la fermentation est complète ; mais un trouble très léger s'aperçoit encore dans le liquide ; attendons 2 à 3 jours afin que les cellules de l'urobacille, tenues en suspension dans le liquide, se précipitent et s'agglomèrent avec les dépôts formés au fond du vase ; si on néglige cette précaution, le liquide passe louche à travers le papier. Filtrons sur un filtre taré, puis nettoyons soigneusement le vase avec une solution d'acide chlorhydrique étendue à 1 : 50, de façon à dissoudre les phosphates et carbonates précipités ; cela fait, lavons longuement à l'eau distillée et desséchons pendant 24 heures le petit filtre à la température de 30°. Le poids des cellules du bacille ainsi recueillies atteint à peine la millième partie de l'urée décomposée (1). En admettant que l'azote assimilé par la cellule soit égal à la dixième partie du poids du précipité sec, c'est donc 2 milligr. d'azote que le bacille a emprunté à l'urée ou à la substance albuminoïde pour constituer le chiffre des cellules nécessaires à la transformation de 20 grammes d'urée en carbonate d'ammoniaque. Ce prélèvement, l'expérience le démontre encore excessif, car, si à la

(1) *Première expérience :* Bouillon chargé de 20 grammes d'urée.

Filtre + $0^{gr}763$ = tare 1 gramme. Après la filtration du bouillon fermenté.

Filtre + $0^{gr}743.5$ = tare 1 gramme.

$$\text{Différence} = 0^{gr}019.5,\ \text{rapport} = \frac{20\,000}{1\ 95} = 1025.$$

Seconde expérience : Bouillon chargé de 80 grammes d'urée.

Filtre + $0^{gr}738$ = tare 1 gramme. Après la filtration du bouillon fermenté.

Filtre + $0^{gr}717$ = tare 1 gramme.

$$\text{Différence} = 0^{gr}021,\ \text{rapport} = \frac{20.000}{21} = 953.$$

Moyenne des deux rapports = 989.

place d'une liqueur nutritive titrant 20 gr. d'urée par litre, on en substitue une seconde chargée de 100 gr. d'urée — j'ai laissé cette fermentation s'effectuer à 30°, parce que l'espèce se précipite aisément dans un milieu aussi alcalin, — on trouve que la quantité d'azote, 2 milligr., précédemment trouvée, représente un acte de nutrition bien supérieur à celui que nécessite la fermentation de 20 gr. d'urée; en effet, le rapport entre le poids de la carbamide hydratée (100 gr.) et le poids des cellules formées par l'urobacille est égal à 1 : 2780 (1). Pour ces divers motifs, il me semble donc qu'on doit abandonner l'idée de rattacher la fermentation de l'urée à un acte de nutrition dans lequel l'urée fournirait un ou plusieurs de ces éléments à défaut desquels le phénomène de l'hydratation ne saurait se produire. On pourra objecter que mes dosages ne tiennent aucun compte des substances azotées solubles élaborées par le bacille durant sa vie; cela est exact; mais les bouillons fermentés ne m'ont pas présenté plus d'azote albuminoïde qu'ils n'en contenaient avant la fermentation; au contraire, cet azote a diminué; donc l'azote de l'urée n'a pas eu besoin d'être utilisé dans le phénomène que nous étudions.

Théorie de la fermentation par l'Urobacillus Pasteurii. — Je crois déjà avoir suffisamment établi que l'urobacille n'a pas d'action directe sur la carbamide pendant la transformation biologique de cette substance, que le rôle de l'amide carbonique est purement passif, peut-être même nuisible aux actes qui doivent préparer son dédoublement. Car, comme nourriture, l'*Urobacillus Pasteurii* dédaigne l'urée et préfère incontestablement l'azote des substances protéiques à l'azote de ce corps cristallisé, excrété de l'économie animale comme résidu dorénavant impropre à un acte vital complexe ou à un acte de nutrition réelle-

---

(1) *Expérience unique* : Fermentation de 1 litre de bouillon chargé de 100 grammes d'urée.

Filtre + 0gr762 = tare 1 gramme. Après filtration du bouillon chargé de 100 grammes d'urée hydratée.

Filtre + 0gr726 = tare 1 gramme.

$$\text{Différence} = 0^{gr}036, \text{ rapport} = \frac{100.000}{36} = 2.780.$$

ment réparateur. C'est donc sans sollicitation d'aucune sorte de sa part que l'urobacille vit, se multiplie et transforme secondairement, sans y toucher directement, l'urée que la plupart des savants qui se sont livrés à l'étude de cette question ont cru douée d'un pouvoir nutritif capable de favoriser la multiplication de cette catégorie de ferments, et ont pu, à l'exemple du Dr Von Jasksch, faire entrer cette substance chimique dans la composition de quelques liquides de culture. Oui, sans doute, il est des bouillons qui ne peuvent nourrir en apparence les ferments de l'urée, à moins qu'on n'y ajoute un peu de cette substance; mais c'est là une illusion; car, si à défaut de l'urée, on alcalinise le bouillon avec du carbonate d'ammoniaque, d'une quantité égale à celle que fournit l'urée pendant la stérilisation, les cultures dans le bouillon pur alcalinisé deviennent plus prospères que dans les liquides chargés de carbamide.

Puisque l'urobacille n'a pas d'action directe sur l'urée, il faut, pour que la fermentation se produise, l'intervention d'une autre force, du ferment soluble de l'urée signalé jadis par M. Musculus et dont l'existence a été de même reconnue par MM. Pasteur et Joubert. Cette zymase, d'abord secrétée par l'espèce, agit ensuite sur l'urée, et nous nous trouvons en présence d'une fermentation en deux temps.

Dans le sens attaché au mot fermentation par les physiologistes les plus distingués, une fermentation en deux temps ne peut pas être une véritable fermentation « puisqu'il faut réserver ce mot aux phénomènes dans lesquels il y a nutrition d'un microbe aux dépens d'un aliment déterminé dont partie entre comme élément dans les tissus de l'être, partie est éliminé avec la qualité et dans les mesures qu'exigent ses besoins vitaux (1) ».

Le mot fermentation n'est donc pas applicable à la destruction de l'urée par les bactéries, et je me vois contraint par la force des faits à choisir, pour désigner ce phénomène, un nouveau terme, beaucoup plus simple, qui ne porte pas en lui les germes d'une définition imprudente ou prématurée ; je choisirai le mot biogénèse de l'ammoniaque

(1) Duclaux, *Chimie biologique*, page 718 ; 1883.

pour désigner la production du carbonate d'ammoniaque aux dépens de l'urée, comme j'ai déjà employé cette expression pour désigner la fabrication de l'hydrogène sulfuré par les bactéries.

On pourrait me reprocher d'avoir jusqu'ici plutôt affirmé la dualité de la fermentation de l'urée que de l'avoir établie par des faits irrécusables. Cette démonstration n'offre aucune difficulté pratique, quand on connaît les propriétés du ferment organisé et du ferment soluble qu'il secrète.

Dans un tube à culture en ∩ renversé de M. Pasteur, plaçons dans une branche du bouillon de peptone légèrement alcanisé et dans l'autre branche un volume égal d'eau distillée chargée de 40 p. 100 d'urée pure, de façon que le mélange ultérieur des deux liquides produise une urine artificielle à 20 p. 1000 d'urée. Stérilisons les liquides. Ensemençons le bouillon avec l'*Urobacillus Pasteurii*, plaçons cet appareil à 30°, température qui paraît-être la plus favorable au développement de l'espèce ; puis, quand le bacille aura troublé le bouillon, portons le système dans une nouvelle étuve chauffée vers 55°.

A ce degré de chaleur, l'urobacille adulte meurt ; il ne peut dans aucun cas se développer, tandis que le ferment soluble qu'il sécrète agit, au contraire, sur l'urée avec beaucoup d'énergie ; cela connu, mélangeons à 55° les liquides des deux branches ; en moins de deux heures de temps la fermentation sera complète. A l'exception d'un fait qui reste encore dans l'ombre, le mode d'action du ferment soluble sur l'urée, tout le mécanisme de la fermentation ammoniacale nous apparaît très clairement à l'esprit ; dans cette fermentation, un acte physiologique commence par se produire d'abord et un acte purement chimique le suit, à la volonté de l'expérimentateur, ou tout de suite si l'urée est dissoute dans le bouillon, ou plus tard, à 8 jours, un mois d'intervalle, si tel est son bon plaisir. Chose remarquable, l'acte physiologique qui correspond au développement du microbe et à la sécrétion de l'urase (1) a son optimum de température vers 30 ou 35°

(1) Ferment soluble de l'urée en adoptant la terminologie de M. Duclaux.

alors que la température la plus favorable à l'action du ferment soluble est situé vers 55°. Non seulement la fermentation de l'urée est un phénomène s'accomplissant en deux temps bien distincts par deux actions bien distinctes, l'une physiologique, l'autre chimique, mais il n'existe aucune concordance dans les conditions qui favorisent l'énergie maximum de ces deux actions.

En étudiant de plus près quelques autres fermentations on arrivera de même, j'en ai la conviction, à séparer l'acte physiologique de l'acte chimique qui semblent se confondre dans les conditions habituelles. Les belles recherches de MM. Roux et Yersin, dans le domaine de la pathologie microbienne, ont conduit ces deux savants à des résultats semblables; ils ont pu, par des cultures spéciales du bacille de la diphtérie, séparer nettement l'acte physiologique, vie du microbe et sécrétion d'une diastase, de l'intoxication produite par le ferment soluble, phénomènes qui, chez les malades, sont concomittants, la diastase étant utilisée au fur et à mesure de sa production.

Morphologie. — L'*Urobacillus Pasteurii* se présente toujours sous la forme de bâtonnets dont la largeur peut atteindre 1,2 μ, et dont la longueur et l'aspect varient beaucoup, suivant les milieux où on l'ensemence.

Dans les urines artificielles chargées de 20 p. 1.000 d'urée, il apparaît en articles courts habituellement accouplés au nombre de 2 à 6. Dans les fermentations en marche, les éléments de ces chaînes sont réunis sous des angles divers, et les articles ainsi accolés se meuvent en tourbillonnant. Les articles isolés, possèdent les mouvements bien connus des bacilles vulgaires; les articles doubles, ceux des bacilles en voie de se scissipariser. Quand le liquide devient très ammoniacal, l'espèce perd son mouvement. Si le liquide renferme de très fortes quantités d'urée, l'urobacille semble amaigri, plus translucide, son protoplasma est irrégulièrement condensé dans les diverses régions du bâtonnet, on le voit plus rarement en chaînes d'articles. Il est d'ailleurs si mal aisé de résumer en quelques mots les aspects variés qu'acquiert ce microbe dans les diverses cultures, que je préfère substituer ici à une description incomplète, quelques notes de laboratoire dictées au moment de l'examen microscopique.

Urine normale à 30° et en voie de fermentation. — Bacilles de largeur supérieure à 1 μ., de longueur variable, articles mobiles, germes brillants, chaînes rares.

Urine normale à 40°, complètement fermentée en 2 jours. — Bacilles tordus, de largeur supérieure à 1 μ., remplis de granulations protoplasmiques, articles généralement courts, en forme de boudins, accouplés le plus souvent 2 à 2. Bacilles pâles, mobilité douteuse.

Urine artificielle vieille de 24 heures, contenant 17 grammes de carbonate d'ammoniaque par litre. Fermentée à 30°. — Bacilles de 1 μ. de large environ, très mobiles, mouvements vifs de tourbillonnement, articles souvent très longs, parfois scindés en petits boudins, agencés plus ou moins régulièrement; forme fer-à-cheval, carrée, hélicoïdale.

Urine artificielle chargée de 20 p. 1.000 d'urée, fermentation vieille de 2 jours, et effectuée à 40°. — Épaisseur des articles supérieure à 1 μ., forme tordue irrégulière, articles granulés intérieurement, accouplés par boudins de longueur très variable pour la même chaîne; formes à renflements et à étranglements, chaînes moniliformes diffuses.

Urine artificielle chargée de 50 grammes d'urée par litre, complètement fermentée à 30° et vieille de 2 jours. — Bacilles généralement longs, mais d'épaisseur inférieure à 1 μ., maigres et de longueur très variable, quelques articles tordus. Chaînes moniliformes diffuses, segmentation non apparente, même pour les articles de 20 μ., qui semblent faits d'une seule pièce.

Urine artificielle chargée de 100 grammes d'urée, complètement fermentée en 48 heures. — Articles maigres, courts et longs, parfois filiformes, granulations protoplasmiques très difficiles à distinguer, immobilité absolue, espèce très rabougrie.

Urine artificielle à 20 grammes d'urée p. 1.000, fermentée depuis un an. — Dépôts abondants de cristaux, granulations nombreuses, colorables par l'eau iodée, pas de bacilles visibles; germes brillants circulaires.

Bouillon de peptone. Culture au début. — Épaisseur du bacille supérieure à 1 μ., articles courts, habituellement soudés en chaîne de 2 à 6 et 8 bâtonnets, intérieur des cellules granuleux, mobilité très faible.

Bouillon de peptone. Culture vieille de six mois. — Forme bacillaire presque entièrement disparue, granulations isolées et en tas, le diamètre des granulations brillantes atteint à peine 0,5 μ.

Gélatine chargée de 20 grammes d'urée. Culture vieille de 3 jours. — Cristaux en forme de sablier, bacilles en articles généralement courts et maigres, parfois longs et minces, sans granulations perceptibles et sans mouvement.

Gélatine ordinaire. Culture vieille de huit mois. — Prélèvement effectué sur de petites colonies sphériques. Bacille réduit en granulations, on observe cependant encore quelques filaments de longueur inconstante.

Gélatine ordinaire, très belle culture vieille de huit mois. — L'auréole nuageuse qui l'entoure est formée de cristaux en haltères, et de très petits cristaux cruciformes; granulations organiques très nombreuses, beaucoup sont accumulées en tas, plusieurs autres conservent la forme linéaire du bacille.

Comme on en peut juger, par ces quelques notes, l'urobacille est sujet à des variations vulgaires, cette espèce de ferment ne présente donc pas un polymorphisme digne d'attirer longtemps l'attention.

L'*Urobacillus Pasteurii* ensemencé en grand nombre sur plaques de gélatine chargée d'urée, fournit rapidement des colonies presque invisibles, et la gelée contracte du jour au lendemain une odeur fortement ammoniacale un peu fétide. Examinées à de faibles grossissements, ces colonies jaunâtres, sphériques ou ovoïdes sont entourées à distance par de nombreux cristaux en forme de boules accouplées en haltères, la surface de ces cristaux n'est pas unie, elle est formée par des polygones sphériques, bases de pyramides convergeant vers le point de tangence des boules. En faisant rouler ces haltères sous le microscope, elles présentent des bosses nombreuses et lisses. La colonie considérée comme centre, ces cristaux se déposent tout autour d'elle, et vont en diminuant de volume au fur et à mesure qu'on s'en éloigne. En écrasant entre la lamelle et le porte-objet la colonie suspendue dans la gélatine, et en examinant à un fort grossissement les microorganismes qui la constituent, on les trouve formés de bâtonnets courts très réguliers de 1, 2 μ de large sur 4 à 6 μ de long, seuls ou associés 2 à 2. Au bout de 48 heures les colonies ne se sont pas notablement accrues, mais de nombreux bacilles sont devenus le siège d'une sporulation active. Beaucoup de bâtonnets montrent une spore circulaire brillante, ordinairement unique, située soit aux extrémités, soit dans d'autres points de leur longueur. Au bout de huit jours la plaque se ramollit, et avec le temps la gélatine est transformée en un liquide de la consistance de l'huile de ricin. C'est là d'ailleurs un fait qui s'observe pour tous les ferments actifs cultivés sur de la gélatine, tenant en dissolution une quantité d'urée assez élevée, et qui est dû, non pas à l'organisme, mais à l'ammoniaque dont il provoque la formation.

Cultures de l'Urobacillus Pasteurii. — J'envisagerai d'abord les cultures de cette espèce dans les milieux liquides, puis sur les *substrata* solides, ce point n'est pas sans importance, car les cultures fournies par les divers ferments de l'urée sont très dissemblables.

Introduit dans l'urine normale l'*Urobacillus Pasteurii* ne tarde pas à y produire un trouble intense qui va en s'accentuant jusqu'à la fin de la fermentation. A ce moment le liquide montre un dépôt abondant formé de toute sorte de cristaux : phosphate ammoniaco-magnésien, urates alcalins, etc., puis de bacilles, et d'une matière muqueuse qui augmente dans la suite, et prend une teinte noirâtre très prononcée. Plus tard ce mucus se détruit en partie et dans les cultures vieilles d'une année, il n'existe plus, il est remplacé par une poudre noire mêlée à des granulations fort diverses. Nous étudierons plus tard la nature de cette substance pulvérulente qu'on voit se produire non seulement dans l'urine normale, mais dans tous les milieux liquides et parfois dans les milieux solides.

Quand l'urobacille est semé dans les urines artificielles, le liquide donne un trouble beaucoup moins prononcé ; d'abord, c'est un louche léger qui envahit la masse et altère sa limpidité. Après quelques heures de fermentation active, le trouble est devenu intense, on croirait que l'espèce s'est presque subitement accrue en proportion considérable, il n'en est rien cependant, et il faut attribuer ce phénomène à la production d'un brouillard cristallin qu'on voit quelques heures plus tard gagner le fond du vase, en laissant une zone supérieure relativement limpide, dont la profondeur va en augmentant jusqu'à la fin de la précipitation. Ce fait s'observe de même très nettement dans les fermentations artificielles pratiquées avec l'urase, tenue en solution dans du bouillon clair et filtré ; dès que le poids du carbonate d'ammonium produit atteint 6 à 8 grammes, le liquide se trouble puis se clarifie rapidement après cette réaction. Pour démontrer encore que le trouble aperçu dans une urine artificielle n'est pas dû en entier à l'espèce microbienne, il suffit de verser dans un peu de liquide prélevé du vase où se fait la fermentation, quelques gouttes d'acide chlorhydrique qui dissout ce précipité. J'ajouterai que les urines normales et artificielles devenues ammoniacales sur l'influence de l'*Urobacillus Pasteurii* contractent une odeur putride particulière, fort rarement observée avec les autres ferments de la carbamide. Comme les urines normales, les urines artificielles altérées par cet urobacille donnent un dépôt visqueux qui noircit à la longue et diminue de volume. Quand les urines artificielles sont fortement chargées d'urée, et deviennent par conséquent très ammoniacales, cette substance gluante fait défaut.

L'*Urobacillus Pasteurii* ne croît pas dans les bouillons de culture neutralisés usités dans les laboratoires de bactériologie ; faute de connaître les conditions qui favorisent le développement de cette espèce dans les solutions de peptone, je suis resté près d'une année sans pouvoir l'y cultiver. La difficulté était, il est vrai, facilement tournée ; un peu d'urée ajoutée au liquide rendait la culture prospère, mais je tiens à répéter encore que l'urée n'entrait pour rien dans la fécondation du terrain, qu'il faut attribuer à l'alcalinité produite par la décomposition de 1 à 2 grammes d'urée sous l'influence de la température élevée de l'autoclave.

Le moyen le plus simple d'obtenir une alcalinité favorable au développement de l'urobacille, consiste à ensemencer dans un litre de bouillon de peptone neutre et stérilisée, 10 cmc. environ d'une urine artificielle à 20 p. 1.000 d'urée totalement fermentée. L'alcalinisation par quelques gouttes d'ammoniaque pure, donne des résultats satisfaisants. La soude caustique doit être rejetée, d'abord parce qu'elle détermine la formation de dépôts assez abondants, et ensuite parce que son action fécondante est bien inférieure à celle de l'ammoniaque.

Dans les cultures réussies, le bouillon peptonisé se trouble légèrement au bout de 1 à 2 jours ; ce trouble va en s'accentuant les jours suivants, le liquide devient visqueux et filant, il ne se clarifie jamais spontanément, il fournit un mucus abondant qui se sépare franchement du liquide, et qu'on peut retirer en bloc du fond du vase, au moyen d'une grosse pipette à pointe effilée ; plus tard, comme on l'observe dans les urines, ce mucus noircit et se détruit.

Dès les premiers jours, la liqueur se charge d'urase, au bout d'une semaine elle en renferme des quantités considérables, et le bouillon obtenu, peut transformer en quelques heures des quantités énormes d'urée en carbonate d'ammoniaque. Le bouillon exhale dès le premier jour une odeur d'une fétidité spéciale, et plus tard celle de la colle altérée. Si l'alcalinité du début est très faible, on constate au bout de plusieurs mois qu'elle a fortement augmenté.

L'*Urobacillus Pasteurii* ne se développe pas dans les liquides uniquement minéraux, ou du moins mes essais tentés jusqu'ici sont restés sans résultats, la culture de cette espèce dans ces sortes de liqueurs serait cependant une chose souhaitable, car on se trouverait en possession d'un procédé permettant d'obtenir à bon marché le ferment soluble de la carbamide.

L'ensemencement par piqûre de ce microbe dans la gélatine ordinaire peptonisée est rarement suivi d'un résultat positif ; 95 fois sur 100 la gelée reste claire et limpide, si l'organisme est bien entendu dans un parfait état de pureté ; cependant j'ai pu obtenir quelques cultures sur ce milieu, mais j'attribue surtout ces succès à une légère alcalinité de la gelée. Dans ces cas rares et heureux, on voit au bout d'un temps plus ou moins long (de 2 à 6 jours), se former dans le trajet suivi par le fil de platine, une multitude de colonies blanches sphériques séparées les unes des autres, sans pouvoir liquéfiant et qu'on retrouve peu grossies, même après un an d'attente, l'organisme est parfaitement vivant après ce laps de temps, en 24 heures il peut provoquer la fermentation complète d'une urine artificielle chargée de 20 grammes d'urée.

Pour obtenir à coup sûr des ensemencements féconds, il suffit d'introduire 1 à 2 grammes d'urée par litre de gélatine ; cette urée est détruite pendant la stérilisation à 110°, mais le milieu conserve une alcalinité suffisante pour favoriser l'éclosion et la multiplication de l'espèce. On peut encore exposer les flacons ou les tubes de gélatine stérilisés, à l'action d'une atmosphère chargée de vapeurs ammoniacales, produite artificiellement en versant quelques gouttes d'alcali volatil sur un peu de papier buvard placé sous une cloche ; la diffusion du gaz ammoniac à travers la gélatine marche lentement, cependant l'opération est terminée au bout de 24 heures, et les gelées sont suffisamment alcalinisées, pour permettre à l'*Urobacillus Pasteurii* de se développer promptement.

Avec la gélatine d'urine ou les gelées chargées de 20 grammes d'urée, le trait plongeant dû à l'ensemencement par le fil de platine, est complètement rempli par une foule de petits cristaux dont le nombre augmente les jours suivants, en même temps que la masse entière de la gelée est le siège d'un envahissement général par un brouillard cristallin ; les colonies bactériennes noyées au sein de ces cristaux grossissent peu et s'aperçoivent rarement à l'œil nu. Elles se nuisent à elles-mêmes par l'abondante production d'urase à laquelle elles donnent rapidement naissance, et par la production de carbonate d'ammoniaque qui en est la conséquence. Aussi est-il juste de dire que les milieux fortement chargés de carbamide sont les plus impropres à l'accroissement des ferments actifs de l'urée, ou pour mieux exprimer ma pensée, à leur multiplication cellulaire.

Ici nous trouvons une nouvelle preuve du dualisme de la fermentation de l'urée ; l'*Urobacillus Pasteurii* semé en un point d'une masse de gélatine bien dosée en urée, vit fort longtemps sur le point très circonscrit où on l'a placé, y évolue dans un espace des plus restreints, mais peut néanmoins produire tout autour de lui et souvent à une distance considérable, un acte fermentatif qui ne saurait être attribué à la vie même de la cellule.

En effet, en dosant l'urée des tranches de gélatine éloignées des colonies, on trouve que cette substance a totalement disparu ou a considérablement diminué. N'est-ce pas là une preuve indéniable que l'acte de nutrition de la cellule microbienne doit être nettement séparée de l'acte chimique appelé hydratation de l'urée, avec lequel on a voulu le confondre?

C'est en vertu de cette faculté que possède l'urobacille

d'hydrater l'urée à distance, qu'on voit les gélatines où il est semé, perdre l'urée et se ramollir lentement au fur et à mesure que l'alcalinité du milieu augmente ; au bout d'un mois les cristaux répandus dans le *substratum* ne trouvent plus un terrain assez solide pour les soutenir et tombent au fond du vase ; les traînées cristallines où se cachent les colonies de l'urobacille, résistent plus longtemps, mais à leur tour, elles chutent en bloc au fond du vase où elles ont l'apparence de fulgurites en miniature. La gélatine se clarifie complètement et prend finalement la consistance des huiles grasses.

Ensemencé sur la gélose simplement peptonisée, on ne constate aucun développement ; au contraire sur la gélose alcalinisée, ou chargée d'urée, le microbe qui nous occupe prend fort bien, provoque la formation de cristaux très fins dans la masse, quand le poids de la carbamide atteint 10 p. 1.000, mais on n'observe jamais de fluidification ni de ramollissement notable, même après deux années d'attente.

Sur les gelées fabriquées avec de l'urine normale, le microbe croît très bien en déterminant ordinairement la formation d'une plus grande quantité de cristaux, et l'apparition de quelques autres signes macroscopiques dépendant directement de la composition complexe de ce liquide animal.

Anaérobiose. — *L'Urobacillus Pasteurii* ne se développe pas à l'abri de l'oxygène de l'air ; cependant l'extraction complète des dernières traces de cet élément par le secours du vide, présente de si grandes difficultés, que les fermentations tentées dans les vases vidés à la température ordinaire avec la pompe à mercure, sont souvent le siège d'une légère altération qui s'accuse par la disparition de quelques grammes d'urée ; à l'œil, le liquide n'a pourtant pas perdu de sa limpidité d'une façon appréciable. Avec le procédé de culture anaérobienne, que j'ai préconisé (désoxygénation des liquides nutritifs à 110°, et isolement des cultures par un corps indifférent demi-solide), on obtient des résultats absolument probants, l'urobacille ne se développe pas, et l'urée reste indéfiniment inattaquée. Pour démontrer qu'il ne s'agit pas dans ce cas d'un insuccès de culture, il suffit d'envoyer quelques bulles d'air, ou d'oxygène dans le liquide, qui après une durée d'incubation un peu plus longue que d'habitude, se trouble et fermente rapidement.

Les débuts de fermentation qu'on peut observer dans ces expériences délicates, tiennent tous à l'imperfection des procédés employés plutôt qu'à l'inhabileté de l'expérimentateur. Ordinairement, on juge de l'anaérobiose par le coup d'œil: un bouillon privé d'air reste-t-il limpide? l'organisme qui le trouble au contact de l'atmosphère est considéré comme aérobien. Ici, le trouble n'est pas apparent, et pourtant l'on constate la présence d'un peu de carbonate d'ammoniaque. Il faut donc qu'il y ait eu un développement insignifiant qui a permis la production d'un peu d'urase qui a elle-même agi à dose infinitésimale. Ces résultats incomplètement négatifs viennent donc plutôt confirmer que poser des doutes sur le caractère purement aérobien de l'*Urobacillus Pasteurii.*

Vitalité de l'Urobacille. — L'organisme microscopique que nous étudions, possède une vitalité remarquable; après la fermentation des urines normales ou artificielles titrant 20 grammes d'urée par litre, il continue à végéter dans ces liquides altérés fortement ammoniacaux, en donnant un excès d'urase : abandonne-t-on ces liqueurs à ellesmêmes pendant plusieurs mois ou plus d'une année, on les voit, dans les vases tubulés que j'emploie, s'évaporer lentement, perdre sans doute de leur causticité qui ne cesse pourtant d'être jamais manifeste, et malgré cette action prolongée de l'ammoniaque, les germes vieillis dans les dépôts restent doués d'une grande fécondité. Avec les urines titrant 50 grammes d'urée, l'espèce est encore vivante au bout de 6 mois. Dans les urines à 100 grammes d'urée complètement fermentées, maintenues à 30° et conservées à l'abri de l'air, le liquide agité prélevé à la dose de quelques gouttes, se montre même après 80 et 90 jours d'attente, capable de déterminer la fermentation. Je ne parlerai pas de la fécondité des germes contenus dans les bouillons et les gélatines simplement peptonisées; ils sont aussi vivaces au bout de deux ans qu'au moment de leur formation.

Action de la chaleur sur le microbe. — Le degré de

chaleur le plus favorable à la fermentation des urines artificielles par l'*Urobacillus Pasteurii*, se trouve situé entre 30° et 40°. Si l'on expose dans deux étuves réglées à ces températures, deux séries de cultures identiques, on remarque souvent que la fermentation est plutôt achevée à 40° qu'à 30°; cependant, dans les urines abandonnées à 40°, les troubles observés et les dépôts sont moins intenses et moins abondants qu'à 30°; je m'explique ce fait par l'accélération toute particulière que les températures élevées impriment à l'action chimique.

Au-delà de 40°, les urines ne fermentent plus que fort péniblement, le même fait s'observe à 10° et à 15°; à 4°, les urines restent inaltérées, ce qui démontre qu'il n'existe pas à ce degré de froid, trace de développement de l'Urobacillus, j'ajoute que s'il en était autrement, pour si peu active que fût cette végétation, on retrouverait dans le liquide des traces appréciables de carbonate d'ammoniaque, car l'urase peut agir à la température de 0° et transformer facilement en carbonate d'ammoniaque de 4 à 6 grammes d'urée par 24 heures.

Je donne d'ailleurs dans le tableau suivant les résultats moyens de mes essais à cet égard.

Urine artificielle chargée de 20 grammes d'urée

Température	Poids de l'urée disparue par litre après :			
	1 jour	2 jours	6 jours	20 jours
0°	»	»	»	nul
8°-10°	»	»	3 gr 5	10 gr 7
15°	5 gr 1	13 gr 9	19 6	»
20°	14 6	19 8	»	»
30°	19 8	»	»	»
40°	19 7	»	»	»
42°	»	8 2	19 5	»
45°	2 3	»	4 3	14 2
50°	»	»	»	nul

Quand on voudra provoquer une prompte fermentation avec l'espèce qui nous occupe, on placera le liquide ensemencé vers 40°. Si c'est un développement botanique qu'on désire surtout obtenir, on exposera la culture à 30°.

Les germes de l'*Urobacillus Pasteurii* obtenus sur plaques de gélatine résistent fortement à l'action de la chaleur. Soumis dans l'eau distillée, pendant 2 heures aux températures de 60, 65, 70, 75, 80 et 85°, ils ont toujours déterminé la fermentation des urines artificielles où on les a ensemencés. A la température de 87° on observe 40 à 50 p. 100 d'ensemencements féconds; mais portés à 90 et 93°, ils se sont montrés incapables de germer même après un mois d'incubation. Avec les bouillons surtout chargés d'espèces d'adultes, et d'un nombre de germes brillants relativement très faible, la température de 80° a été trouvé stérilisante. Avec des bacilles déjà affaiblis par l'action du carbonate d'ammoniaque, j'ai observé plusieurs cas, où la reviviscence de l'espèce était impossible après une chauffe de deux heures à 60 et 65°. On voit donc combien il importe de spécifier l'origine des bactéries soumises à l'action de la chaleur. Pour ma part, je considère ces recherches comme les plus délicates de la bactériologie, en raison des contradictions nombreuses auxquelles l'expérimentateur peut se trouver en butte, et qui semblent avoir pour origine le degré inégal de vitalité des bactéries de telle ou telle culture. Rien ne peut nous faire présager à l'avance le degré de cette vitalité, et c'est pour ce motif que dès l'abord ces recherches renferment une inconnue.

De l'action des antiseptiques sur l'urobacille. — Quand on veut étudier l'action des antiseptiques sur les bactéries, de façon à obtenir comme résultat de ces recherches des conclusions utiles au clinicien, on doit se demander dans quel sens il importe de les diriger. Doit-on s'attacher à déterminer le poids d'antiseptique capable de s'opposer à l'altération du liquide de culture largement ensemencé avec plusieurs millions de bactéries appartenant à l'espèce considérée? Est-il préférable de rechercher le poids de la substance toxique pouvant arrêter une altération déjà commencée? Ou plus utile de déterminer la dose mortelle d'antiseptique pour le microbe, en faisant dans ce dernier cas intervenir un facteur important, le temps?

Pour un chirurgien, un germe immobilisé durant la période de restauration d'une plaie, diffère peu d'un germe tué ; pour le bactériologiste, une confusion semblable, serait féconde en causes d'erreur ; mais s'il est au pouvoir de ce dernier savant d'anéantir sans difficulté tous les microbes tangibles. Le praticien, suivant qu'il agit en chirurgien ou en médecin, c'est-à-dire suivant qu'il veut détruire les germes répandus à la surface d'une blessure ou d'une cavité accessible, ou disséminés dans les viscères et les liquides de l'économie, et à ce titre indirectement accessibles, ne saurait tirer un bien grand profit de plusieurs catégories d'expériences effectuées dans les laboratoires. Le devoir du chirurgien est de prévenir l'infection, et si elle se déclare, il lui incombe celui de l'arrêter dans sa marche, afin d'en conjurer les effets malfaisants.

Il paraît donc rationnel de déterminer tout d'abord pour chaque microbe, le titre de la liqueur antiseptique *préservatrice*, puis la teneur en antiseptique du liquide pouvant lutter efficacement contre une infection déjà établie, l'arrêter brusquement, en neutraliser les effets, et en prévenir le retour. Je prise bien moins ces recherches scientifiques, qui consistent à placer sur des fils de soie ou de platine, les germes des microbes, et à les soumettre ensuite au contact de solutions parfaitement titrées d'antiseptique dans l'eau distillée. Par ces expériences, on parvient il est vrai à classer les antiseptiques suivant leur puissance d'action à l'égard d'une espèce déterminée, mais il n'existe aucun rapport entre les doses nocives pour les germes ainsi plongés dans des solutions aqueuses et les doses de substance qu'il faut pour tuer ou paralyser les mêmes bactéries répandues à la surface des plaies ; cela est facile à saisir, car on sait que beaucoup de substances éminemment toxiques pour les bactéries : les mercuriaux, les sels d'argent, les solutions iodées, etc..., rencontrent dans les sérosités de toute sorte, plusieurs substances avec lesquelles elles entrent en combinaison pour donner des corps parfois insolubles, par conséquent inactifs. D'autrefois, la combinaison n'est que partielle, quoi qu'il soit, si l'expérience pratiquée dans des matras de verre a démontré, par exemple, que telle bactérie ne résiste pas une heure à l'action d'une solution de sublimé à 1 : 100. 000, la même bactérie pourra vivre et prospérer dans un milieu chargé de substances albuminoïdes où l'on aura ajouté du bichlorure de mercure dans la proportion de 1 : 10.000.

On m'a reproché d'avoir établi mes recherches antérieures, de façon telle que l'antiseptique réservé pour la bactérie, était partiellement absorbé par les éléments des liquides de culture ; le but cherché paraissait donc manqué. A cela je réponds, que c'est professer une idée bien étroite sur les antiseptiques que de juger de leur efficacité par l'action qu'ils peuvent exercer sur la bactérie au-dehors de toute entrave, comme s'il n'était pas plus pratique dans la majorité des cas de prévenir les envahissements microbiens, en rendant les milieux favorables à leur culture complètement impropres à leur développement. Est-ce que la plupart des antiseptiques, ceux qui occupent à juste titre le rang le plus élevé, n'agissent pas sur les bactéries en détruisant la nutritivité des milieux, où elles peuvent prospérer ? Le mercure, l'argent, l'iode, ont non seulement une action destructive sur la bactérie adulte et à l'état de germe, mais ils doivent être considérés comme des modificateurs puissants, capables d'enlever la fécondité aux terrains de cultures, d'anéantir les toxines, etc... Le chirurgien, l'accoucheur, le savent parfaitement, très souvent ne pouvant parvenir à détruire les bactéries, ils s'efforcent à paralyser leur action malfaisante, et pour arriver à ce but, ils multiplient les lavages et les pansements antiseptiques. Hors les cas rares, où la destruction rapide des microbes inoculés s'impose au moyen du feu ou des caustiques énergiques, la désinfection est un acte complexe dont on recueille souvent les bons effets sans en connaître à fond le mécanisme ; mieux vaudrait cependant en savoir la théorie pour en pouvoir raisonner l'application.

Prenons un malade atteint d'ammoniurie, et admettons que l'*Urobacillus Pasteurii* soit solidement établi dans sa vessie, non seulement cet organisme transformera sans trêve l'urée de l'urine, en carbonate d'ammoniaque, mais il produira un excès de ferment soluble qui garantira la fermentation ammoniacale pendant de longs jours. Les injections d'eau phéniquée seront impuissantes à conjurer le mal, car elles échouent autant contre le microbe que contre le ferment soluble. Peut-on songer un instant à aller brûler la muqueuse avec des solutions concentrées de substances caustiques, pour détruire les germes très résistants de l'urobacille? Ce serait une étrange pratique: on commencera par arrêter la fermentation, et à cet effet, je préconise les lavages de sublimé à 1 : 100.000, qui n'ont aucune action sur l'urobacille, mais qui s'attaquent directement à l'urase et la détruisent. Pour déloger en second lieu l'urobacille, retarder son action sur l'urine, non seulement on lavera fréquemment la vessie avec de l'eau chargée d'acide borique à 1: 100 mais on laissera autant que possible une certaine quantité de cette solution dans ce réservoir naturel; en présence de 1: 500 et même de 1: 1000 d'acide borique, le microbe ne se développant que faiblement, la fermentation deviendra de plus en plus languissante, et les lavages boriqués fréquemment pratiqués, expulseront de la vessie l'organisme parasite qu'on aurait cherché vainement à atteindre par les microbicides directs, sans compromettre la muqueuse vésicale, et peut-être la santé du malade.

Dans ce cas, qui rentre directement dans le sujet que je traite, vouloir tuer le microbe sur place, serait un acte très imprudent, quand on peut l'expulser lentement après l'avoir rendu inerte, et par conséquent inoffensif. Les mercuriaux à dose infinitésimale (mes expériences établissent que l'urase est détruite par des solutions à 1: 10.000.000 de sublimé) seront employées au début chez les ammoniuriques, pour faire cesser promptement l'alcalinité de leurs urines; l'acide borique sera utilisé ensuite pour compléter la guérison.

Je regrette de n'avoir pu trouver le loisir de calculer les doses d'antiseptique qui suspendent une fermentation ammoniacale bien établie; on trouvera dans les pages qui suivent la détermination de celles qui la préviennent dans les conditions les plus favorables; le liquide antiseptisé par quelques substances chimiques, très usitées en thérapeutiques a toujours été l'urine artificielle à 20 gr. p. 1.000 d'urée, que j'ai pris soin d'ensemencer avec plusieurs milliards d'individus très vivaces, prélevés dans des cultures vieilles au plus de 24 heures.

Action du Biiodure de mercure sur l'Urobacillus Pasteurii

Dose par litre	Titre des solutions	Urée disparue par litre au bout de : 2 jours	4 jours	6 jours	un mois
1 gr 000	1 : 1.000	»	»	»	nulle
0 200	1 : 5.000	»	»	»	nulle
0 100	1 : 10.000	»	»	»	nulle
0 100	1 : 10.000	»	»	»	nulle
0 100	1 : 10.000	»	»	»	nulle
0 066	1 : 15.000	»	»	»	nulle
0 066	1 : 15.000	»	»	»	nulle
0 066	1 : 15.000	»	»	»	nulle
0 050	1 : 20.000	»	»	»	nulle
0 050	1 : 20.000	»	»	»	nulle
0 050	1 : 20.000	»	»	»	3 gr 7
0 050	1 : 20.000	»	»	»	nulle
0 040	1 : 25.000	19 gr 9	»	»	»
0 040	1 : 25.000	16 3	»	»	»
0 020	1 : 50.000	»	15 gr 6	»	»
0 020	1 : 50.000	19 7	»	»	»
0 020	1 : 50.000	13 4	»	»	»

Parfois à 1 : 20.000 le biiodure de mercure se montre impuissant à arrêter tout début de fermentation ; sous un poids moindre, la fermentation est ordinairement rapide, ce qui est l'indice de la combinaison presque complète de sel mercurique avec les substances albuminoïdes contenues dans l'urine artificielle.

Action du Nitrate d'Argent sur l'Urobacillus Pasteurii

Dose par litre	Titre des solutions	Urée disparue par litre au bout de : 2 jours	4 jours	6 jours	un mois
1 gr 000	1 : 1.000	»	»	»	nulle
0 200	1 : 5.000	»	»	»	nulle
0 100	1 : 10.000	»	»	»	nulle
0 066	1 : 15.000	»	»	»	nulle
0 066	1 : 15.000	»	»	»	nulle
0 066	1 : 15.000	»	»	»	nulle
0 066	1 : 15.000	»	»	»	nulle
0 050	1 : 20.000	»	»	»	19 gr 7
0 050	1 : 20.000	»	»	»	nulle
0 050	1 : 20.000	»	»	»	nulle
0 040	1 : 25.000	»	19 gr 6	»	»
0 040	1 : 25.000	11 gr 7	»	»	»
0 040	1 : 25.000	9 9	»	»	»

Le nitrate d'argent suit de près le biiodure de mercure ; son action préventive sur la fermentation ammoniacale s'exerce sûrement à 1 : 15.000, bien qu'il n'existe peut-être pas en chimie de sel plus facile à se décomposer sous les actions combinées de la lumière et des substances organiques.

Action du Sublimé corrosif sur l'Urobacillus Pasteurii

Dose par litre	Titre des solutions	Urée disparue par litre au bout de :			
		2 jours	4 jours	6 jours	un mois
1 gr 000	1 : 1.000	»	»	»	nulle
0 500	1 : 2.000	»	»	»	nulle
0 250	1 : 4.000	»	»	»	nulle
0 200	1 : 5.000	»	»	»	nulle
0 200	1 : 5.000	»	»	»	nulle
0 200	1 : 5.000	»	»	»	nulle
0 200	1 : 5.000	»	»	»	nulle
0 200	1 : 5.000	»	»	»	nulle
0 166	1 : 6.000	»	»	»	nulle
0 166	1 : 6.000	»	»	»	nulle
0 143	1 : 7.000	»	»	»	nulle
0 133	1 : 7.500	»	»	»	nulle
0 133	1 : 7.500	»	»	»	nulle
0 133	1 : 7.500	»	»	»	nulle
0 125	1 : 8.000	»	»	»	nulle
0 111	1 : 9.000	»	»	»	nulle
0 100	1 : 10.000	»	»	»	nulle
0 100	1 : 10.000	12 gr 5	»	»	»
0 100	1 : 10.000	»	»	»	nulle
0 100	1 : 10.000	»	10 gr 4	»	»
0 100	1 : 10.000	»	»	»	nulle
0 066	1 : 15.000	19 gr 8	»	»	»
0 066	1 : 15.000	18 1	»	»	»
0 050	1 : 20.000	19 7	»	»	»

Le sublimé corrosif n'est sûrement efficace qu'à une dose inférieure à 1 : 10.000, comme en témoignent les chiffres insérés dans le tableau précédent. Pour agir, il demande à être employé à une dose 2 à 3 fois plus élevée que le biiodure de mercure en solution iodurée ; les auteurs qui ont prétendu que l'action de ce dernier sel était dans la plupart des cas égale à celle du bichlorure de mercure se sont mis, je le crains, en contradiction avec des faits d'un contrôle aisé. Le sublimé me paraît entrer plus facilement que le biiodure en combinaison avec les substances albuminoïdes; quoiqu'il en soit, lorsqu'une fermentation ammoniacale débute, ces deux corps n'existent pas en quantité appréciable dans les urines artificielles qui ne pourraient devenir ammoniacales, si ils s'y trouvaient encore à l'état de liberté sous le poids de 1 : 500.000.

Action du Sulfate de Cuivre sur l'Urobacillus Pasteurii

Dose par litre	Titre des solutions	Urée disparue par litre au bout de :			
		2 jours	4 jours	6 jours	un mois
1 gr 000	1 : 1.000	»	»	»	nulle
1 000	1 : 1.000	»	»	»	nulle
1 000	1 : 1.000	»	»	»	nulle
0 500	1 : 2.000	»	4 gr 8	»	»
0 500	1 : 2.000	6 gr 7	19 8	»	»
0 500	1 : 2.000	»	8 6	»	»
0 500	1 : 2.000	»	»	»	nulle
0 400	1 : 2.500	17 gr 8	»	»	»
0 333	1 : 3.000	»	»	8 gr 5	»
0 333	1 : 3.000	12 gr 5	»	»	»
0 333	1 : 3.000	18 9	»	»	»
0 333	1 : 3.000	19 6	»	»	»

Ce sel, comme je l'ai démontré depuis longtemps, occupe un bon rang parmi les antiseptiques vulgaires ; dans le biogénèse de l'ammoniaque, son action préservatrice est certaine à 1 : 1.000. A dose deux fois plus faible, les fermentations sont peu rapides, ce qui tient à ce que le sel devenu impuissant à contrarier le développement du microbe, exerce néanmoins, une action entravante sur les fonctions chimiques de l'urase. Il partage cette propriété précieuse avec l'acide borique, et l'on n'est pas peu surpris dans ces deux cas de constater que le microbe se développe en toute liberté, mais qu'il a perdu le pouvoir d'agir sur l'urée; n'est-ce pas là une nouvelle preuve que la fermentation ammoniacale s'accomplit en deux temps, dont l'un correspond à un acte physiologique de nutrition et de sécrétion ; et le second à un acte chimique du produit sécrété sur la carbamide?

Action de l'Iode sur l'Urobacillus Pasteurii

Dose par litre	Titre des solutions	Urée disparue par litre au bout de :			
		2 jours	4 jours	6 jours	un mois
10 gr 000	1 : 100	»	»	»	nulle
5 000	1 : 200	»	»	»	nulle
4 000	1 : 250	»	»	»	nulle
4 000	1 : 250	»	»	»	nulle
3 333	1 : 300	»	»	»	nulle
2 500	1 : 400	»	»	»	nulle
2 000	1 : 500	»	»	»	nulle
2 000	1 : 500	19 gr 8	»	»	»
2 000	1 : 500	»	»	»	nulle
2 000	1 : 500	»	»	»	nulle
2 000	1 : 500	»	»	»	nulle
2 000	1 : 500	»	18 gr 5	»	»
1 666	1 : 600	»	8 9	»	»
1 430	1 : 700	18 gr 0	»	»	»
1 000	1 : 1.000	19 7	»	»	»
1 000	1 : 1.000	19 6	»	»	»
1 000	1 : 1.000	16 2	»	»	»

A deux grammes pour 1.000 ou à 1 : 500, l'iode agit peu sûrement sur l'*Urobacillus Pasteurii;* ce corps est d'ordinaire plus actif, et j'attribue dans ce cas particulier son action relativement faible à son élimination partielle par l'ammoniaque, qui existe toujours à l'état de liberté dans les urines artificielles stérilisées à haute température ; dans tous les cas, l'iode ne reste jamais à l'état de liberté dans les bouillons, et doit être considéré comme un agent modificateur des milieux nutritifs.

Action de l'Acide Borique sur l'Urobacillus Pasteurii

Dose par litre	Titre des solutions	Urée disparue par litre au bout de :			
		2 jours	4 jours	6 jours	un mois
10 gr 000	1 : 100	»	»	»	nulle
10 000	1 : 100	»	»	»	nulle
10 000	1 : 100	»	»	»	nulle
5 000	1 : 200	»	»	»	nulle
3 333	1 : 300	»	»	»	nulle
3 333	1 : 300	»	»	»	nulle
3 333	1 : 300	»	»	»	nulle

Action de l'Acide Borique sur l'Urobacillus Pasteurii

Dose par litre	Titre des solutions	Urée disparue par litre au bout de : 2 jours	4 jours	6 jours	un mois
2 gr 500	1 : 400	»	6 gr 5	»	»
2 500	1 : 400	7 gr 3	»	»	»
2 500	1 : 400	»	»	»	3 gr 4
2 000	1 : 500	3 gr 2	16 gr 6	»	»
2 000	1 : 500	6 8	»	»	»
2 000	1 : 500	5 6	12 gr 4	»	»
1 666	1 : 600	4 6	8 3	»	»
1 250	1 : 800	10 7	»	»	»
1 000	1 : 1.000	12 1	»	»	»

Dans les milieux chargés d'urée, où l'acide borique subsiste à l'état naturel ou à l'état de borate d'ammoniaque, comme dans le cas actuel, la fermentation est gênée par suite de l'immobilisation de l'urase sécrétée au fur et à mesure par l'urobacille: ce fait ne s'observe pas avec les antiseptiques plus puissants, déjà considérés, par la raison qu'après s'être combinés en totalité ou en majeure partie avec les substances protéiques répandues dans les urines artificielles, ils laissent le ferment soluble accomplir son action hydratante en toute liberté.

Action de l'acide Phénique sur l'Urobacillus Pasteurii

Dose par litre	Titre des solutions	Urée disparue par litre au bout de : 2 jours	4 jours	6 jours	un mois
40 gr 000	1 : 25	»	»	»	nulle
20 000	1 : 50	»	»	»	nulle
20 000	1 : 50	»	»	»	nulle
15 000	1 : 66	»	»	»	nulle
10 000	1 : 100	12 gr 2	»	»	»
10 000	1 : 100	»	»	»	nulle
10 000	1 : 100	»	11 gr 7	»	»
10 000	1 : 100	»	»	»	nulle
10 000	1 : 100	»	»	»	nulle
5 000	1 : 200	17 gr 8	»	»	»
5 000	1 : 200	19 8	»	»	»
4 000	1 : 250	19 6	»	»	»
3 333	1 : 300	19 7	»	»	»
2 000	1 : 500	19 8	»	»	»

Enfin, l'acide phénique n'arrête pas toujours à 1 : 100 la fermentation des urines par l'urobacille et se montre aussi mauvais antiseptique pour l'espèce organisée que pour la diastase qu'elle sécrète.

Le tableau qui suit résume les résultats des expériences précédentes :

Doses minima de quelques antiseptiques capables de s'opposer efficacement à la fermentation d'un litre d'urine artificielle

Substances	Poids	Titre des solutions
Biiodure de mercure. . . .	0gr 030	1 : 20.000
Nitrate d'argent	0 066	1 : 15.000
Sublimé corrosif.	0 111	1 : 9.000
Sulfate de cuivre.	1 000	1 : 1.000
Iode	2 500	1 : 400
Acide borique	3 333	1 : 300
Acide phénique	15 000	1 : 66

J'ai encore essayé l'action des essences sur l'*Urobacillus Pasteurii;* quand on recouvre une urine convenablement ensemencée avec une couche d'huile essentielle, la fermentation ne se déclare jamais dans le sein du liquide. Le chloroforme ajouté en excès dans un vase contenant de l'urine artificielle, ne s'oppose pas toujours à la fermentation ammoniacale, et l'on obtient des résultats contradictoires ; vraisemblablement par la raison que le chloroforme dissous s'évapore rapidement dans les couches supérieures du liquide ; si on s'oppose à cette volatilisation en renfermant les urines dans des vases scellés, les résultats sont constamment négatifs. Le chloroforme qui agit si manifestement sur le microbe, n'exerce pas d'action appréciable sur l'urase. L'éther sulfurique de même que le chloroforme suspend la biogénèse de l'ammoniaque.

Il me resterait pour compléter l'histoire de ce premier ferment, à relater plusieurs faits que j'ai eu l'occasion d'observer durant son étude, mais beaucoup d'entre eux sont relatifs à la sécrétion de l'urase, et trouveront leur place dans un chapitre spécial ; d'autres ont trait aux recherches restées toutes négatives, sur les propriétés malfaisantes de ce microbe ; inoculé en grand nombre aux animaux vivants, il s'est montré parfaitement innocent, ainsi que la diastase qu'il sécrète, et que j'ai pu lancer à haute dose dans le torrent circulatoire, sans produire d'autre trouble qu'un malaise passager, paraissant provenir plutôt de l'injection pratiquée sous un volume exagéré que des qualités toxiques de l'urase.

Il importerait cependant de rechercher l'action nocive de cette bactérie portée artificiellement dans les reins et dans la vessie · malheureusement je suis si mal outillé pour ces recherches de pathologie expérimentale, que je dois y renoncer, et laisser à d'autres le soin de les poursuivre et de les mener à bonne fin.

Urobacillus Duclauxii *sive* Bacillus ureæ β

Il y a aujourd'hui plus de dix ans que j'annonçais dans une des séances de la Société chimique de Paris (1), l'existence d'un bacille grêle possédant de même que le micrococcus de M. Pasteur, la faculté de transformer l'urée en carbonate d'ammoniaque. Ce bacille fit l'objet d'une note complémentaire présentée quelques mois plus tard à la même Société (2).

Dans ces deux communications, je disais que cet organisme découvert dans les eaux d'égout était formé de filaments très grêles, atteignant à peine 0,7 à 0,8 μ, et différait essentiellement du micrococcus considéré jusqu'alors comme l'unique ferment de l'urée. J'indiquais en même temps les moyens faciles à mettre en œuvre pour l'isoler complètement de la torule ammoniacale (*Micrococcus ureæ*), et je terminais l'exposé de ces premières recherches en affirmant qu'en 48 heures ce nouveau bacille pouvait aisément hydrater toute l'urée des urines, et provoquer des fermentations beaucoup plus intenses, dans des solutions d'urée simplement additionnée d'un peu de gélatine.

Dans l'*Annuaire de Montsouris* pour l'année 1882, plusieurs pages furent consacrées à l'histoire de ce même

---

(1) *Bulletin de la Société chimique de Paris*, tome XXXI, page 391, mai 1879.
(2) *Bulletin de la Société chimique de Paris*, tome XXXII, page 126, août 1879.

organisme, dans lesquelles j'insistais sur la difficulté qu'on éprouvait à cultiver ce *Bacillus ureæ* dans le bouillon et les liqueurs exemptes de carbamide. Je ne refusai pas à ce microbe le caractère d'être anaérobie, puisqu'il pouvait à l'abri de l'air dans des vases d'urine pleins ou vidés à la pompe à mercure, produire l'hydratation souvent complète de ce liquide animal. Nous aurons à revenir sur ce point, car de nouvelles expériences exécutées avec les soins extrêmes que réclame la détermination de l'anaérobiose chez les ferments de l'urée semblent démontrer qu'en l'absence absolue d'oxygène, la végétation de cette espèce urophage devient impossible. Or, si je consulte les registres de mon laboratoire datant de 1878 et 1879, je constate que dans ces sortes d'essais, j'avais parfois considéré comme négligeable l'oxygène dissous ou adhérant aux parois des vases.

Par exemple, dans toute une série d'expériences, un bain de mercure stérilisé recevait des éprouvettes pleines d'urine stérilisée, et la fermentation était néanmoins complète en 48 heures. Dans d'autres séries de recherches, des tubes à boule contenant de l'urine, inoculée avec l'urobacille, étaient traversés pendant une heure par de l'hydrogène, du gaz à éclairage, de l'oxyde de carbone et de l'acide carbonique pur, et hermétiquement scellés, nonobstant en 48 heures, la fermentation se déclarait rapidement et se complétait en deux jours. Avec des vases vidés à la température ordinaire, il en était de même, ce n'est qu'en calculant le poids d'oxygène libre, nécessaire à la respiration des cellules, pouvant déterminer la fermentation complète d'un litre d'urine, qu'on peut trouver la clef des contradictions qui se sont présentées à moi dans mes études sur l'*Urobacillus Duclauxii ;* ce poids est inférieur à quelques milligrammes, aussi les procédés vulgaires d'absorption ou de déplacement de l'oxygène des solutions se montrent-ils ici totalement insuffisants.

Après les travaux de MM. Pasteur et Van Tieghem sur le *Micrococcus ureæ,* la découverte d'un bacille capable d'accomplir aisément la fermentation ammoniacale jointe à l'étude d'une moisissure susceptible de déterminer une hydratation semblable, élargissaient singulièrement le champ restreint où se trouvait jusqu'alors circonscrit la fermentation de l'urée, non seulement ces faits démontraient qu'il existait plusieurs bactéries douées de la faculté de détruire la carbamide, mais que cette propriété appartenait encore à des champignons plus élevés dans l'échelle des végétaux. Cette faculté sans être devenue banale, apparaissait commune à plusieurs tribus de microphytes. La théorie unitaire, celle qui veut qu'à une espèce déterminée corresponde un acte biologique bien tranché, était à jamais renversée pour ce qui concerne la fermentation ammoniacale. Ce résultat de mes travaux, je le considérais comme un fait inédit dont personne ne pouvait s'attribuer la priorité. J'étais dans l'erreur, six années plus tard, Leube (1) retrouva mon *Bacillus ureæ*, et annonça cette découverte comme une nouveauté bactériologique, ce qui démontre certainement que ce savant était mieux renseigné sur les travaux publiés en Allemagne sur ce sujet, et qui, on doit l'avouer, n'avaient fait en rien avancer l'étude de la fermentation ammoniacale, que sur les recherches exécutées en France, et qui avaient au contraire éclairé d'un jour nouveau la biogénèse de l'ammoniaque. Je suis d'avis qu'on doit reléguer à un arrière-plan toutes les querelles de priorité ; cependant chaque branche des sciences a un historique, et il me paraît équitable que cet historique soit vrai, personne n'a le droit à dessein ou par ignorance, d'en altérer la sincérité. M. Leube en annonçant en 1885 l'existence d'un *Bacillus ureæ* méconnaissait donc que l'organisme qu'il indiquait comme nouveau était déjà bien connu en France, et se trouvait décrit dans de nombreux ouvrages. M. L. Marchand lui attribuait une place dans ses classifications de botanique cryptogamique (2), etc.

M. Duclaux, dont il me paraît tout aussi juste de lire le traité des fermentations que les *Archives de Virchow* ou les *Annales de Chimie* de Liebig accorde à mon premier *Bacillus ureæ* quelques lignes que je reproduis intégralement (3) :

---

(1) Leube, *Virchow arch.* Bd. 100 p. 540, 1885.
(2) L. Marchand, *Botanique cryptogamique*, page 259, 2 juillet 1883.
(3) Duclaux, *Chimie biologique*, p. 701. Dunod. 1883.

Autres ferments de l'urée. — M. Miquel a en effet observé et décrit deux autres espèces vivantes, capables de se développer dans l'urine, et de la rendre alcaline à la façon de la torulacée (*Micrococcus ureæ*), décrite plus haut.

L'un de ces êtres est un bacillus très ténu, dont la largeur est inférieure à 1 μ, qui se développe en longs filaments dans l'urine, en la rendant trouble, mais qui ne semble pourtant pas y trouver un terrain favorable, car au bout de quelques jours, il s'y dissocie, sans donner d'ordinaire des spores. Ses articles se remplissent de granulations punctiformes, incapables de produire une nouvelle fermentation. Les spores quand on en obtient, sont assez vivaces, et résistent plusieurs heures à une température humide de 96°.

Ce bacillus peut amener en quarante-huit heures la fermentation complète d'un volume quelconque d'urine. Il peut donc vivre dans un liquide fortement alcalin. Toutefois, il ne semble pas résister à cette réaction alcaline aussi longtemps que la torulacée de M. Pasteur, et c'est sans doute à l'action désorganisatrice du carbonate d'ammoniaque qu'il a fourni, qu'il faut attribuer en partie sa mort rapide dans les conditions que j'indiquais tout à l'heure.

Ce bacillus n'a pu être cultivé dans un liquide minéral ni dans un bouillon non additionné d'urée. Il est anaérobie, mais il peut aussi prendre naissance dans les liquides exposés à l'air. M. Miquel l'appelle *Bacillus ureæ*, mais la diagnose de cet être reste encore un peu incertaine.

Si M. Duclaux avait eu l'occasion d'examiner au microscope et à l'état de culture l'espèce que je lui dédie, je crois qu'il modifierait son opinion sur l'incertitude qui lui a paru encore planer sur la diagnose du premier urobacille que j'ai découvert. En effet, cette espèce se sépare par sa ténuité de tous les ferments de l'urée étudiés jusqu'ici. Un simple coup d'œil jeté sur une préparation d'urine ayant fermenté sous son action, suffit pour le faire reconnaître, tandis qu'il est loin d'en être de même pour l'*Urobacillus Pasteurii*, et pour les espèces analogues qu'il me reste à décrire. L'*Urobacillus Duclauxii* apparaît dans les cultures pures en nombre d'individus si restreint qu'on se demande tout d'abord comment un chiffre si faible des cellules a pu produire un phénomène d'hydratation aussi puissant et en même temps si complet. Le champ du microscope offre seulement quelques bâtonnets clair-semés d'une faible mobilité d'un aspect si particulier qu'étant donnée la présence du carbonate d'ammoniaque dans la liqueur, et l'absence de bâtonnets d'épaisseur plus forte, la diagnose loin d'être incertaine, s'impose. Pour ma part, c'est le seul ferment de l'urée dont il me semble possible d'affirmer l'individualité au moyen de l'examen microscopique direct. En pourrait-on dire de même du *Micrococcus ureæ*, si voisin de forme d'une multitude d'espèces analogues ? je ne le pense pas, et tous ceux qui étudient les ferments de l'urée, notamment l'urocoque de MM. Pasteur et Van Tighem, gardent longtemps dans l'esprit le doute sur l'identité de l'espèce qu'ils croient être le *Micrococcus ureæ*, découvert par Pasteur, et celle qu'ils ont sous leurs yeux. La figure qu'en donne M. Duclaux dans son excellent *Traité de chimie biologique* (page 698), ne contribue pas peu à les maintenir dans l'indécision. Une phrase de M. Pasteur peut pourtant faire évanouir leur doute, elle est ainsi conçue : « Des chapelets de grains souvent très longs se forment fréquemment dans les urines. Il ne faut pas les confondre avec le ferment de l'urine, auquel ils ressemblent par le diamètre des grains. Le ferment de l'urée est formé de couples de grains, rarement et peut être toujours accidentellement joint en chapelets (1). » Cependant, M. Duclaux nous représente le *Micrococcus ureæ* en chaînes de 2 à 15 globules, il faut donc admettre que cette image n'a qu'une ressemblance lointaine et inexacte avec celle du microphyte entrevu par M. Pasteur.

Quant à l'*Urobacillus Duclauxii* dont je vais compléter l'étude, j'ai lieu de croire que si quelques lacunes ont pu se glisser dans son histoire, elles seront comblées dans les pages qui vont suivre, à la satisfaction des plus exigeants.

Habitat. — Cette espèce d'abord découverte dans l'eau d'égout, se trouve également répandue dans les eaux de rivière. Elle se rencontre plus rarement dans les eaux de source distribuées à Paris. Une goutte d'eau d'égout en renferme d'habitude une dizaine d'individus, et l'eau de la Seine puisée à Chaillot en montre ordinairement plusieurs

(1) PASTEUR et JOUBERT, *Comptes rendus de l'Académie des Sciences*, t. LXXXIII p. 5 ; 1876.

par centimètre cube. Au contraire, sous le volume de 50 et même de 100 centimètres cubes il est exceptionnel de rencontrer ce microbe dans l'eau de la Vanne à la bache d'arrivée du bassin de Montrouge, tandis que l'*Urobacillus Pasteurii* s'isole aisément de ces mêmes eaux. En revanche, cette espèce se rencontre très fréquemment dans les poussières atmosphériques.

Sur 100 cas de fermentation spontanée des urines normales par les corpuscules de l'air, l'*Urobacillus Duclauxii* en est 19 fois l'auteur. L'urine, qui dans ces essais fournit les résultats statistiques les plus élevés, est l'urine normale stérilisée à 110°. Les urines normales ou neutralisées stérilisées par filtration à la température ordinaire, donnent des chiffres plus faibles, ce qui tient au défaut d'alcalinité de ces liquides, dont les urocoques s'accomodent plus volontiers que les urobacilles. Je n'ai pas employé les urines artificielles dans ces travaux qui datent de 8 à 9 ans, il est présumable qu'elles se prêteraient encore mieux que les urines animales, à ces expériences sur la recherche dans l'air des ferments de l'urée.

L'espèce qui nous occupe se rencontre de même très fréquemment dans les dépôts qui s'incrustent, malgré un lavage incessant, sur l'ardoise des urinoirs publics, enfin j'ai pu encore la découvrir non seulement dans les eaux de vidange (eau de refoulement du dépotoir de l'Est), mais dans ces mêmes eaux traitées par la chaleur à l'usine de Bondy, et qui renferment encore une moyenne de 30.000 bactéries par centimètre cube ; c'est dire que ce ferment est très vulgaire, qu'il suffit de vouloir le chercher pour le trouver presqu'à coup sûr, c'est pour cette raison qu'il a un des premiers attiré mon attention, et sept années plus tard, celle de M. Leube.

Propriétés physiologiques de l'Urobacillus Duclauxii. — Quand on sème ce microbe dans une conserve d'urine normale stérilisée à 110° qu'on expose à 30°, la fermentation est généralement très avancée au bout de 24 heures, assez rarement cependant elle est trouvée complète, ce qui doit être attribué à la lenteur du rajeunissement du microbe, et à la marche relativement peu rapide de l'hydratation de l'urée, si on la compare à celle que nous avons trouvée pour l'urobacille précédent. Tout bien considéré, l'*Urobacillus Duclauxii* ne réclame pas une durée d'incubation de beaucoup supérieure à celle de l'*Urobacillus Pasteurii*, mais il hydrate dans le même temps deux fois moins d'urée que ce dernier microorganisme et c'est là la cause du retard observé.

Urine normale stérilisée à 110°

Essais	Temps	Urée disparue par litre	Essais	Temps	Urée disparue par litre
1	24 heures	15 gr 5	9	24 heures	3 gr 6
2	»	13 2	10	»	17 7
3	»	16 7	11	»	20 1
4	»	1 2	12	»	10 3
5	»	18 9	13	»	7 7
6	»	11 6	14	»	9 8
7	»	13 8	15	»	15 4
8	»	14 7	16	»	16 8

Dans les 16 essais qui viennnent d'être rapportés, la fermentation n'a été trouvée complète que 3 fois (essais 5, 10 et 11), elle s'est montrée très avancée 9 fois (essais 1, 2, 3, 6, 7, 8, 12, 15 et 16), peu avancée 3 fois (essais 9, 13 et 14), et enfin nulle une seule fois (essai 4).

Les urines artificielles contaminées par le même microbe, fermentent dans un laps de temps plus court, néanmoins on observe encore de nombreux cas où la fermentation ne s'achève pas en 24 heures.

Urine artificielle chargée de 20 *grammes d'urée par litre*

Essais	Temps	Urée disparue par litre	Essais	Temps	Urée disparue par litre
1	24 heures	19 gr 5	11	24 heures	18 gr 1
2	»	19 6	12	»	19 7
3	»	18 8	13	»	19 6
4	»	19 5	14	»	13 4
5	»	17 4	15	»	1 2
6	»	10 8	16	»	19 8
7	»	19 7	17	»	19 7
8	»	19 8	18	»	16 5
9	»	11 4	15	»	19 8
10	»	1 3	20	»	19 8

Ainsi, sur 20 cas de fermentation d'urine artificielle, provoquée au moyen de l'*Urobacillus Duclauxii*, 7 fois la fermentation n'était pas terminée après un séjour de 24 heures de temps à 30° (essais 3, 5, 6, 9, 14 et 18), 12 fois au contraire elle était complète, et 2 fois elle n'avait pas débuté (essais 10 et 15).

En élevant la température des urines, on obtient de meilleurs résultats, l'hydratation marche plus vite ainsi que j'ai pu le constater en plaçant simultanément à 30 et 40° des vases d'urine artificielle identiques, identiquement ensemencés. Pour apprécier avec plus de netteté les retards qui se remarquent à 30° au bout de 24 heures, la précaution avait été prise de porter l'urée des urines artificielles de 20 à 25 grammes par litre, de façon que dans la majeure partie des cas les fermentations fussent incomplètes à 30° après l'attente d'un jour.

Urine artificielle chargée de 25 grammes d'urée par litre

Essais	Urée disparue par litre en 24 heures	
	à 30°	à 40°
1	17gr 3	24gr 9
2	21 4	24 9
3	21 3	24 8
4	8 2	24 9
5	24 8	24 8
6	1 2	24 7
7	11 7	22 5
8	10 6	24 9
9	16 8	4 3
10	17 9	23 6
11	24 9	24 9
12	18 3	24 8

Sur les 12 essais pratiqués à 30°, 2 fois seulement la fermentation a été trouvée complète (essais 5 et 11).

Sur les 12 essais effectués à 40°, 9 fois la totalité de l'urée avait disparu dans les urines et 3 fois un retard plus ou moins considérable s'est manifesté dans le phénomène de l'hydratation de la carbamide (essais 7, 9 et 10).

Si l'on porte le poids de l'urée des urines à 40 grammes par litre, la fermentation dans les conditions normales, exige environ 72 heures.

Urine artificielle chargée de 40 grammes d'urée par litre

Temps	Urée disparue par litre				
	I	II	III	IV	V
Après le 1er jour	8gr5	5gr3	9gr4	1gr5	10gr4
» le 2me »	29 9	23 7	17 8	3 8	30 3
» le 3me »	39 6	39 7	36 6	35 2	39 8

Un espace de temps de 3 jours assure donc habituellement la transformation de 40 grammes d'urée en carbonate d'ammoniaque, mais cette affirmation n'a pas, comme on le voit, une valeur absolue.

Dans les bouillons chargés de 100 grammes par litre, le phénomène de l'hydratation de l'urée ne se complète jamais à 30°. Cependant cette hydratation est assez avancée pour placer l'*Urobacillus Duclauxii* au rang des ferments très énergiques.

Urine artificielle chargée de 100 grammes d'urée par litre

Temps	Urée disparue par litre			
	I	II	III	IV
Après 1 jour	2gr0	»	3gr5	1gr9
» 2 »	8 6	»	13 9	»
» 3 »	35 1	16gr4	»	4 6
» 4 »	66 0	»	41 1	15 7
» 5 »	89 2	33 7	»	45 3
» 6 »	»	»	64 3	51 8
» 7 »	92 8	»	»	»
» 8 »	92 8	84 6	78 5	67 1
» 9 »	»	84 6	»	74 6
» 10 »	93 0	»	78 3	74 9

Les fermentations I et III représentent les types réguliers d'une hydratation accomplie dans de bonnes conditions. L'espèce peu active durant le premier et le second jour, agit très énergiquement les jours suivants, et au bout de 7 à 8 jours, tout le travail utile dont est capable l'urobacille est produit, la conversion de l'urée en carbonate d'ammoniaque cesse; dans la fermentation II, et surtout dans la fermentation IV, le retard dans la mise en train est remarquable ; en 4 jours, c'est à peine si le bacille a déterminé la production d'une quantité de carbonate d'ammonium égale à celle dont il détermine la formation en 18 à 20 heures, dans les urines chargées de 20 grammes d'urée. Ces retards, je crois l'avoir déjà dit, sont surtout dus à l'action toxique qu'exerce l'urée sur ses propres ferments, et peut être aussi sur l'urase, car j'ai pu acquérir la certitude que l'urase est entravée dans son action par l'urée elle-même ; toute chose égale d'ailleurs, un même poids d'urase transformera plus vite un poids donné d'urée dans une solution à 5 p. 100 qu'à 10 p. 100 d'urée dans l'eau distillée, des doses plus élevées ralentissent son action encore bien davantage ; donc comme pour les ferments figurés, un excès d'urée devient toxique pour le ferment soluble, qui jouit de la propriété de l'attaquer et de la détruire.

De même que toutes les espèces organisées, ensemencées en faible quantité dans un volume de liquide relativement élevé, l'*Urobacillus Duclauxii* a besoin d'un temps d'incubation assez long, nécessaire à sa reviviscence, et à son adaptation au milieu où on l'introduit. L'espèce doit donc commencer par germer et croître dans l'expression botanique du mot, puis se multiplier et sécréter le suc semi-vivant organique, mais non organisé appelé diastase. Toutes ces opérations préliminaires exigent du temps, l'hydratation de l'urée se manifeste dès que les agents physiques qui détruisent la diastase, oxygène, lumière, etc., en laissent un excès se répandre dans la liqueur. Aussi, moins les ferments produisent de la diastase, et plus lente est l'apparition du carbonate d'ammoniaque ; bien que la végétation du microbe ne laisse rien à désirer. Cela est si vrai, que en exagérant les causes physiques de destruction de l'urase, on voit les ferments non actifs croître en cellules, mais se montrer incapables de toucher à l'urée.

C'est, si je ne me trompe, une nouvelle preuve que la nutrition du microbe n'est pas liée intimement dans la fermentation de l'urée.

Avec l'*Urobacillus Duclauxii*, l'équilibre entre la production et la destruction de l'urase par les agents naturels qui peuvent influencer les cultures, s'établit rapidement. Une dizaine d'heures après l'ensemencement, l'urase se produit en excès, et l'hydratation débute d'abord lentement, puis suit une marche uniforme jusqu'à épuisement de la carbamide.

Les quatre expériences suivantes choisies parmi celles dont les concordances horaires sont fort voisines, nous permettent d'établir la rapidité de la fermentation par l'urobacille qui nous occupe.

Urine artificielle chargée de 20 grammes d'urée par litre

Heures des dosages	Urée disparue à :					
	I	II	III	IV	Moy.	Différence
8 heures du matin	5 gr 4	4 gr 8	»	»	5 gr 1	»
9 »	6 3	6 0	»	6 gr 1	6 1	1 gr 0
10 »	7 6	7 3	»	7 2	7 4	1 3
11 »	9 3	8 6	9 gr 0	9 5	9 1	1 7
Midi »	10 9	10 1	10 4	11 0	10 6	1 5
1 heure du soir	12 7	11 9	12 8	12 4	12 4	1 8
2 »	14 1	13 6	14 3	13 7	13 9	1 5
3 »	15 5	15 3	15 7	15 4	15 2	1 6
4 »	17 1	16 7	»	16 9	16 9	1 4
5 »	18 5	18 2	»	»	18 3	1 4

Comme on voit, une fermentation bien en train marche avec une rapidité correspondant à la décomposition de 1 gr., 5 à 1 gr., 6 d'urée par heure, c'est là un caractère sur lequel il est nécessaire d'insister, car en dehors des caractères morphologiques, l'*Urobacillus Duclauxii* se sépare dès maintenant de l'*Urobacillus Pasteurii* deux fois plus actif, et d'autres espèces bacillaires dont l'action est singulièrement plus lente.

J'ai eu la curiosité de rechercher si dans les urines fortement chargées d'urée la rapidité de l'hydratation était considérablement ralentie, l'expérience a répondu négativement, il existe bien une atténuation dans cette rapidité, mais elle est surtout sensible au début et à la fin de la fermentation.

Urine artificielle chargée de 100 grammes d'urée par litre

Dates			Heures	Urée disparue par litre	Différence
15 janvier 1889			midi	2 gr 0	»
17	»	»	midi	8 6	»
	»	»	1 heure	9 7	1 gr 1
	»	»	2 heures	10 8	1 1
	»	»	3 »	11 8	1 0
18	»	»	midi	35 1	»
	»	»	1 heure	36 5	1 4
	»	»	2 heures	38 0	1 5
	»	»	3 »	39 4	1 4
	»	»	4 »	40 7	1 3
19	»	»	11 »	66 0	»
	»	»	midi	67 4	1 4
	»	»	1 heure	68 7	1 3
	»	»	2 heures	70 1	1 4
	»	»	3 »	71 4	1 3
20	»	»	midi	89 2	»

L'espèce qui nous occupe doit donc être rangée parmi les ferments très actifs ; son action fort lente pendant les premiers jours dans les milieux fortement chargés d'urée, s'accélère les jours suivants, et se traduit par l'hydratation de 1 gr., 4 environ d'urée par heure, alors même que la quantité de carbonate d'ammonium répandu dans la liqueur atteint 8 à 10 p. 100.

La capacité fermentaire de l'*Urobacillus Duclauxii* ne dépasse pas 95 grammes d'urée par litre. En cultivant ce microbe dans des vases scellés de bouillon chargé de 50 grammes d'urée par litre, ordinairement toute l'urée est hydratée en 3 à 4 jours, si cette dose est portée à 100 grammes, la disparition de la carbamide n'est jamais complète, je dois ajouter de plus que le rajeunissement de l'espèce devient incertain, et que la quantité de carbonate d'ammoniaque produit est très variable.

Teneur du bouillon en urée	Urée disparue par litre					
	I	II	III	IV	V	VI
Bouillon à 50 gr.	49 gr 3	49 gr 6	49 gr 2	49 gr 4	49 gr 2	49 gr 7
» à 75 »	73 5	1 9	74 6	74 3	63 8	74 9
» à 100 »	79 8	93 3	48 5	1 8	86 5	88 8
» à 125 »	64 3	1 9	1 9	15 6	4 7	18 6
» à 150 »	2 0	13 4	2 2	3 8	2 5	11 4
» à 300 »	2 2	2 2	2 2	2 2	2 2	2 2

Les exemples qui précèdent montrent en effet, combien ces chiffres sont sujets à de grandes variations, et combien ces sortes d'expériences doivent être multipliées pour pouvoir en déduire des résultats moyens.

En somme, ces essais sont suffisamment nombreux pour établir que l'*Urobacillus Duclauxii* possède une rapidité d'action se traduisant dans les conditions normales spécifiées, par l'hydratation de 1 gr., 5 d'urée à l'heure, et par une capacité fermentative voisine de 80 grammes, à 90 grammes d'urée dissoute par litre de bouillon peptonisé. Ces chiffres posent les bases solides d'un diagnostic différentiel entre cette espèce et celles que nous aurons à étudier.

Mécanisme de la fermentation de l'urée par l'Urobacillus Duclauxii. — J'ai déjà dit que cette espèce était remarquable par l'énergie de l'acte fermentatif qu'elle pouvait produire, eu égard à son faible développement botanique. Inoculée au fil de platine dans du bouillon peptonisé chargé de 20 p. 1.000 d'urée maintenue à 40°. Dès le lendemain, l'urée a disparu et le liquide n'a pas sensiblement perdu de sa limpidité ; il s'est cependant troublé, surtout sous l'influence d'une réaction chimique déjà signalée, mais ce précipité a pu au bout de quelques heures gagner le fond du vase ou se déposer partiellement sur sa paroi verticale, ce précipité d'ailleurs très peu abondant et semi-cristallisé adhère fortement au verre qu'il dépolit simplement, et il faut une vive agitation pour l'en détacher. Quant à l'organisme ferment, on doit se servir du microscope pour ce découvrir. Dans les liquides où ce précipité ne se produit pas sous l'influence du carbonate d'ammoniaque, on hésite longtemps pour reconnaître *de visu* si la liqueur a ou non fermenté, le plus souvent l'odorat est le sens auquel il faut s'adresser pour trancher rapidement la question.

En pesant avec soin les cellules en bâtonnets relativement rares, perdues dans les dépôts, on trouve que leur poids est environ à l'urée comme 1 est à 4.000 (1), autrement dit un acte végétatif, se traduisant par la formation de 1 kilogr. de cellules, suffit pour déterminer la conversion de 4 tonnes d'urée pure en carbonate d'ammonium. Ce rapport devient encore plus faible lorsqu'on opère sur des liquides très fortement chargés d'urée. Dans une expérience effectuée avec 850 cmc de bouillon titrant 100 gr. d'urée par litre, le poids des cellules s'est élevé à 1 : 5.777 de la carbamide hydratée (2).

Quand on diminue le poids de la substance nutritive des urines artificielles contenant 20 grammes de peptone par litre, et qu'on le porte à 2 p. 1.000, la fermentation avec l'*Urobacillus Duclauxii* est encore rapide et complète

---

(1) *Première expérience.* — Fermentation de 2 litres de bouillon chargé de 20 gr. d'urée par litre.

Filtre + 0 gr. 713 = tare 1 gramme. Après filtration du bouillon totalement fermenté.

Filtre + 0 gr. 702 = tare 1 gramme.

Différence 0 gr. 011, rapport $= \frac{40.000}{11} = 3.636$.

Deuxième expérience. — Fermentation de 2 litres de bouillon chargé de 20 gr. d'urée par litre.

Filtre + 0 gr. 742 = tare 1 gramme. Après filtration du bouillon totalement fermenté.

Filtre + 0 gr. 733 = tare 1 gramme.

Différence = 0 gr. 009, rapport $= \frac{40.000}{9} = 4.444$.

Troisième expérience. — Fermentation de 3 litres de bouillon chargé de 20 gr. d'urée par litre.

Filtre + 0 gr. 721 = tare 1 gramme. Après filtration du bouillon complètement fermenté.

Filtre + 0 gr. 7065 = tare 1 gramme.

Différence = 0 gr. 0145, rapport $= \frac{60.000}{145} = 4.138$.

Moyenne des trois rapports précédents = 4.070.

(2) *Expérience unique.* — Fermentation de 850 cmc. de bouillon chargé de 100 grammes d'urée bar litre.

Filtre + 0 gr. 744 = 1 gramme. Après la filtration du bouillon appauvri de 78 grammes d'urée par litre :

Filtre + 0 gr. 7325 = tare 1 gramme. Différence = 0 gr, 0115.

Différence pour 1 litre = 0 gr. 0135, rapport $= \frac{78.000}{13.5} = 5.776$.

pour 20 grammes d'urée dissous dans 1.000 cmc de véhicule ; mais aucun trouble ni aucun précipité n'est visible dans la liqueur fermentée, c'est à peine si l'on obtient quelques milligrammes de cellules pour 2 à 3 litres d'une semblable liqueur. Ce qui démontre certainement que dans les conditions étudiées jusqu'ici, c'est-à-dire qu'avec les bouillons nutritifiés à 2 p. 100, on provoque, une supernutrition de l'organisme, bien superflue si on considère le travail biochimique qu'on réclame de lui. D'ailleurs, cette supernutrition se manifeste par la production d'un excès d'urase, facile à mettre en évidence, en tuant le bacille, et en faisant agir le liquide qui le nourrit sur une solution d'urée pure ; après la mort de l'espèce adulte, l'hydratation se poursuit jusqu'à l'épuisement de la diastase.

Déjà dans les expériences précédentes, les pesées obtenues sont vraisemblablement entachées des erreurs inhérentes aux dosages effectués sur de trop faibles quantités de substances ; à plus forte raison l'on doit se défier de celles que pourrait fournir la balance requise pour déterminer le poids total des cellules d'un microbe répandu en très faible quantité dans 5 à 6 litres d'un liquide appelé à traverser un filtre d'un poids inférieur à 1 gramme. Dans ce cas, l'augmentation de quelques milligrammes, ne saurait donner aucune certitude en admettant même que les bacilles fussent incapables de traverser les pores du papier. C'est pour ce motif que je ne publierai pas les pesées obtenues avec des liquides minéraux réduits à leur minimum de nutritivité, mais encore capables de favoriser l'hydratation complète de 20 grammes d'urée.

Quoiqu'il en soit, les chiffres qu'on a lus plus haut établissent qu'il existe une disproportion considérable entre l'acte de nutrition du ferment et la quantité d'urée hydratée sous son influence. Ici, cette disproportion atteint une limite extrême, telle qu'il n'en n'existe pas d'exemple dans les phénomènes aujourd'hui étudiés, se rapportant à l'action des microphytes sur les substances chimiques. On sait, il est vrai que les diastases *brutes* peuvent transformer plusieurs milliers de fois de leur poids de matières fermentescibles, mais le rapport entre la quantité de la substance transformée et le poids des cellules du microorganisme agent de cette transformation était loin de se rapprocher des rapports qui viennent d'être donnés. On peut donc se demander sans courir le risque de s'éloigner de la vérité, si la quantité de diastase secrétée par les urobacilles ne dépasse pas de beaucoup le poids total des bâtonnets qui la secrètent.

Nous entrons ici dans le cœur même du sujet qui préoccupe le plus vivement l'esprit des zymotechnologues, par conséquent le plus intéressant qui puisse être abordé sur les fermentations, le seul d'ailleurs qui soit capable de soulever le voile qui cache le mécanisme par le fonctionnement duquel un acte de nutrition simple, souvent infime en lui-même, se traduit par la production de substances chimiques nettement définies. Une théorie des fermentations qui considérerait ces dernières substances comme les résidus uniques d'une dislocation de la substance alimentaire ou fermentative me paraîtrait découler de l'examen trop superficiel de ces phénomènes. Sans doute, au premier abord on distingue une cellule qui se nourrit, puis à mesure qu'elle se multiplie on constate que l'intervertion du sucre, la production de l'alcool, l'hydradation de l'urée, etc... augmentent, s'exagèrent et paraissent intimement liées à l'acte végétatif ; c'est en effet une des gloires de M. Pasteur d'avoir établi ce premier fait si important, contraire aux vues du savant allemand Liebig ; mais entre l'acte végétatif et l'acte chimique, concomitant dans les conditions ordinaires, n'existe-t-il pas des phénomènes intermédiaires qui, sous la dépendance immédiate de l'acte végétatif vont ensuite indépendamment de lui produire l'acte chimique ? Quant à moi, je partage entièrement cette opinion depuis que j'ai pu obtenir, en cultivant divers agents des fermentations dans des bouillons variés, des liquides d'une altérabilité extrême qui en dehors de la nutrition proprement dite des espèces, produisent des effets d'une énergie singulière. Plusieurs de ces liquides sont d'une instabilité telle qu'ils perdent toute leur vertu peu de temps après la mort du microorganisme dont ils procèdent, mais je ne veux pas aborder aujourd'hui les questions importantes qui se rattachent à plusieurs fermentations bien connues notamment à la biogenèse de l'alcool et sur lesquelles je ne tarderai pas à revenir.

L'urase qui doit m'occuper plus particulièrement en ce moment se présente à nous comme une des diastases d'altérabilité intermédiaire entre les diastases résistant longtemps aux agents physiques, et celles qui ne peuvent subir longtemps leur funeste influence. Dans les fermentations ammoniacales produites par des espèces peu énergiques, l'urase n'existe jamais en excès après la fermentation ; dans les cultures effectuées en dehors de l'urée si le *ferment figuré est peu actif*, elle est détruite par les agents physiques naturels *au fur et à mesure de sa sécrétion*. C'est ce qui explique pourquoi l'urase a pu dès l'abord m'échapper dans le cours de mes travaux sur la fermentation ammoniacale et passer inaperçue à M. Leube qui s'est aussi occupé de l'isoler. L'étude de ces phénomènes ne me paraît devoir être fructueuse que lorsqu'on aura perfectionné les procédés qui permettent de produire et de conserver les diastases; les unes s'accommodent presque des milieux acides, tandis que d'autres sont détruites, insolubilisées par des traces d'acide minéral ; quelques-unes demandent des milieux neutres, la plupart, des milieux alcalins ; plusieurs d'entre elles résistent avec assez d'énergie à l'oxygène atmosphérique, à d'autres il faut des atmosphères mitigées par l'acide carbonique, l'azote ou le vide. L'absence de la lumière et surtout un degré de chaleur dont la détermination présente de grandes difficultés à l'expérimentateur, sont les conditions d'une bonne réussite. Quant aux modes d'extraction des diastases actuellement préconisés (alcool, précipitations, etc...) ils seront, je le crois, sévèrement jugés par nos successeurs qui les compareront non sans raison aux efforts infructueux que ferait un chimiste pour étudier le phosphure d'hydrogène spontanément inflammable au contact de l'air, ou encore le *Zinc-éthyle* et la *liqueur fumante de Libavius* ou *de Cadet* au contact de l'eau. Le point sur lequel on doit actuellement diriger avec le plus de constance les efforts est celui qui a rapport à l'obtention des diastases, à l'étude de leurs propriétés, à la façon de les accumuler dans les cultures, car je n'ose pas espérer qu'il soit possible de les conserver avec leur vitalité propre en les amenant à l'état solide, alors que plusieurs d'entre elles engendrées sans relâche par les microorganismes, ont de la peine à vivre quelques heures ou quelques jours en dehors du liquide où elles se répandent dès l'instant où les cellules vivantes les secrètent.

De même que l'*Urobacillus Pasteurii*, l'*Urobacillus Duclauxii* fournit abondamment du ferment soluble, moins cependant que la première espèce urophage. Arrive-t-on à le cultiver dans un milieu approprié et dans des conditions très favorables à la formation du ferment, on obtient des solutions diastasiques d'une activité surprenante. En 10 et 15 minutes de temps, on provoque la conversion d'une quantité d'urée qui exige plusieurs jours dans les conditions ordinaires d'une bonne fermentation; ce temps, je crois qu'on ne doit pas désespérer de l'abréger encore et d'arriver à produire avec l'urase une fermentation, le mot est ici bien impropre, je préfère dire une hydratation instantanée. Mais de quels soins ne doit-on pas entourer ces sortes de cultures? la forme du vase, une agitation trop répétée, un degré de chaleur ou de froid trop soutenu, l'ascension même de la solution de diastase, de la température favorable à sa secrétion, au degré de chaleur que réclame son optimum d'action, une trace d'acide libre, quelques millionièmes d'argent ou de mercure, tout cela altère et amoindrit son activité; il semblerait en vérité qu'on se trouve en présence du protoplasma vivant lui-même avec cette différence qu'il se trouve dissous dans les cultures sans la protection évidemment très efficace que lui constitue la paroi cellulaire. Que penser alors, je le répète, de la précipitation de l'urase par l'alcool, les sels de plomb, etc... en un mot, par tous les moyens qui insolubilisent passagèrement certaines substances albuminoïdes; l'urase ne résiste pas à ces opérations brutales ou du moins elle est détruite dans des proportions telles que tout examen basé sur l'énergie hydratante du produit brut redissous ne saurait donner une idée de la puissance ou du travail que peut accomplir la diastase fraîche.

J'ai calculé qu'en cultures dans le bouillon peptonisé, à 20 p. 1.000, l'*Urobacillus Duclauxii* qui est loin, on le sait, d'être le ferment le plus énergique, fournit assez d'urase pendant 40 jours pour hydrater 2.500 gr. environ d'urée pure; au bout de 6 mois, la production journalière de cette diastase devient très faible, mais elle est encore sensible; j'estime finalement qu'avec 20 gr. de peptone, servi en nourriture à l'espèce, on peut développer une secrétion physiologique capable d'hydrater 5 kilogr. d'urée. Le rapport entre l'aliment azoté et le poids de la carbamide détruite paraît voisin de 1 : 250; on ne confondra pas ce rapport avec ceux qui ont déjà été donnés qui expriment uniquement les relations entre le poids des cellules formées et l'urée convertie en carbonate d'ammoniaque, dans une courte expérience.

Une des difficultés dans ces sortes de recherches est de trouver une méthode permettant de doser convenablement le ferment soluble; étant donné qu'une culture peut renfermer beaucoup de diastase inactive ou morte, et une autre peu de diastase vivante mais pourvue d'une action énergique. Il s'agit de calculer, je ne dirais pas, le poids exact (on ne connaîtra peut-être jamais le poids réel d'une diastase à l'état de pureté), mais les quantités relatives d'un même ferment soluble tenu en solution dans deux cultures.

Quel procédé employer? Celui qui vient naturellement à l'esprit consiste à doser ce corps non pas à la balance, mais d'après sa puissance d'action sur la substance chimique. En représentant par exemple par δ la quantité d'urase capable de transformer 1 gramme d'urée dans une solution d'eau distillée chargée de 20 grammes de carbamide par litre, à une température donnée et dans des conditions parfaitement identiques, il semblerait rationnel qu'une culture cotant 5 δ dût être considérée comme 2 fois moins riche en urase qu'une seconde accusant une énergie 10 δ. Ces vues théoriques ne paraissent pas résister à un mûr examen, et si on peut utilement appliquer des unités arbitraires à des agents physiques tels que le calorique, le magnétisme, l'électricité, c'est par la raison que ces agents sont identiques à eux-mêmes, et qu'on peut facilement réaliser les conditions où ils sont fructueusement comparables. En est-il de même pour les diastases, pour ces substances albuminoïdes vivantes ou demi-vivantes qui vieillissent d'heure en heure, dont l'énergie remarquable à l'état naissant va en s'affaiblissant et dont la vitalité et la puissance d'action varient avec l'espèce des cellules dont elles procèdent? Il est facile de démontrer que des diastases d'une même origine ne présentent pas une action exactement proportionnelle à leur quantité quand on les fait agir durant le même espace de temps et dans des conditions semblables. Dans des temps inégaux, toute chose restant égale d'ailleurs, la solution la moins riche en diastase donne des résultats comparativement les plus faibles parce qu'elle a à subir plus longtemps l'action des causes qui la détruisent.

Le problème, comme on voit, devient très complexe en raison de la nature de l'énergie à mesurer, tout fait présumer que cette énergie est une sorte de force vitale qui va réclamer des physiologistes avec l'emploi de nouvelles unités, la création de procédés d'investigation nouveaux, en marchant dans cette voie, je suis convaincu qu'on fera un pas en avant dans le domaine de la biologie, beaucoup de faits encore inexpliqués seront vraisemblablement élucidés par ces études curieuses toutes profitables aux phénomènes encore obscurs qui président aux actes fermentaires.

S'il est malaisé de comparer entre elles deux solutions diastasiques d'origines différentes, les échantillons prélevés d'une même solution d'urase restent absolument comparables ainsi que l'expérience le démontre aisément; placés dans des conditions identiques et soumis à des forces de même intensité, ils expriment toujours le même résultat final. Le mot *identique* doit être pris ici dans le sens le plus rigoureux : la dilution des liquides, la forme des vases (accès de l'air), la pression, l'intensité lumineuse, etc., et la liqueur normale d'essai (solution d'urée) doivent posséder les mêmes qualités. Je ne crois pas qu'on doive regretter cette extrême sensibilité de l'urase; au contraire, c'est avec des diastases d'une sensibilité analogue qu'on arrivera à découvrir les faits que ne sauraient mettre au jour les ferments solubles doués d'une moindre altérabilité, et à pressentir ceux que doivent posséder les diastases dont l'extrême fugacité en rend la manipulation trop laborieuse ou actuellement impossible.

La solution diastasique obtenue, il devient un jeu d'étudier les modifications que peuvent lui faire éprouver la lumière, la chaleur, l'électricité, les vibrations sonores, les basses et hautes pressions, le contact des gaz, des liquides, des corps solides, solubles ou non, des bases, des acides, des sels, et les métaux eux-mêmes ; il suffit pour cela de préparer avec soin plusieurs vases témoins et de comparer les résultats qu'ils fournissent avec ceux que donnent les liquides qu'on soumet simultanément pendant le même temps à un agent d'une nature et d'une force déterminées. Je quitte à regret ce sujet attachant à tant de titres avec l'espoir d'y revenir un peu plus bas après la description des espèces urophages.

Comme son congénère l'*Urobacillus Pasteurii*, le microbe qui nous occupe agit uniquement sur l'amide carbonique au moyen d'une diastase, cette diastase est plus lente à s'accumuler dans le bouillon alcalinisé simplement peptonisé, en tout cas on peut répéter avec l'*Urobacillus Duclauxii*, l'expérience citée antérieurement qui démontre que l'hydratation de l'urée est encore ici le fait d'un acte biochimique s'accomplissant en deux temps.

Cette preuve va nous être rendue de plus en plus difficile au fur et à mesure que nous étudierons des espèces de moins en moins urophages.

Morphologie de l'Urobacillus Duclauxii. — Ce bacille apparaît, comme je l'ai déjà dit, sous la forme de filaments dans les urines fermentées ; c'est surtout au sein des dépôts qu'il faut le rechercher, car il est souvent difficile de le trouver en suspension dans les liquides. Parfois cependant dans les urines peptonisées on le rencontre à la surface liquide dans une lame mince irisée qui s'aperçoit quand on place l'œil de façon à recevoir la lumière réfléchie par le plan supérieur de la culture. A l'examen microscopique ces pellicules sans consistance se montrent formées par des bacilles généralement plus courts que les filaments errants et semblent unis entre eux par une substance muqueuse formée peut-être par de l'urase oxydée. Le diamètre des bâtonnets calculés sur des préparations colorées au bleu de méthylène varie dans les urines de 0, 6 à 0, 8 μ ; leur longueur est très inconstante, elle atteint parfois 10 μ dans les cultures liquides, et descend à 2 et 3 μ dans les cultures sur gélatine. Cette espèce immobile dans ces derniers milieux se montre douée du mouvement propre des bacilles dans les liquides; les articles courts sont surtout aperçus tourbillonnant dans les liqueurs, puis la mobilité disparaît à jamais quand les solutions sont fortement chargées de carbonate d'ammonium. Les chaînes d'articles ou les filaments réunis le plus souvent en forme de Z, de L, de V, ne m'ont pas paru posséder les mouvements qu'on observe pendant la scissiparisation, du reste ce détail est de peu d'importance, et ne saurait fournir un caractère d'une valeur bien réelle. Notons seulement que l'*Urobacillus Duclauxii* ne présente pas la vélocité de quelques bacilles grêles vulgaires fort voisins d'aspect mais sans action sur l'urée.

Dans les cultures effectuées dans le bouillon alcalinisé, l'*Urobacillus* augmente notablement d'épaisseur, et peut atteindre facilement 0, 8 à 1 μ ; la longueur de ses articles se maintient dans les dimensions déjà indiquées et sa mobilité n'est pas sensiblement accrue.

Semés en grand nombre sur plaques de gélatine chargée d'urée la couche nutritive se remplit de cristaux, exhale du jour au lendemain une odeur ammoniacale très appréciable, le microscope muni d'un faible grossissement permet de distinguer des colonies légèrement jaunâtres qu'une amplification plus grande montre formées de bacilles à dimensions longitudinales très réduites, ce qui semble devoir être attribué au défaut d'aération et peut-être aussi à l'accumulation sur un seul point des substances secrétées. Ces colonies deviennent visibles à la loupe et même à l'œil nu, mais n'acquièrent jamais un très fort développement. Les semences voisines de la surface de la gélatine ou de la paroi inférieure de la plaque de verre croissent souvent en diamètre, fournissent des taches comparables au verre dépoli et acquièrent de 2 à 4 millimètres de rayon. Si les colonies sont en faible nombre dans la couche de gélatine, elles s'entourent d'un brouillard cristallin uniformément dégradé du centre à la périphérie, aspect d'ailleurs commun à tous les ferments énergiques de l'urée.

Quand la gélatine qui sert à former les plaques est neutre et non chargée de carbamide, l'ensemencement reste infécond; cette remarque permet facilement de démontrer si l'espèce est mélangée à un microbe étranger. Dans le cas d'une contamination, on voit se former des colonies qui n'ont aucune parenté avec l'*Urobacillus Duclauxii*, mais conclure de là que ces colonies étrangères sont dans un état de pureté absolue, ce serait s'exposer à d'étranges mécomptes. En effet, ces taches sont pour la plupart contaminées par le bacille-ferment et sur dix ensemencements pratiqués dans l'urine artificielle avec ces colonies, on obtient 10 cas de fermentation par l'urobacille. Ces fermentations sont dans la plupart des cas très retardées par suite de l'intrusion d'une espèce non urophage dans les urines, enfin ces résultats donnent la mesure de la certitude que comporte la méthode de séparation préconisée par le Dr R. Koch, même quand il s'agit d'un mélange d'espèces dont l'une est incapable de croître dans le milieu où on la sème, et l'autre d'y prendre au contraire un accroissement rapide.

L'*Urobacillus Duclauxii* n'offre aucun polymorphisme digne d'être rapporté. Semé dans des liquides fortement chargés d'urée il se montre toujours en articles assez longs, alors même que la teneur des urines artificielles en cette substance atteint 50 à 100 gr. par litre ; c'est à peine si les articles présentent plus de maigreur et offrent une tendance plus marquée à se résorber, ou bien à la manière ordinaire, l'article pâlit, l'indice de réfraction de son protoplasme devient égal à celui du liquide qu'il baigne ; ou bien et c'est là je crois le mode de formation des spores endogènes de ce microbe, le filament cylindrique semble s'effiler aux extrémités, prend l'aspect d'un fuseau, et le protoplasme se condense au centre du fuseau, qui brille assez nettement. S'il se forme deux spores dans le même bâtonnet ou dans des bâtonnets non encore scissiparisés, les spores restent unies entre elles pendant longtemps comme par la membrane cellulosique des bâtonnets.

La forte résistance de cette espèce à l'action de la chaleur rend l'existence de ces spores absolument certaines, aussi, malgré les difficultés que présente leur détermination au microscope, je pense qu'il faut voir dans ces fuseaux brillants quelque peu diffus à mes objectifs, la graine de l'espèce.

Ces semences sont très rarement trouvées dans les urines complètement fermentées; c'est à leur absence qu'on doit attribuer les résultats négatifs qui se produisent dans les tentatives de cultures effectuées avec des urines un peu âgées. Si on veut obtenir des semences en quantité notable, on doit cultiver le microbe dans des liqueurs appelées à devenir très faiblement ammoniacales, peu chargées de substances nutritives et incomplètement placées à l'abri de l'oxygène. Il semble dans ces conditions défectueuses que l'espèce ait hâte de se perpétuer en produisant des spores

Cultures de l'Urobacillus Duclauxii. — L'aspect des cultures de ce bacille dans les urines artificielles nous est déjà connu; on sait que ces sortes de liqueurs présentent 10 à 12 heures après l'ensemencement, un trouble léger qui s'accentue rapidement pendant quelque temps, et diminue ensuite à la fin de la fermentation. Dans les urines animales, ce trouble est beaucoup plus intense, et s'accompagne d'un précipité assez volumineux formé d'urates d'ammoniaque et de phosphate ammoniaco-magnésien.

Les urines normales ne donnent pas après la fermentation un excès sensible d'urase, ce qui tient au peu de nutritivité de ces liquides pour les espèces bactériennes en général; on n'ignore pas que j'ai établi depuis longtemps, que l'altérabilité des urines est environ douze fois moindre que celle du bouillon de bœuf (1). Le bouillon de peptone est légèrement plus sensible à l'action des bactéries que le bouillon fabriqué dans les ménages, aussi quand on veut obtenir de l'urase dans les urines stérilisées par la chaleur, il est indispensable d'augmenter leur nutritivité, en les additionnant de peptone, ce qui du reste favorise l'éclosion de l'espèce, rend son rajeunissement moins incertain et accélère la fermentation.

Dans les urines normales alcalinisées et stérilisées par filtration, la production du ferment soluble est incomparablement plus élevée, l'urine acquiert une viscosité manifeste. Cela explique pourquoi la vessie des ammonuriques peut contenir du ferment soluble, ainsi que M. Musculus l'a

(1) *Organismes vivants de l'atmosphère*, page 192, 1883.

démontré, alors que les urines stérilisées par la chaleur et placées dans des récipients de verre au contact de l'air en montrent peu ou pas du tout. Cette même remarque nous fixe, sur la cause des insuccès des expérimentateurs qui ont voulu retirer l'urase des urines fermentées. Plusieurs d'entre eux sont partis de cette idée préconçue, que les urines étaient des milieux de prédilection pour les bactéries urophages, c'est là une erreur absolue ; ces liqueurs animales sont relativement peu nutritives et même toxiques pour les urobactéries.

L'*Urobacillus Duclauxii*, ensemencé dans le bouillon rigoureusement neutralisé, ne donne jamais lieu à une culture féconde, la liqueur ne perd rien de sa limpidité, elle n'a pas d'action néfaste sur l'espèce, mais elle ne favorise aucunement son développement ; il en est de même du bouillon Liebig, ainsi que j'avais annoncé ce fait singulier il y a 8 ans. Quand on pratique comme c'est mon habitude des cultures par centaines, il peut arriver qu'un fait discordant se glisse dans les résultats obtenus, une seule fois (culture du 10 décembre 1887), le bacille de Duclaux s'est développé visiblement dans du bouillon de peptone après 10 à 12 jours d'incubation à 30° ; le liquide étant devenu alcalin, il ne m'a pas été possible de m'assurer de son exacte neutralité initiale. J'avais tout d'abord pensé à une cause fortuite d'infection comme il peut s'en produire dans les manipulations les plus soigneuses ; cette crainte n'était pas fondée, une série de recherches ont établi nettement que l'espèce est bien l'*Urobacillus Duclauxii* à l'état de pureté, et cette vieille culture est encore aujourd'hui peuplée d'organismes vivants capables de déterminer des fermentations très actives.

Les liquides neutres dont les éléments constitutifs sont des substances minérales ou des sels organiques cristallisés, ne conviennent pas mieux au développement de cette espèce.

Il en est tout autrement des liqueurs peptonisées alcalinisées, le microbe semé dans le bouillon rendu ammoniacal, y croît assez promptement en produisant dès le second jour un trouble d'abord léger qui devient plus tard très intense, des dépôts assez abondants apparaissent au fond du vase, le liquide devient visqueux, contracte une odeur

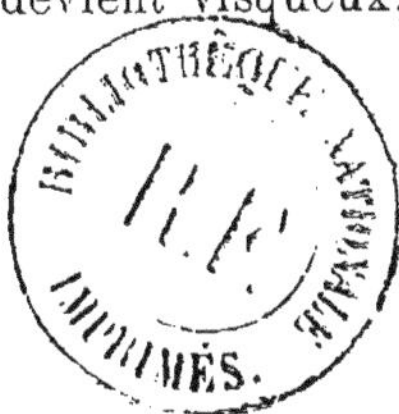

désagréable et accuse une très grande quantité de ferment soluble.

Semé par piqûres dans la gélatine nutritive ordinaire, l'*Urobacillus Duclauxii*, ne donne pas de cultures fécondes ; si la gélatine ordinaire est rendue alcaline, on voit apparaître dans le chemin parcouru par le fil de platine contaminé, un filet muqueux d'apparence, qui devient mieux visible avec le temps, et paraît constitué plus tard par une infinité de sphérules blanches dont la croissance reste bientôt stationnaire. Si la gélatine renferme de l'urine ou de l'urée, un brouillard de cristaux envahit la masse dès le second jour, les colonies nées dans le trajet du fil sont à peine visibles. Au bout de 3 à 4 mois la gélatine se clarifie et se transforme en un liquide ammoniacal très sirupeux. Les gélatines simplement alcalinisées ne sont le siège d'aucune liquéfaction.

En résumé, l'*Urobacillus Duclauxii* ne dément dans aucune de ses cultures, sauf dans le bouillon alcalinisé, son caractère de bactérie peu envahissante, modeste dans son développement, et j'ajouterai également, la faculté de rester toujours un ferment figuré prompt et énergique.

Il m'est possible d'ajouter encore que ce microbe se multiplie dans les liqueurs minérales et autres faiblement nutritifiées par les substances albuminoïdes, qu'il est apte à végéter et à sporuler dans les eaux d'égout et les eaux vulgaires riches en matières organiques, qu'il croît sur la gelée de lichen et la gélose alcalinisées ou contenant de l'urée, mais je le demande, ces détails secondaires communs aux légions innombrables des microbes qui nous entourent, sont-ils dignes d'être mentionnés ? Ce serait, il me semble, substituer à des faits intéressants à mettre en relief des descriptions oiseuses dont la littérature bactériologique nous donne de trop nombreux exemples.

Anaérobiose. — Les résultats contradictoires de mes expériences sur la fermentation ammoniacale tentée à l'abri de l'oxygène avec l'*Urobacillus Duclauxii*, m'ont engagé à étudier de très près ce phénomène. Les vases d'urine normale ou artificielle vidés à 30" par la pompe à mercure, ensemencés préalablement avec l'urobacille, fermentent, si l'espèce se rajeunit. La pompe à mercure m'a paru un instrument défectueux pour ces recherches délicates. J'ignore, en effet, si elle permet d'entraîner la totalité de l'oxygène dissous dans les liquides, si le vide seul est suffisant pour vaincre les attractions moléculaires qui peuvent s'établir entre les gaz et les liquides, et qui sont comparables à celles qui s'établissent entre les liquides et les solides; si en un mot un litre de bouillon étant donné, on peut à 30°, le débarrasser entièrement des 40 milligrammes d'oxygène qu'il contient en dissolution, lorsqu'il est complètement saturé d'air atmosphérique; je ne le pense pas, ou du moins mes observations paraissent prouver le contraire.

Dans le chapitre traitant des méthodes générales d'investigation, applicables à l'étude des ferments ammoniacaux, j'ai mentionné brièvement pour ne pas le noyer dans des descriptions trop minutieuses un procédé de culture des êtres anaérobies, consistant à purger par la chaleur, l'air des liquides, maintenus à l'abri de l'atmosphère par une forte couche de substance neutre, peu perméable aux gaz. Pour ces cultures, on peut se servir utilement soit des tubes à essais étranglés vers leur milieu ou des matras à essayeur à gros col, ce qui permet sans risque de déversement la dilatation et même l'ébullition du liquide. Sous l'action de la chaleur, l'air dissous s'élève jusqu'à la couche de la substance fusible, la traverse en bullettes, et se trouve ainsi expulsé du milieu où il se trouvait dissous. Dans un autoclave, on dispose une vingtaine de matras remplis au 4/5 de liquide, sur lequel on verse une couche de vaseline paraffinée (1), à 2 ou

(1) A la rigueur, la vaseline blanche bien épurée peut servir dans ces expériences, cependant je préfère lui substituer un mélange formé de 98 grammes de vaseline pour 2 de paraffine, qui donne du corps à la couche, et augmente un peu son infusibilité. J'ai d'ailleurs fait à cet égard quelques expériences que je peux rapporter, et condenser dans un tableau :

	Proportions du mélange	*Point de fusion.*
Vaseline pure		34°5
1er mélange	vas. 47.5 + paraf. 2.5	36°0
2e mélange	vas. 45.0 + paraf. 5.0	39°0
3e mélange	vas. 40.0 + paraf. 10.0	42°0
4e mélange	vas. 30.0 + paraf. 20.0	45°0
5e mélange	vas. 25.0 + paraf. 25.0	48°0
6e mélange	vas. 20.0 + paraf. 30.0	?
7e mélange	vas. 10.0 + paraf. 40.0	?
Paraffine pure		56°5

3 p. 100, haute de 5 à 6 centimètres, et munis d'un fort tampon de ouate; l'autoclave est porté à 110°, et purgé d'air au moyen d'un jet de vapeur soutenu pendant toute la durée de la stérilisation, environ pendant une heure, puis avant que la pression de l'appareil soit devenue négative, on ferme le robinet purgeur, on y adapte un tube de caoutchouc mis en communication avec un gazomètre plein d'acide carbonique. Le robinet est ouvert, quand la pression de l'autoclave est devenue négative par rapport à l'atmosphère; l'acide carbonique vient donc à la place de l'air remplir l'autoclave pendant le refroidissement. Le lendemain, on retire les tubes munis de leur couche supérieure solidifiée, et l'air ne saurait avoir accès jusqu'au liquide emprisonné dans le matras. Le peu d'élasticité, ou si l'on préfère, la mollesse du mélange paraffiné est telle que la dilatation des liquides de culture, due à l'élévation de la température de 10° à 30°, se manifeste par la pénétration du liquide dans la masse, sans émission de liquide au dehors. Pendant la contraction, l'atmosphère pèse sur la vaseline, d'une ma-

Le mélange 1er est d'un blanc opalin plus consistant que la vaseline, adhérent au verre, peu rétractable et se creuse facilement sous la pression du doigt, je le considère comme devant être employé de préférence aux mélanges suivants.

Le 2e mélange présente la consistance de l'axonge du porc à la température ordinaire, il est très peu rétractable, bien lié et d'une grande blancheur; il se montre moins mou que le précédent; on pourra l'employer pour les cultures à effectuer entre 35 et 37°.

Le mélange 3e qui contient 10 grammes de paraffine, convient moins; il a la dureté du suif, il se rétracte un peu, ce qui peut amener parfois entre lui et le verre une lame mince de liquide, ce qui est un grave défaut.

Les mélanges 2e et 3e piqués avec l'extrémité ouverte d'un tube de verre fermé à l'autre bout, pénètrent dans le tube, de tout le volume déplacé par le tube considéré comme plein; on voit donc le boudin s'élever dans le cylindre bien audessus de la surface de la masse du mélange, puis quand on retire le tube, le boudin intérieur est complètement chassé par l'air comprimé, sous forme d'un cylindre flexible vermiculaire; cet essai démontre doublement combien l'adhérence de ces mélanges peut être parfaite; le mélange 1e présente la même faculté, mais sa mollesse rend cette expérience moins saisissante.

Le mélange 4e assez dur, fusible à 45°, présente une rétractation très forte, on ne peut l'utiliser pour les expériences sur la vie des anaérobies.

Le mélange 5, dur comme le beurre de cacao, paraît encore homogène dans sa masse, il est très blanc.

Quant aux derniers mélanges 6e et 7e, dont je n'ai pu prendre les points de fusion, par suite de leur hétérogénité, ils ont l'apparence de la naphtaline fondue, ils sont remplis de taches moirées, et me paraissent d'un plus mauvais usage que la paraffine pure que j'ai eu à ma disposition, et dont le point de fusion a été trouvé égal à 56° 5.

nière si régulière que la moindre bulle d'air n'arrive jamais jusqu'à la culture.

J'ai trouvé par les réactifs chimiques qu'il n'existe pas de trace appréciable d'oxygène dans les milieux confectionnés avec ces soins. L'*Urobacillus Duclauxii*, très vivace, semé dans de l'urine artificielle préparée avec les précautions décrites qui précèdent, ne détermine aucune fermentation. Si on introduit dans ces cultures quelques centièmes de milligrammes d'oxygène, la fermentation s'établit, puis s'arrête quand cette provision d'air vital est épuisée. Si on la renouvelle, la fermentation reprend pour se suspendre dès que l'oxygène vient à faire de nouveau totalement défaut.

Voici comment je pratique ces additions successives d'oxygène : le vase ensemencé par l'urobacillus, est taré et placé dans un bain maintenu à 36° ; puis au moyen d'un entonnoir soufflé à pointe effilée (forme pipette à boule), contenant de l'eau stérilisée saturée d'air par agitation, j'ajoute un poids d'eau facile à évaluer par une seconde pesée. On peut admettre d'après les tables de Bunsen et les expériences de Schützenberger, que l'eau stérilisée, ainsi agitée au contact de l'air, tout en restant à l'abri des poussières, renferme environ 28 à 30 cmc. d'oxygène dissous par litre, soit à peu près 0 gr., 040 d'oxygène par 1.000 cmc; chaque cmc d'eau introduite dans les urines représente donc 0 mgr., 04.

D'après cette supposition qui doit être fort voisine de la réalité et les résultats de plusieurs séries d'expériences dans lesquelles de nombreux matras, ensemencés au préalable, ont reçu un volume d'eau aérée à peu près proportionnel, il résulte que la conversion de un gramme d'urée par l'*Urobacillus Duclauxii* réclame environ à 30°, 0 mgr., 15 d'oxygène libre. Dans les conditions où j'ai opéré, c'est-à-dire avec 50 cmc d'urine artificielle contenant 1 gr. d'urée, j'ai dû ajouter 4 cmc. d'eau saturée d'oxygène, pour déterminer une fermentation complète. Je donne ici des résultats moyens, car ces expériences très délicates à conduire, ne concordent pas toujours. Il arrive même assez souvent que les matras chargés d'eau aérée ne sont le siège d'aucune fermentation, ce qui ne tient pas dans ce cas au manque d'oxygène, mais au défaut de rajeunissement de l'espèce. Les matras qui ne reçoivent pas d'eau aérée ne fermentent jamais.

Toutes les expériences tentées sur l'anaérobiose de l'*Urobacillus Duclauxii* qui ont antérieurement donné des résultats positifs, ont donc été exécutées, avec des précautions insuffisantes ; un *modus faciendi* qui laisse dans les vases et les liquides moins d'un millimètre cube d'oxygène par litre, permet au bacille de se développer et d'accuser son développement par la production de quantités dosables de de carbonate d'ammoniaque. Du reste, après m'être placé à l'abri de l'oxygène autant que le comporte le procédé décrit plus haut, les divers autres ferments qui m'avaient paru d'abord anaérobies, se comportent dans ces nouvelles recherches, en organismes incapables de prendre le plus petit essort, et de produire la moindre action à l'abri de l'air.

Vitalité de l'espèce. — L'*Urobacillus Duclauxii* à l'état de bâtonnet adulte est fort sensible à l'action du carbonate d'ammoniaque. Une fermentation de l'urine, vieille de quelques semaines, peut se montrer incapable de provoquer l'infection d'un liquide très nutritif chargé d'urée ; toutefois, si la quantité d'urée est peu élevée dans la fermentation initiale, le microbe présente encore la faculté de revivre au bout de plusieurs mois, ce qu'il est aisé à mettre en évidence, en versant de l'urine artificielle sur les dépôts accumulés au fond des vases. Si l'urine où a été semé le bacille est riche en carbamide (40, 50 ou 100 grammes), l'espèce peut être considérée comme perdue au bout de quelques jours, ce qui n'arrive pas avec l'*Urobacillus Pasteurii*, dont les germes résistent pendant de longs mois dans des liqueurs chargées de 15 à 20 p. 100 de de carbonate d'ammonium.

Dans ses cultures dans le bouillon et la gélatine faiblement alcalinisés, l'*Urobacillus Duclauxii* se conserve pendant des années ; on devra donc pour avoir à sa disposition une espèce toujours active ou facilement révivifiable, le semer dans ces derniers milieux.

Action de la chaleur sur l'espèce. — On a vu que les fermentations par l'urobacille qui nous occupe avaient leur maximum de rapidité vers 40° ; passé ce degré de chaleur, cette rapidité décroît, à 43° l'hydratation de l'urée devient lente et incertaine; à 45° elle peut encore débuter, mais elle ne va pas loin ; au-delà de 45° la fermentation ne se déclare pas, et le liquide reste inaltéré. A 20°, la fermentation peut s'achever en 2 à 3 jours; à 15° elle exige 6 à 8 jours · à 8°-10°, elle n'est pas encore complète après un mois d'attente, enfin elle n'est pas possible entre 0 et 5°.

L'*Urobacillus Duclauxii* à l'état adulte, résiste fort mal à l'action de la chaleur, quand on le soumet pendant deux heures dans des ampoules d'eau distillée stérilisée à l'action d'une température décroissante, on obtient les résultats insérés dans le tableau qui suit.

Résistance de l'urobacille à la chaleur

Température soutenue 2 heures	Nombre sur 12 des ampoules restées fécondes
75°	néant
75°	néant
70°	néant
65°	néant
60°	néant
55°	2
50°	7
45°	12

Les germes de cette espèce sont au contraire très résistants, maintenus pendant 2 heures à 80, 85, 90, 92° ; ils ne perdent pas leur fécondité; portés à 93, 94, 95°, beaucoup sont détruits ; cependant on arrive à déterminer avec le liquide des ampoules chauffé à ces températures, d'assez nombreux cas de fermentation. Passé 95°-96°, les germes périssent et les urines artificielles ne subissent plus aucune altération.

Action des antiseptiques sur l'Urobacillus Duclauxii. - Les expériences en vue de déterminer l'action de quelques antiseptiques vulgaires sur cette espèce ont été conduites comme cela a été précédemment indiqué pour l'*Urobacillus Pasteurii.*

L'*Urobacillus Duclauxii* m'a paru plus sensible à l'action de l'argent que l'espèce que je viens de mentionner ; sous le poids de 1/25000, le nitrate d'argent prévient la fermentation des urines artificielles chargées de 20 grammes d'urée par litre.

Action du Nitrate d'Argent sur l'Urobacillus Duclauxii

Dose par litre	Titre des solutions	Urée disparue par litre au bout de : 2 jours	4 jours	6 jours	un mois
0 gr 050	1 : 20.000	»	»	»	nulle
0 050	1 : 20.000	»	»	»	nulle
0 050	1 : 20.000	»	»	»	nulle
0 033	1 : 30.000	12 gr 1	»	»	19 gr 00
0 033	1 : 30.000	»	16 gr 6	»	»
0 033	1 : 30.000	12 gr 5	»	»	»
0 025	1 : 40.000	5 6	»	19 gr 3	»
0 025	1 : 40.000	»	»	»	4 gr 03
0 025	1 : 40 000	»	»	»	15 08
0 020	1 : 50.000	19 gr 7	»	»	»
0 020	1 : 50.000	19 7	»	»	»
0 020	1 : 50.000	»	19 gr 8	»	»
0 016	1 : 60.000	19 gr 6	»	»	»

Puis vient le biiodure de mercure aseptique à 1 : 15,000 ; cette substance chimique alors même qu'elle ne s'oppose pas efficacement à la fermentation, la retarde beaucoup et la rend très pénible.

Action du Biiodure de Mercure sur l'Urobacillus Duclauxii

Dose par litre	Titre des solutions	Urée disparue par litre au bout de : 2 jours	4 jours	6 jours	un mois
0 gr 066	1 : 15.000	»	»	»	nulle
0 050	1 : 20.000	»	»	»	nulle
0 050	1 : 20.000	»	»	»	nulle
0 050	1 : 20.000	»	3 gr 5	»	»
0 050	1 : 20.000	»	»	»	nulle
0 050	1 : 20.000	»	»	»	nulle
0 050	1 : 20.000	»	»	»	nulle
0 050	1 : 20.000	»	»	»	nulle
0 050	1 : 20.000	»	»	4 gr 7	»
0 050	1 : 20.000	»	»	»	nulle
0 040	1 : 25.000	»	»	»	nulle
0 040	1 : 25.000	»	7 gr 8	»	»
0 040	1 : 25.000	6 gr 3	18 2	»	»
0 040	1 : 25.000	9 9	»	»	»
0 025	1 : 40.000	14 6	»	»	»
0 016	1 : 60.000	18 5	»	»	»

Il en est de même du sublimé corrosif dont l'action est moitié moins efficace, mais parfaitement réelle à 1 : 8.000.

Action du Sublimé corrosif sur l'Urobacillus Duclauxii

Dose par litre	Titre des solutions	Urée disparue par litre au bout de : 2 jours	4 jours	6 jours	un mois
0 gr 200	1 : 5.000	»	»	»	nulle
0 200	1 : 5.000	»	»	»	nulle
0 200	1 : 5.000	»	»	»	nulle
0 200	1 : 8.000	»	»	»	nulle
0 100	1 : 10.000	»	5 gr 7	»	»
0 100	1 : 10.000	»	»	»	nulle
0 100	1 : 10.000	»	»	»	nulle
0 100	1 : 10.000	»	»	»	nulle
0 100	1 : 10.000	»	2 gr 3	»	»
0 100	1 : 10.000	»	»	»	nulle
0 100	1 : 10.000	»	»	»	nulle
0 050	1 : 20.000	»	6 gr 6	10 gr 8	»
0 050	1 : 20.000	»	4 10	»	»
0 050	1 : 20.000	»	»	»	nulle
0 050	1 : 20.000	2 gr 2	»	»	»
0 025	1 : 40.000	8 4	19 gr 8	»	»
0 016	1 : 60.000	»	19 6	»	»

Le sulfate de cuivre vient ensuite et se montre un désinfectant sûr à la dose de 1 gramme par litre d'urine artificielle.

Action du Sulfate de Cuivre sur l'Urobacillus Duclauxii

Dose par litre	Titre des solutions	Urée disparue par litre au bout de : 2 jours	4 jours	6 jours	un mois
1 gr 000	1 : 1.000	»	»	»	nulle
1 000	1 : 1.000	»	»	»	nulle
1 000	1 : 1.000	»	»	»	nulle
1 000	1 : 1.000	»	»	»	nulle
0 666	1 : 1.500	»	»	»	nulle
0 666	1 : 1.500	»	7 gr 80	»	»
0 666	1 : 1.500	»	»	»	nulle
0 500	1 : 2.000	»	»	»	nulle
0 500	1 : 2.000	»	»	3 gr 4	»
0 500	1 : 2.000	11 gr 1	»	»	»
0 500	1 : 2.000	12 5	»	»	»
0 500	1 : 2.000	»	16 gr 4	»	»
0 500	1 : 2.000	»	»	»	nulle
0 500	1 : 2.000	»	»	16 gr 4	»
0 333	1 : 3.000	8 gr 5	»	»	»
0 333	1 : 3.000	9 2	»	17 gr 3	»

L'Iode en solution iodurée agit plus efficacement sur l'*Urobacillus Duclauxii* que sur l'*Urobacillus Pasteurii.* A la dose de 1 gramme par litre, il prévient ordinairement la fermentation ammoniacale.

Action de l'Iode sur l'Urobacillus Duclauxii

Dose par litre	Titre des solutions	Urée disparue par litre au bout de : 2 jours	4 jours	6 jours	un mois
10gr 000	1 : 100	»	»	»	nulle
2 000	1 : 500	»	»	»	nulle
	1 : 800	»	»	»	nulle
1 000	1 : 1.000	»	»	»	nulle
1 000	1 : 1.000	»	»	»	nulle
1 000	1 : 1.000	»	»	»	nulle
1 000	1 : 1.000	»	»	»	nulle
1 000	1 : 1.000	»	»	»	nulle
1 000	1 : 1.000	4gr 6	18gr 7	»	»
0 666	1 : 1.500	»	»	4gr 1	»
0 666	1 : 1.500	»	»	»	nulle
0 666	1 : 1.500	14gr 3	»	»	»
0 500	1 : 2.000	»	»	»	nulle
0 500	1 : 2.000	19gr 8	»	»	»
0 500	1 : 2.000	19 6	»	»	»
0 500	1 : 2.000	»	»	»	nulle
0 338	1 : 3.000	16gr 6	»	»	»

L'acide borique nous apparaît toujours comme un mauvais désinfectant, on doit l'ajouter à la dose de 10 grammes par litre d'urine, pour prévenir toute décomposition de l'urée par l'*Urobacillus Duclauxii.* Mais comme je l'ai déjà fait remarquer plus haut, il exerce sur l'hydratation de l'urée une action entravante des plus remarquables, alors même que l'acide borique n'exerce pas d'action sensible sur la végétation du microbe.

Action de l'Acide Borique sur l'Urobacillus Duclauxii

Dose par litre	Titre des solutions	Urée disparue par litre au bout de : 2 jours	4 jours	6 jours	un mois
10gr 000	1 : 100	»	»	»	nulle
5 000	1 : 200	»	»	»	8gr 9
4 000	1 : 200	»	»	»	7 1
3 333	1 : 300	»	»	»	8 9
3 333	1 : 300	»	»	»	8 7

Action de l'Acide Borique sur l'Urobacillus Duclauxii

Dose par litre	Titre des solutions	Urée disparue par litre au bout de : 2 jours	4 jours	6 jours	un mois
2 500	1 : 400	»	5 gr 0	»	12 4
2 500	1 : 400	3 gr 6	7 7	»	»
2 000	1 : 500	3 gr 5	»	»	»
2 000	1 : 500	»	»	»	nulle
2 000	1 : 500	3 gr 9	»	»	»
2 000	1 : 500	»	5 gr 4	»	»
2 000	1 : 500	»	5 3	9 gr 4	»
2 000	1 : 500	»	4 6	»	»
1 250	1 : 800	»	11 4	»	»
1 250	1 : 1.000	»	10 7	»	»
1 000	1 : 1.000	»	14 3	»	»
1 000	1 : 1.000	2 gr 8	15 6	»	19 gr 7
1 000	1 : 1.000	5 7	»	17 gr	»
1 000	1 : 1.000	»	14 gr 9	»	»
1 000	1 : 1.000	»	14 9	»	»
0 500	1 : 2.000	6 gr 1	»	18 gr 4	»
0 500	1 : 2.000	»	16 gr 2	»	»
0 500	1 : 2.000	»	14 6	»	»

Enfin l'acide phénique ne saurait s'opposer à la fermentation d'un litre d'urine artificielle inoculée par l'urobacille en question, sous la dose moindre de 50 grammes. On doit donc le considérer comme un désinfectant à rejeter toutes les fois qu'il sera utile de s'opposer aux fermentations de l'urée.

Action de l'Acide phénique sur l'Urobacillus Dulauxii.

Dose par litre	Titre des solutions	Urée disparue par litre au bout de : 2 jours	4 jours	6 jours	un mois
50 gr 000	1 : 20	»	»	»	nulle
40 000	1 : 25	»	»	»	4 gr 5
20 000	1 : 50	12 gr 3	»	»	»
20 000	1 : 50	3 gr 2	»	12 gr 3	»
20 000	1 : 50	»	7 gr 3	»	8 gr 3
20 080	1 : 50	»	»	»	14 gr 7
20 030	1 : 50	»	»	»	nulle
20 000	1 ; 50	»	»	3 gr 6	«
10 000	1 : 100	15 gr 1	»	»	»
10 000	1 : 100	»	5 gr 9	«	»
10 000	1 : 100	»	3 gr 9	»	»
10 000	1 : 100	»	»	»	17 gr 3
10 000	1 : 100	3 gr 8	»	18 gr 6	»
10 000	1 : 000	»	16 gr 6	»	»
10 000	1 : 000	»	»	»	9 gr 3

Voici le tableau récapitulatif des expériences qui viennent d'être rapportées :

Doses minima de quelques antiseptiques capables de s'opposer efficacement à la fermentation d'un litre d'urine artificielle ensemencée avec l'Urobacillus Duclauxii.

Substances	Poids	Titre des solutions
Nitrate d'argent.	0gr 040	1 : 25.000
Biodure de mercure.	0 066	1 : 15.000
Sublimé corrosif.	0 125	1 : 8.000
Sulfate de cuivre	1 000	1 : 1.000
Iode	1 250	1 : 800
Acide borique.	10 000	1 : 100
Acide phénique.	50 000	1 : 20

Il n'existe pas de différence bien notable entre l'action des antiseptiques dont il vient d'être parlé sur les deux espèces étudiées jusqu'ici ; les caractères distinctifs qu'on voudrait déduire de ces deux études comparatives seraient, je crois, bien incertains et bien infidèles. Cependant on verra qu'il n'en est pas toujours ainsi ; les urocoques par exemple se montrent très sensibles à l'action des mercuriaux, et le fait qu'une fermentation ammoniacale ne peut s'achever quand l'urine contient 1 : 50,000 de biodure de mercure ou de sublimé corrosif, indique nettement, quand on a affaire à un mélange de microbes, que l'agent de la fermentation est un urocoque et non un urobacille.

L'*Urobacillus Duclauxii* inoculé aux animaux vivants dans le tissu cellulaire sous-cutané, dans le sang se montre constamment inoffensif, peut-être pourra-t-on plus tard le ranger dans la classe des microbes pathogènes quand on aura établi qu'il peut se cantonner et se maintenir dans la vessie, les bassinets ou les reins, en un mot dans les organes urinaires où certainement sa propriété de transformer l'urée en carbonate d'ammoniaque ne saurait être considérée comme exempte de tout danger.

Urobacillus Freudenreichii *sive* Bacillus ureæ γ

Cette espèce, qui, comme les précédentes, a fait il y a plus d'un an l'objet d'une courte description dans l'*An-*

nuaire de l'Observatoire de Montsouris pour 1889, doit être considérée comme intermédiaire entre les bacilles urophages très actifs et les bacilles urophages à action lente. Elle se distingue nettement des deux ferments ammoniacaux qui viennent d'être décrits par un pouvoir hydratant plus faible, et le peu de rapidité avec lequel elle l'exerce.

Au commencement des fermentations, ce bacille se rapproche par la forme, sa grosseur et la disposition de ses bâtonnets de l'*Urobacillus Pasteurii*, avec cette différence que les chaînes d'articles sont plus longues et douées de mouvements ondulatoires plus amples; cependant un diagnostic différentiel basé sur des caractères aussi précaires serait bien peu solidement établi, surtout, si les propriétés physiologiques de l'*Urobacillus Freudenreichii* étaient voisines de celles de l'*Urobacillus Pasteurii;* heureusement il n'en est rien : ce dernier microbe peut hydrater 3 grammes d'urée par heure, tandis que le premier en hydrate à peine 0 gr. 3, soit environ dix fois moins. L'*Urobacillus Pasteurii* peut en outre, dans une solution convenablement nutritive, détruire jusqu'à 140 grammes d'urée dissous par litre, le bacille que je dédie à mon am de Freudenreich peut à peine en décomposer 45 a 47 grammes. Il présente également un polymorphisme assez curieux quoique assez banal, mais ses cultures dans les urines, les bouillons, la gélatine, offrent des caractères si spéciaux que toute confusion devient impossible quand on a en main des espèces pures.

Il est d'ailleurs aisé lorsqu'on se trouve en présence de plusieurs microbes voisins de forme de multiplier à l'infini les contrastes qui peuvent les faire distinguer ; pourtant je ne pense pas qu'on doive abuser de ce mode de recherches; la mise en évidence de deux ou trois caractères bien tranchés suffit dans la majorité des cas, une exagération dans ce sens complique le diagnostic, obscurcit les descriptions en leur ôtant leurs qualités principales, qui doivent être la simplicité et la concision.

Habitat. — Je n'ai pas eu l'occasion de constater souvent la présence dans l'air de l'*Urobacillus Freudenreichii*, ni de l'isoler des poussières brutes de l'atmosphère qui s'accumulent dans les cabinets d'aisance mal tenus et des sédiments des urinoirs publics ; cependant on peut le retirer facilement du sol des rues, du fumier des ruminants, des eaux de la Seine et d'égouts, où sa présence est assez fréquente ; en revanche il est très rare de le rencontrer dans les eaux de sources, même quand elles renferment un demi-millier de bactéries par centimètre cube.

La meilleure façon de se procurer cette espèce consiste, à éliminer les organismes incapables de résister pendant 5 à 6 heures à la température de 65 à 70° ; puis à fabriquer avec l'eau ainsi chauffée des plaques en flacons coniques avec de la gélatine chargée à 20 p. 1,000 d'urée, enfin à étudier les unes après les autres les colonies entourées d'une auréole de cristaux, en rejetant celles qui peuvent déterminer la fermentation complète de l'urine artificielle en 48 heures ou qui peuvent la provoquer dans une urine chargée de 1 : 2,000 de sulfate cuprique. Le cuivre, comme on le verra du reste plus bas, est un poison très énergique pour cet urobacille, on peut donc dans un premier triage utiliser le pouvoir toxique de ce métal pour le différencier d'autres ferments de l'urée sur lesquels il exerce une moindre influence. Il reste à purifier le microbe par plusieurs séries de cultures dans l'urine et la gélatine chargée d'urée.

Fonctions physiologiques de l'Urobacillus Freudenreichii. — Prenons le cas le plus simple, introduisons dans une demi-douzaine de gros flacons à demi-pleins d'urine humaine normale stérilisée par son passage à travers la bougie Chamberland, quelques germes de cet urobacille, et plaçons cette urine naturellement acide à l'étuve vers 30°. Il se passe d'ordinaire plusieurs jours de quatre à six avant que rien n'apparaisse dans le liquide, pourtant en examinant de très près la paroi inférieure des vases on voit se former comme une sorte de nuage léger, visqueux, peu visible, au point où est tombée la graine ; plus tard, presque subitement, en 15 ou 20 heures, le liquide se trouble fortement, il a perdu son acidité, est devenu ammoniacal, et un dépôt blanc abondant se précipite au fond du vase. L'urine possède encore l'odeur spéciale qu'elle présente au moment de son émission de la vessie, mais cette odeur est relevée par une pointe d'alcali volatil pur. On peut constater à cet instant la disparition de 5 à 10 grammes d'urée par litre; les jours suivants, l'alcalinité augmente, le liquide se clarifie en devenant plus foncé, de beaux cristaux longs et prismatiques groupés en étoiles rayonnantes se fixent même sur la paroi verticale des flacons, enfin, bien avant que la fermentation soit complète, le liquide est redevenu d'une limpidité irréprochable. Il peut arriver également, si la graine de l'urobacillus est vieille et quelque peu maltraitée par le carbonate d'ammoniaque, que les flacons d'urine normale stérilisée à froid ne soient pas altérés.

L'analyse du phénomène précédent n'offre pas de bien grandes difficultés, d'abord le bacille se rajeunit très péniblement dans l'urine normale, c'est-à-dire acide, malgré la présence des principes animaux nutritifs altérables par la chaleur qu'elle conserve; le développement initial du microbe est très lent, il a à lutter contre l'acidité du milieu et ce travail semble particulièrement pénible; cependant, contrairement à plusieurs autres urobacilles beaucoup plus actifs, il l'accomplit seul, alors que pour choisir un exemple l'*Urobacillus Duclauxii* réclame ce travail à une espèce saprogène quelconque, cette tâche étant au-dessus de ses forces. Ce fait doit vraisemblablement se rencontrer fréquemment dans la nature et il ne doit pas être rare de trouver des espèces qui demandent l'aide et l'assistance d'un autre microbe pour mener à bien l'acte chimique dont elles sont capables, mais qu'elles sont dans l'impossibilité de commencer dans certaines conditions. Revenons à l'*Urobacillus Freudenreichii;* l'acidité de l'urine ayant disparu, la fermentation marche rapidement, cependant quand la dose de carbonate d'ammoniaque produit correspond à la décomposition de 14 à 16 grammes d'urée, elle se ralentit considérablement sous l'action néfaste de ce sel et par le manque d'éléments nutritifs aptes à substanter confortablement l'espèce microscopique, d'où comme conséquence : la chute au fond du vase du bacille mobile pendant les premiers jours, la clarification de l'urine, etc.....

Voici quelques exemples de la fermentation causée par l'*Urobacillus Freudenreichii* semé dans l'urine normale stérilisée à froid par filtration à travers la porcelaine.

Urine normale acide stérilisée à froid

	Urée disparue par litre :		
	I	II	III
Après 3 jours	1 8	»	»
» 4 »	8 9	7 3	9 5
» 5 »	14 3	13 3	16 3
» 6 »	15 7	»	»
» 7 »	16 1	»	18 5
» 8 »	»	18 2	»
» 9 »	16 6	18 2	18 4

Avec les urines humaines stérilisées à 110° la fermentation s'établit plus vite et marche généralement avec plus de rapidité. Le bacille les trouble assez fortement pendant les premiers jours, puis se précipite avant la fin de l'hydratation sur la paroi inférieure du vase en donnant une pellicule muqueuse, assez épaisse, résistant quelque temps au soulèvement et à la désagrégation cherchés en imprimant au liquide de la culture un mouvement giratoire vif; cette pellicule ressemble à une forte toile d'araignée et diffère totalement des dépôts que l'on voit se former dans les urines artificielles sous l'action du même microbe; en un mot, ce dépôt constitue un voile formé par *descensum* tandis que beaucoup de bactéries possèdent, on le sait, la propriété inverse, celle de former des voiles par *ascensum* à la surface des cultures liquides.

La fermentation complète de l'urine normale stérilisée à 110° par l'*Urobacillus Freudenreichii* exige généralement sept jours à partir du moment de l'ensemencement. La rapidité de cette hydratation est d'ailleurs subordonnée à la richesse du liquide en urée.

Urine normale stérilisée à 110°

	Urée disparue par litre :					
	I	II	III	IV	V	VI
Après 24 h.	2 gr 1	»	1 gr 9	»	2 gr 3	2 gr 6
» 2 j.	7 5	»	4 3	4 gr 3	5 4	8 4
» 3 »	12 9	5 gr 7	10 0	10 7	»	11 6
» 4 »	»	8 9	13 2	12 8	»	15 3
» 5 »	17 1	11 1	16 2	15 0	15 0	17 2
» 6 »	19 4	15 0	17 8	17 8	17 5	19 6
» 7 »	21 4	17 9	18 5	18 5	»	20 9
» 8 »	21 6	17 7	18 4	18 5	17 3	20 3

Avec l'urine naturelle, purgée de germes à 110°, placée à 30°, l'alcalinité ne devient, comme on le voit, bien sensible qu'après les 48 heures qui suivent l'ensemencement. La décomposition de la carbamide, habituellement rapide du 2e au 3e, et du 3e au 4e jour, se modère à la fin de la fermentation. Si les urines proviennent de la même source, les résultats qu'on obtient sont presque mathématiquement concordants (essais III et IV); si elles ne sont pas identiques, on peut observer des retards ou des accélérations dans l'acte fermentaire, ce qui se comprend aisément étant donnée la composition si variable des urines des personnes jouissant même d'une santé parfaite.

Les urines artificielles chargées de 20 grammes d'urée par litre se troublent également assez fortement sous l'influence de l'*Urobacillus Freudenreichii*, et redeviennent limpides avant la fin de la fermentation ; mais ici le dépôt qui apparaît au fond du vase n'adopte jamais la forme précédemment signalée et dite *toile d'araignée;* en agitant le liquide de culture, il se détache de la paroi inférieure du vase quelques stries muqueuses translucides peu abondantes qui semblent se redissoudre dans le liquide, et le rendent louche, visqueux et susceptible de mousser. Dans ce cas, comme dans les précédents, les urines artificielles fermentées possèdent une odeur franchement ammoniacale, c'est-à-dire sans arrière-odeur putride ou aromatique.

1re Série. — *Urine artificielle chargée de 20 grammes d'urée par litre*

	Urée disparue par litre :					
	I	II	III	IV	V	VI
Après 24 h.	4gr3	»	»	7gr3	»	4gr6
» 2 j.	10 7	8 6	11 5	14 0	12 5	11 4
» 3 »	15 0	18 9	18 2	18 1	17 8	16 8
» 4 »	17 3	20 0	19 9	19 7	19 9	19 8

2e Série. — *Urine artificielle chargée de 20 grammes d'urée par litre*

	Urée disparue par litre :					
	I	II	III	IV	V	VI
Après 24 h.	»	6gr4	5gr7	2gr2	7gr1	»
» 2 j.	10gr6	11 6	10 7	8 9	13 2	9gr8
» 3 »	16 3	17 2	15 7	16 7	18 5	16 9
» 4 »	19 7	19 8	19 8	»	20 0	19 8

3e SÉRIE. — *Urine artificielle chargée de 20 grammes d'urée par litre*

	Urée disparue par litre :					
	I	II	III	IV	V	VI
Après 24 h.	3 gr 6	6 gr 6	8 gr 9	2 gr 5	»	8 gr 3
» 2 j.	»	11 8	12 5	8 2	10 gr 4	14 1
» 3 »	16 8	17 3	16 1	12 5	16 6	18 0
» 4 »	19 7	19 8	»	17 4	19 9	19 8

Pour des causes qui tiennent à la lenteur du développement du bacille et à son adaptation plus ou moins prompte au milieu chargé d'urée dans lequel on le place, il est rare de constater la disparition du tiers de la carbamide 24 heures après l'ensemencement; cependant, ce fait s'observe parfois quand on porte dans les urines artificielles un bacille jeune ou des germes frais provenant d'une culture dans le bouillon ou sur la gélatine. Quoi qu'il en soit; au bout de 48 heures plus de la moitié de l'urée a généralement disparu et, en 4 jours, la fermentation se complète.

En recherchant exactement l'heure du début de l'hydratation de l'urée, et le moment précis où cette hydratation se termine, on a la preuve que la fermentation complète de l'urine artificielle prise pour type exige environ 72 heures, c'est-à-dire 3 jours. L'expérience établit d'ailleurs directement que la conversion de l'urée en carbonate d'ammoniaque sous l'action de l'*Urobacillus Freudenreichii* s'effectue en moyenne à raison de 0 gr. 25 à 0 gr. 30 par heure, alors que l'*Urobacillus Pasteurii* se montre 10 fois plus actif. Si donc, l'examen microscopique direct laissait incertaine la différenciation de ces deux espèces, réellement très voisines de forme, toute hésitation dans le diagnostic disparaîtrait devant l'épreuve physiologique à laquelle il est toujours indispensable de recourir.

Quand on charge le bouillon peptonisé de 50 grammes d'urée par litre, la fermentation par l'Urobacille de Freudenreich se déclare facilement, mais je ne l'ai jamais vue se compléter entièrement.

Urine artificielle chargée de 50 grammes d'urée par litre

	Urée disparue par litre :				
	I	II	III	IV	V
Après 2 jours	8 4	5 3	9 3	4 4	»
» 3 »	14 3	11 4	16 4	9 1	»
» 4 »	20 7	16 2	»	14 6	25 0
» 5 »	»	22 3	23 6	19 8	»
» 6 »	28 6	»	24 7	25 2	33 9
» 7 »	32 1	33 5	25 1	30 2	»
» 8 »	33 6	36 4	»	34 7	41 6
» 9 »	34 6	40 1	25 6	»	»
» 10 »	35 0	40 9	»	35 9	43
» 15 »	»	44 3	30 2	42 3	46 6

Sur les 5 essais qui viennent d'être rapportés, aucun ne donne l'exemple d'une fermentation achevée après 15 jours d'attente. Dans ces expériences, l'hydratation de l'urée se ralentit considérablement dès que le poids de carbonate d'ammoniaque répandu dans la liqueur atteint une trentaine de grammes. Si ces urines sont conservées à l'étuve pendant une quinzaine de jours, on constate que le poids du carbonate d'ammoniaque augmente sensiblement, ce qui semble démontrer que l'espèce toujours vivante croît botaniquement, sécrète de l'urase, laquelle est : ou péniblement utilisée pour transformer l'urée restée présente dans la liqueur, ou partiellement détruite.

Les cultures en vases scellés de l'organisme dont il est ici question avec des urines chargées de 50 et de 100 grammes d'urée n'ont pas accusé une capacité hydratante plus élevée.

Teneur du bouillon en urée	Urée disparue par litre :					
	I	II	III	IV	V	VI
Bouill. à 50 gr. d'urée	31gr4	36gr7	45gr7	35gr6	43g 3	41gr8
» à 100 gr. »	28 3	2 5	34 3	47 1	22 6	44 0

L'*Urobacillus Freudenreichii* est donc un ferment de l'urée moyennement actif, caractérisé physiologiquement par la faculté de transformer par heure 0 gr. 25 à 0 gr. 30 d'urée en carbonate d'ammoniaque et par une capacité fermentaire ne lui permettant pas de décomposer une quantité d'urée supérieure à 50 grammes dissous par litre de bouillon peptonisé.

De la fermentation par l'Urobacillus Freudenreichii. — Les ferments ammoniacaux très actifs acquièrent généralement un faible développement dans les milieux chargés de carbamide, ce qui tient évidemment à l'action néfaste qu'exerce l'ammoniaque sur la cellule vivante. Aussi, moins une bactérie est capable d'exercer une action prompte sur l'urée et plus son développement botanique est considérable. Cette règle n'est pas absolue, car il existe des ferments très peu actifs pour lesquels les urines normales et artificielles sont toujours de mauvais milieux de culture, et où ils se développent très faiblement. Cependant, il est incontestable que les cultures de tous les ferments ammoniacaux sont plus prospères là où il n'y a pas d'urée, que là où il en existe en quantité notable. Il faut donc rejeter comme inexacte l'affirmation des auteurs qui considèrent au contraire les urines diverses comme plus favorables au développement des ferments ammoniacaux que les milieux exempts d'urée. Un excès d'ammoniaque ne saurait être plus favorable aux bactéries de toute nature qu'un excès de strychnine se montrer sans action sur la tribu des animaux vertébrés; les bactéries peuvent avoir des habitats bien différents de ceux où on a coutume de les voir évoluer en produisant un phénomène chimique ou pathologique qui tombe sous les sens, ce fait n'est pas sans importance quand il s'agit de microbes doués d'une action nocive plus ou moins redoutable. On se méfie, et cela non sans raison, des émanations, des déjections, des crachats des scarlatineux, des typhiques, des tuberculeux qui sont, si l'on peut s'exprimer ainsi, des milieux accidentels de culture, mais il importe de ne pas perdre de vue qu'il existe peut-être autre part des milieux permanents de culture de ces mêmes espèces. Parce qu'une bactérie se rencontre ordinairement dans les tissus, dans le sang ou la lymphe, il n'existe *a priori* aucun motif pour faire rejeter l'idée qu'elle peut se développer mieux encore dans l'étang, le marais voisins, ou dans le ruisseau qui étale ses eaux sales dans les rues mal entretenues dépourvues d'égouts.

On ne saurait donc être surpris de trouver dans la nature

des ferments ammoniacaux très florissants là où il n'existe pas d'urée; je dois même ajouter que ces cultures en dehors des milieux que l'on considère à tort comme des bouillons ou des *substrata* de prédilection, leur donne un regain d'activité et de vitalité. Les cultures successives dans les urines de la plupart des ferments de l'urée loin d'exalter leurs facultés physiologiques finissent au contraire par les atténuer à tel point que l'espèce abâtardie devient de plus en plus impropre à produire une bonne fermentation. Les cultures en générations successives, appliquées à un grand nombre d'espèces urophages, conduisent le plus souvent à l'obtention de ferments figurés dont le rajeunissement devient très pénible, quelquefois impossible. Ces vieilles générations, atténuées dans leurs fonctions physiologiques, rajeunies dans des bouillons ou sur de la gélatine peptonisés y récupèrent presque d'emblée leurs qualités premières.

Pour accomplir un acte fermentaire capable de transformer 20 grammes d'urée en carbonate d'ammoniaque, l'*Urobacillus Freudenreichii* fournit un poids de cellules relativement élevé, si on le compare au poids que donnent dans les mêmes conditions les *Urobacillus Pasteurii* et *Duclauxii;* ce poids, déduit de deux expériences pratiquées avec l'urine artificielle prise pour type, est de 1 gramme par 317 grammes d'urée dédoublée (1). Je n'insisterai pas plus longuement sur les phénomènes de nutrition qui accompagnent le développement de ce nouveau microbe, j'ajouterai seulement que cette espèce, comme les précédentes,

(1) *Première expérience.* — Bouillon chargé de 20 grammes d'urée.
Filtre + 0 gr. 733 = tare 1 gramme.
Après filtration du bouillon complètement fermenté :
Filtre + 0 gr. 664 = tare 1 gramme.
Différence = 0 gr. 069, rapport $= \frac{20.000}{66} = 290.$
Deuxième expérience. — Bouillon chargé de 20 grammes d'urée.
Filtre + 0 gr. 716 = tare 1 gramme.
Après filtration de bouillon complètement fermenté :
Filtre + 0 gr. 658 = tare 1 gramme.
Différence = 0 gr. 058, rapport $= \frac{20.000}{58} = 344.$
Moyenne des deux rapports = 317.

dans ses cultures dans le bouillon ordinaire secrète une certaine quantité d'urase qu'on peut déceler en faisant agir le bouillon sur une solution d'urée.

Morphologie de l'Urobacillus Freudenreichii.— Avec les moyens d'investigation que nous possédons actuellement, la forme des bactéries, telle qu'on peut la saisir avec nos meilleurs objectifs, surtout, quand il s'agit d'espèces atteignant à peine 1 μ de largeur, ne saurait constituer un caractère distinctif sur lequel on doive longtemps insister.

L'*Urobacillus Freudenreichii* est un bacille mobile à extrémités arrondies de 1 μ à 1, 3 μ d'épaisseur et d'une longueur indéterminée, qui cependant au début de la fermentation est voisine de 5 à 6 μ, mais qui peut atteindre dans les cultures sur la gélatine et en général sur les milieux solides plusieurs millimètres de longueur.

Cette espèce, d'abord très mobile, quand on la cultive dans les liquides chargés d'urée perd, comme la plupart des bacilles urophages, son mouvement quand le carbonate d'ammoniaque s'accroît considérablement dans les liquides soumis à son action. Alors, je le répète, l'organisme se précipite au sein des dépôts où il continue à végéter et à sécréter une quantité d'urase qui entre en solution dans les liqueurs, gagne les couches supérieures des urines et est utilisée pour la conversion de l'urée dissoute.

Dans de bonnes conditions de température, c'est-à-dire vers 30°, la mobilité de cette espèce est vraiment remarquable : les filaments les plus longs formés d'articles accolés au nombre de 4 à 10, tourbillonnent dans le liquide modérément alcalin avec une agilité surprenante, on assiste à un véritable entre-choquement d'articles en chapelets comme lancés dans plusieurs directions ; il est à noter que ces articles sont unis entre eux avec une certaine rigidité, qu'ils n'ondulent pas à la manière d'une chaîne flexible, mais comme si tous les chaînons étaient soudés entre eux sous des angles divers. Le mouvement qui paraît dominer est celui de la rotation spiroïdale. Cependant, si ce ferment ammoniacal est mobile dans les milieux liquides, il est en revanche de la plus parfaite immobilité sur la gélose, le lichen, la gélatine où il n'adopte plus la forme d'articles courts mais se montre formé de longs filaments enchevêtrés. Les *Urobacillus Pasteurii* et *Duclauxii* dans de semblables conditions sont toujours au contraire en bâtonnets très courts. Avec le temps, les longs filaments de l'espèce que nous étudions se scissiparisent, se résolvent partiellement en granulations et en belles spores brillantes presques circulaires douées d'une très forte résistance à la chaleur sèche et humide.

Ces germes de 1 μ de diamètre environ ne se produisent pas avec une égale abondance dans toutes les cultures. Les urines naturelles ou artificielles fermentées n'en contiennent que fort peu et souvent on ne peut parvenir à en apercevoir un seul. C'est pour ce motif, qu'il arrive fréquemment qu'on se trouve dans l'impossibilité de provoquer de nouvelles fermentations avec des urines fermentées abandonnées quelque temps à elles-mêmes. Ce sont le bouillon peptonisé exposé à 25° et la gélatine maintenue à 20° qui constituent les milieux les plus favorables à une abondante sporulation ; le liquide visqueux prélevé de la gélatine liquéfiée est surtout éminemment fécond, on le trouve toujours abondamment peuplé de spores.

Au bout de trois ans, ces germes n'ont pas sensiblement vieillis, ils peuvent déterminer une fermentation tout aussi promptement qu'une collectivité d'organismes adultes nés de la veille, et j'insiste sur cette particularité, qu'après un long sommeil les endospores des bacilles urophages que j'ai pu étudier déterminent une hydratation plus rapide et de durée plus courte que les hydratations qu'on provoque en introduisant dans les urines fraîches quelques gouttes d'un liquide même en voie de fermenter. Le bacille issu de la graine montre donc des fonctions physiologiques plus actives que le bacille engendré par scissiparisation ; ce fait, je le note soigneusement en me réservant d'en tirer ultérieurement les conclusions intéressantes qu'il comporte.

La germination des spores de l'*Urobacillus Freudenreichii* ne présente rien de particulier. Semées en grand nombre sur une goutte de gelée fluide de lichen alcalanisé maintenu en chambre humide, on peut suivre leur évolution au microscope. D'abord elles gonflent et perdent leur réfringence, ensuite elles donnent une cellule elliptique qui s'allonge dans un même sens en produisant un bâtonnet qui devient plus tard un long filament qui peut se segmenter en articles courts.

Les variations morphologiques que présente cette espèce sont surtout intéressantes à étudier au sein des dépôts produits dans les urines normales fermentées. Quelques jours après l'hydratation complète de l'urée de ces urines, on aperçoit, à côté des premières générations de bacilles précipités au fond du vase, de nouvelles générations pléomorphes de l'organisme primitif ; le plus souvent les bactéries aperçues possèdent la forme de gros microcoques ovales ou de courts bâtonnets épais, irréguliers, parfois coudés comme une potence sans trace visible d'articulation. Ces cellules irrégulières peuvent posséder des dimensions transversales plus que doubles de la largeur du bacille primitif ; quelques-unes d'entre elles semblent bourgeonner et montrent à un point de leur périphérie une cellule-fille, ovale, de dimensions très exiguës. Enfin, l'aspect de ces végétations s'écarte à tel point de la forme première du bacille que pendant longtemps j'ai cru avoir à faire à un micrococcus contaminant accidentellement l'*Urobacillus Freudenreichii*. L'on sait qu'en pareil cas je conseille depuis bon nombre d'années pour séparer les espèces bacillaires des microcoques, de chauffer au-delà de 60° pendant plusieurs heures une fraction de la culture présumée impure afin de détruire irrévocablement les coccus. Cette opération pratiquée avec les dépôts des urines fermentées par l'urobacille en question, de façon à détruire tout organisme adulte et à ne conserver que la graine, me permit d'obtenir des bacilles qui plus tard subirent les mêmes transformations et se montrèrent sous les formes végétatives précédemment décrites.

S'il est très difficile et même souvent impossible de discerner au microscope dans les cultures liquides et dans les cultures solides les mélanges d'espèces, il est une pierre de touche qui fait reconnaître d'emblée si un ferment ammoniacal est à l'état de pureté ou mélangé a des microbes étrangers. L'épreuve consiste à ensemencer le ferment dont on connaît le pouvoir physiologique et chimique dans plusieurs vases d'urines artificielles et normales. S'il est pur, la fermentation s'effectue régulièrement dans les conditions déjà établies et connues, s'il est mélangé à des espèces saprophytes on observe d'ordinaire de grandes irrégularités dans le début de l'acte fermentaire; les urines, par exemple, seront le siège d'une altération profonde, de troubles divers, elles présenteront des dépôts bien avant que l'urée soit touchée. D'autres fois, la fermentation ne se poursuivra pas régulièrement jusqu'à complet épuisement de l'urée, on la verra rester en route ou traîner anormalement. Dans ces conditions on peut être certain qu'on se trouve en présence d'un mélange d'espèces et que les faits observés avec un ferment aux allures changeantes et irrégulières sont entachées de causes d'erreurs et d'illusions. Les formes involutives observées avec l'*Urobacillus Freudenreichii* dans les milieux fortement alcalins sont très réelles et paraissent dues à des conditions de cultures qui détruisent l'harmonie des formes primitives. L'urobacille précité continue effectivement à végéter pendant longtemps et à sécréter dans les milieux déjà très chargés de carbonate d'ammoniaque une quantité sensible d'urase; cette sécrétion est sans doute pénible, peu efficace, mais elle est dans tous les cas très appréciable, il ne saurait être alors surprenant que l'espèce d'abord bacillaire dans les milieux neutres ou peu alcalins ait été contrainte à adopter dans les milieux caustiques un mode de végétation spécial plus conforme à sa vie nouvelle.

Cultures liquides. — L'aspect des cultures de l'*Urobacillus Freudenreichii* dans les urines nous est connu et pour ce motif, je juge inutile de rappeler que la limpidité absolue du liquide suit de près le trouble déterminé par la fermentation à son début, que les dépôts dans les urines normales sont pelliculaires, qu'ils sont au contraire muqueux et très légers dans les urines artificielles.

Semée dans le bouillon exactement neutralisé, c'est vers le 2e ou le 3e jour que la même espèce détermine un trouble léger qui disparaît en donnant lieu à un dépôt blanchâtre peu abondant. Parfois le trouble ne survient qu'après une période d'incubation de quatre à huit jours. Vingt-cinq fois sur cent l'ensemencement reste infécond alors que le développement du microbe est certain quand on prend le soin d'alcaliniser légèrement le bouillon de peptone. Ce milieu de culture ne s'altère jamais profondément; au bout de plusieurs mois comme de plusieurs années on constate que ce bouillon primitivement neutre possède une réaction fortement alcaline et une odeur rappelant la colle de peau. Ces bouillons âgés ne renferment jamais d'urase mais les germes qu'on y rencontre sont pleins de vie.

Les solutions uniquement chargées de substances cristallisées, liqueurs de Pasteur et de Cohn, ordinaires ou sucrées, ne conviennent pas pour cultiver l'*Urobacillus Freudenreichii*, mais il suffit d'y ajouter de faibles quantités de substances albuminoïdes pour qu'il y croisse et s'y multiplie aisément.

J'avais cru dans le principe que les matières albuminoïdes étaient très utiles et même indispensables à la production du ferment soluble de l'urée, il n'en est rien, car je cultive actuellement dans mon laboratoire plusieurs moisissures urophages auxquels je donne pour tout aliment du sucre, des sels ammoniacaux et des sels à bases alcalino-terreuses. Dans ces conditions ces champignons convertissent fort bien l'urée en carbonate d'ammoniaque et si pareil fait ne s'observe pas avec l'*Urobacillus Freudenreichii*, c'est vraisemblablement parce que cette espèce ne trouve pas dans les liqueurs minérales les principes nutritifs aptes à favoriser son éclosion et sa végétation.

Cultures sur substrata solides. — Comme avec le bouillon, les ensemencements de l'*Urobacillus Freudenreichii* dans la gélatine neutre et simplement peptonisée peuvent donner lieu à quelques insuccès (25 à 30 p. 100). Je suis porté à attribuer ce fait à l'inexacte neutralité des milieux que je prépare. Je ne connais pas en microbiologie de difficulté plus grande que l'obtention d'un liquide ou d'une gélatine stérilisée absolument neutre. On a beau ne confier à personne ces opérations délicates, et se livrer soi-même avec tous les soins possibles à ces sortes de saturations par les procédés alcalimétriques les plus précis; la neutralité, si elle est à peu près exacte à froid, n'existe plus quand le liquide a été porté à 110° pendant une 1/2 heure ou 1 heure pour le purger de germes. Il faut donc considérer comme à peu près impossible la préparation de milieux nutritifs rigoureusement neutralisés ; sans doute on doit à mon sens attacher peu d'importance à ces opérations minutieuses; cependant, dans le cas présent nous nous trouvons dans la nécessité d'expliquer la cause des résultats contradictoires qui viennent d'être signalés, et nous arrivons à ce fait: qu'en l'absence d'une alcalinité plus ou moins sensible plusieurs bacilles urophages sont dans l'impossibilité de croître et de prospérer, soit dans les bouillons, soit dans les gélatines ordinaires. Aussi, tel expérimentateur obtiendra-t-il des résultats négatifs, là où un autre en obtiendra de positifs, et tout cela dépendra d'une goutte de solution de soude caustique ajoutée en plus ou en moins au milieu nutritif au moment de sa préparation. Quand on considère que beaucoup de cas d'infécondité tiennent à des causes aussi minimes, on ne saurait trouver surprenantes les divergences qui s'élèvent parfois entre plusieurs auteurs ; l'on ne saurait donc mettre trop de prudence à contester des résultats qui tiennent souvent à une méthode de préparation qui fournit d'habitude des milieux légèrement alcalins au lieu d'en donner de neutres.

Mais, il est réellement beaucoup plus surprenant que le plus ou moins d'alcalinité des milieux favorise dans certains cas le développement d'une espèce et dans d'autres lui nuisent au contraire. Si l'on se donne, par exemple, la peine de faire parallèlement la statistique des bactéries contenues dans l'air et dans les eaux, avec une double série de vases contenant d'un côté des milieux de cultures à peu près neutres et d'un autre des milieux légèrement alcalinisés, on constatera aisément que les milieux alcalins donnent dans l'analyse de l'air des statistiques plus élevées que celles que fournissent les milieux neutres; et, qu'au contraire, les milieux alcalins gênent considérablement le rajeunissement des bactéries des eaux et expriment des chiffres de beaucoup inférieurs à ceux que donnent les milieux neutres. Que conclure de semblables faits, si ce n'est que pour les bactéries à l'état de germes desséchés, les milieux alcalins sont des terrains très fertiles, tandis qu'ils sont nuisibles à la vie poursuivie des cellules bactériennes adultes, se multipliant dans les eaux : je veux finalement en venir à ceci que les résultats inconstants obtenus par le même expérimentateur ou des expérimentateurs séparés ont souvent pour cause unique des faits du genre de ceux qui viennent d'être mentionnés.

L'*Urobacillus Freudenreichii* piqué dans une masse de gélatine ordinaire abandonnée à 20° y croît habituellement d'une façon appréciable dès le 2e jour. Le point imperceptible par où le fil de platine a pénétré dans la gélatine grossit et donne une tache microbienne blanc de lait, quelques jours plus tard cette tache s'est étalée en surface en cercle plus ou moins régulier atteignant 3 à 4 millimètres de diamètre, pendant que l'espèce acquiert un très faible développement dans la profondeur de la gélatine. Du 8e au 10e jour la tache qui était restée horizontale s'affaisse visiblement et au-dessous d'elle s'accumule en forme de cupule un liquide trouble et visqueux dont le volume augmente lentement. Au bout de 30 à 40 jours le *substratum* est complètement fluidifié et se transforme en un liquide filant de couleur plus foncée que la teinte jaune très claire de la gélatine peptonisée à 20 p. 1.000. En vieillissant encore, rien ne change dans cet aspect, le liquide devenu d'une parfaite limpidité montre un dépôt blanc volumineux muqueux qui exhale une très légère odeur de carbonate d'ammoniaque formé au détriment de la gélatine, et voilà même après une attente de plusieurs années les seules modifications que fait subir à ce milieu solide ce premier urobacille liquéfiant.

Si l'on sème 10 à 12 spores de ce microbe sur une plaque de gelée chargée d'urée contenue dans un vase conique de 5 centimètres de diamètre, on voit apparaître au bout de 2 à 3 jours sur les points où le hasard a transporté les spores de petites colonies blanches parfaitement sphériques dont le volume paraît s'accroître pendant une semaine et autour desquelles se forme en même temps un atmosphère de cristaux très fins uniformément dégradés du centre à la périphérie. La colonie en occupe comme toujours exactement le milieu, mais tandis que les espèces puissamment urophages provoquent la production de ces cristaux dans des points très éloignés de la colonie, ici la tache dégradée occupe un espace relativement restreint qui ne mesure pas 10 à 12 millimètres de diamètre. Au premier coup d'œil ces taches présentent dans leur ensemble l'aspect des moisissures qui croissent dans la gélatine sans déterminer ce chatoiement que produisent les tubes mycéliens en s'irradiant en tout sens dans des milieux liquides et solides.

Pour des causes sur lesquelles j'ai déjà plusieurs fois insisté, la colonie de l'espèce urophage qui nous occupe s'arrête bientôt dans son accroissement; les bactéries qui la composent fortement touchées par le carbonate d'ammoniaque cessent de se multiplier à l'état de bâtonnets adultes et finissent même plus tard par être tuées par l'excès d'alcalinité dont ils sont la cause première.

L'ensemencement par piqûres de la gélatine nutritive chargée de 20 grammes d'urée par litre mérite moins d'attirer notre attention, l'urobacille y détermine une traînée blanche dès le lendemain ; les jours suivants apparaissent les cristaux révélateurs de la fonction physiologique du microbe; d'abord groupés au voisinage immédiat des piqûres, ils se répandent plus tard dans la masse entière en produisant un piqueté fin. Mais on n'observe ici aucune liquéfaction dans ces piqûres ; au bout de 4 à 6 mois la gélatine se liquéfie en bloc en passant par la période du ramollissement lent et progressif qui s'observe toujours quand on ensemence des microbes fortement urophages dans les gélatines chargées d'urée, qu'ils soient ou non liquéfacteurs de la gélatine ordinaire peptonisée. Les cristaux tenus en suspension se précipitent au fond du vase et le tout se transforme en une liqueur sirupeuse très claire qui ne fonce pas en couleur comme la gélatine ordinaire fluidifiée pendant la période d'accroissement de l'*Urobacillus Freudenreichii*.

Cette même espèce se développe très bien sur la gélose et le lichen additionnés ou non de carbamide.

En terminant l'énumération des caractères que présente l'*Urobacillus Freudenreichii* dans les divers milieux de cultures, nous ne croyons pas inutile de rappeler brièvement les différences qui le distingue à cet égard des deux urobacilles précédents.

1° Il se développe aisément dans les bouillons de peptone neutres usités en microbiologie;

2° Il croît également bien dans la gélatine ordinaire, où il acquiert un beau développement;

3° Il liquéfie complètement cette dernière au bout de 4 à 6 semaines de végétation à la température de 18 à 20°.

On sait au contraire que les *Urobacillus Pasteurii* et *Duclauxii* ne peuvent se multiplier dans le bouillon et dans la gélatine peptonisés ordinaire que quand par un artifice de laboratoire on alcalinise assez fortement ces milieux, même dans de semblables conditions, le développement de ces deux espèces reste toujours chétif. D'autre part, dans leurs cultures forcées la gélatine n'entre jamais en liquéfaction, contrairement à ce qui s'observe avec l'urobacille de Freudenreich.

Anaérobiose. — L'*Urobacillus Freudenreichii* n'est pas une espèce anaérobie. A l'abri absolu de l'oxygène de l'air, il ne détermine pas la plus faible fermentation. Parfois cependant, même en prenant de très grandes précautions, on constate dans les urines placées à l'abri de l'atmosphère la disparition de 2 à 3 grammes d'urée; mais il est toujours facile de s'assurer que ce début d'hydratation est causé par une petite quantité d'oxygène dont on n'a pas débarassé complètement les liquides mis en expérience.

Influence de la température sur la végétation de l'espèce. — Il était aisé de prévoir que cet urobacille se conduirait comme ses congénères sous l'action du chaud et du froid. A 0°, son développement est nul ; ce n'est que vers 8 à 10°, qu'il commence à manifester un accroissement sensible par l'action qu'il exerce sur l'urée dissoute, néanmoins à cette température la fermentation traîne et ne se complète pas. A 15°, il faut environ 15 à 20 jours pour obtenir la conversion totale de l'urée d'une urine normale. A 30 et à 35°, comme on l'a vu plus haut, l'hydratation est achevée en 8 jours. Voici du reste un tableau dressé d'après une série de 4 essais effectués avec l'urine normale stérilisée.

Urine normale stérilisée à 110°

	Urée disparue par litre :			
	8°-10°	15°	30°	35°
Après 1 jour	»	»	2 gr 7	1 gr 6
» 2 jours	»	»	6 3	3 2
» 6 »	»	3 gr 6	14 4	10 9
» 8 »	»	6 4	15 6	15 7
» 12 »	»	13 6	»	»
» 28 »	3 gr 9	15 8	15 4	»
» 38 »	7 2	15 8	»	»

Quand on emploie dans ces expériences l'urine artificielle, en général beaucoup plus favorable à la multiplication des espèces urophages que l'urine normale de l'homme, on peut établir avec rigueur que la température comprise entre 33 et 35° est la plus favorable à la marche rapide de l'hydratation de l'urée par l'*Urobacillus Freudenreichii.*

A 40°, la fermentation ne se déclare jamais quelques abondants qu'aient été les ensemencements dans les urines; comme contre-expérience, et pour démontrer que la semence est bien vivante et seulement arrêtée dans sa germination par l'élévation de la température, il suffit d'abaisser cette dernière à 30° pour voir l'hydratation commencer, se poursuivre et s'achever.

A 37°,5, c'est-à-dire au degré de chaleur du corps humain, il est exceptionnel de voir une urine convenablement ensemencée, perdre plus de 2 à 3 grammes d'urée ; je présume que si un début de fermentation est encore possible à cette température limite, la végétation du microbe cesse bientôt sous les actions combinées de la chaleur et de l'alcalinité. En effet, à 37°,5, les urines restent limpides et présentent au microscope quelques rares individus appartenant vraisemblablement pour la plupart au levain ajouté en vue de déterminer la fermentation. Nous sommes donc ici en présence d'une espèce botanique qui pourrait exercer une action nuisible dans l'appareil urinaire si elle était capable de végéter dans les urines à la température de notre corps. On sait malheureusement qu'il n'en est pas ainsi pour tous les ferments de l'urée, et que les *Urobacillus Pasteurii, Duclauxii* vivent très bien à 37°,5 et qu'ils sont même plus fortement alcaligènes à 40° qu'à 30°.

A considérer le fait que je signale, le bacille de Freudenreich n'est pas pathogène puisqu'il ne possède pas la faculté de dédoubler l'urée de 37°,5, à plus forte raison à la température des malades atteints de fièvre.

Résistance au temps. — A l'état de spore et dans les milieux dépourvus d'alcalinité, l'*Urobacillus Freudenreichii* doit posséder la faculté de traverser sans péril de nombreuses années. Je possède dans mon laboratoire des cultures de ce microorganisme dans le bouillon et sur la gélatine aujourd'hui vieille de plus de 3 ans, et qui sont d'une fécondité comparables sous tous les rapports aux cultures récentes. Les choses ne se passent pas ainsi, on le devine aisément, si on laisse vieillir ces germes dans les urines ammoniacales complètement fermentées. Dans les urines chargées de 20 p. 1,000 d'urée on trouve encore des spores vivantes après 8 à 10 mois, au contraire, si l'urine est chargée de toute la quantité de carbonate d'ammoniaque que l'espèce peut produire en détruisant 40 à 45 grammes d'urée, les tentatives de rajeunissement sont infructueuses après une trentaine de jours. L'*Urobacillus Pasteurii* résiste au contraire plus de 6 mois dans des milieux chargés d'une quantité de carbonate d'ammoniaque trois fois plus élevée.

Résistance des germes à la chaleur. — Pour calculer le degré de résistance d'une bactérie urophage aux diverses températures, il est, je le répète, indispensable d'emprunter l'espèce adulte ou la semence à une culture effectuée dans le bouillon ordinaire ou sur la gélatine peptonisée. Le temps d'action de la température me semble devoir être assez prolongé, c'est pour ce motif que j'ai adopté depuis mes premiers travaux de micrographie la durée de 2 heures. L'espèce délayée dans de l'eau distillée stérilisée est introduite dans les ampoules de 1 centimètre cube environ de capacité que l'on place au centre d'un bain-marie à niveau constant parfaitement réglé avec un régulateur Schlœsing, ou un régulateur Chancel. Ces bains d'une capacité d'une douzaine de litres marquent une température à peu près invariable pendant la durée de l'expérience ; on ne saurait, il est vrai, réaliser des bains liquides accusant dans toute leur masse une température rigoureusement déterminée ; les thermomètres très sensibles qu'on y plonge oscillent dans des limites assez étroites (quelques dixièmes de degrés) au gré des courants du liquide suivant que ces derniers proviennent de la surface de chauffe, de la surface ou encore des parois latérales exposées au refroidissement. Cependant on diminue considérablement l'amplitude de ces oscillations en plaçant les ampoules de verre dans un second vase métallique suspendu au centre du bain.

J'avoue ne pas comprendre très bien le sens qu'attachent plusieurs auteurs aux expressions semblables à celles-ci :

telle espèce ne résiste pas 1, 2, 3 ou 5 minutes à tel degré de chaleur ; les expérimentateurs qui les emploient ont-ils jamais eu la curiosité de déterminer le degré de chaleur précis que peut marquer en si peu de temps l'eau contenant les germes à essayer ? Dans un bain de volume relativement considérable l'ascension du liquide des ampoules à la température marquée par le bain peut excéder la durée d'une minute, temps dont, il me semble, on devrait tenir compte dans ces sortes de recherches. Je n'ai aucun désir d'imposer la limite de temps (120 minutes) que j'ai arbitrairement choisie, mais je veux faire remarquer que dans ma manière d'opérer, le temps de l'ascension de la température du germe dans sa culture à celle à laquelle on le soumet peut-être considéré comme négligeable.

Résistance des spores de l'Urobacillus Freudenreichii à la température humide

Température maintenue 2 heures	Nombre d'ampoules mises en expérience	Cas de fermentation dans l'urine artific.
58°	4	4
59	4	4
70	4	4
75	4	4
80	4	4
85	8	7
87°5	6	5
91	6	6
93°5	4	2
94	8	1
95	6	0
96	12	0

Ainsi, c'est bien entre 94 et 95° que les spores endogènes de l'*Urobacillus Freudenreichii* succombent après une chauffe de 2 heures. Si l'on examine maintenant la vitesse du rajeunissement de ces spores chauffées, on observe que l'hydratation de l'urée des urines artificielles s'effectue aussi rapidement avec les spores portées au-delà de 90° pendant 2 heures qu'avec celles qui n'ont pas été chauffées du tout. Il semble donc que l'action microbicide de la température se fait sentir brusquement et non graduellement ainsi que le démontre la rapidité du rajeunissement. Les spores soumises au contraire à l'action des agents chimiques passent véritablement par divers degrés d'affaiblissement avant d'être détruites, ce qu'elles manifestent par une durée d'incubation plus longue qu'à l'ordinaire, alors que l'agent physique qui nous occupe ou les tue, et jamais on le conçoit, rien n'apparaît dans les urines ensemencées, ou ne les tue pas et elles se comportent comme les spores fraîches n'ayant jamais été soumises à l'action de la chaleur.

Influence des antiseptiques. — L'action des antiseptiques sur l'*Urobacillus Freudenreichii* se rapproche assez de celle que nous avons déjà observée sur les *Urobacillus Pasteurii* et *Duclauxii;* cependant, cette première espèce oppose moins de résistance que ces dernières à l'action toxique des substances chimiques considérées.

En première ligne vient le sublimé corrosif qui entrave toute fermentation quand les urines artificielles en contiennent 1 : 25. 000.

Action du Sublimé corrosif sur l'Urobacillus Freudenreichii

Dose par litre	Titre des solutions	Urée disparue par litre au bout de :			
		3 jours	6 jours	9 jours	un mois
0gr 100	1 : 10.000	»	»	»	nulle
0 066	1 : 15.000	»	«	»	nulle
0 050	1 : 20.000	»	»	»	nulle
0 050	1 : 20.000	»	»	»	nulle
0 050	1 : 20.000	»	»	»	nulle
0 040	1 : 25.000	»	»	»	nulle
0 033	1 : 30.000	»	»	2gr 1	»
0 033	1 : 30.000	»	»	»	16gr 8
0 025	1 : 40.000	»	»	»	3 9
0 025	1 : 40,000	»	11gr 8	»	»
0 020	1 : 50.000	»	»	»	6gr 10
0 016	1 : 60.000	»	4gr 3	»	»

Puis suit le biiodure de mercure qui dans mes essais n'a pas arrêté une fois la fermentation à la dose de 1 : 25,000, habituellement son action est efficace à la dose de 0 gr. 050 par litre.

Action du Biiodure de Mercure sur l'Urobacillus Freudenrichii

Dose par litre	Titre des solutions	Urée disparue par litre au bout de : 3 jours	6 jours	9 jours	un mois
0gr 100	1 : 10.000	»	»	»	nulle
0 066	1 : 15.000	»	»	»	nulle
0 050	1 : 20.000	»	»	»	nulle
0 050	1 : 20.000	»	»	»	nulle
0 050	1 : 20.500	»	»	»	nulle
0 040	1 : 25.000	»	»	»	16gr 8
0 033	1 : 30.000	»	»	»	19 7
0 033	1 : 30.000	»	16gr 1	»	»
0 025	1 : 40.000	»	»	18gr 7	»
0 025	1 : 40.000	»	»	»	4gr 6
0 020	1 : 50.000	»	»	»	15 3
0 016	1 : 60.000	»	5gr 9	»	»

L'action du sulfate de cuivre sur l'*Urobacillus Freudenreichii* est très remarquable; cette substance qui à la dose de 1 : 2.000 ne s'oppose pas à la fermentation complète des urines par les urobacilles précédents, la suspend ou l'éternise dès que les urines en renferment 1 : 4.000. A 1 : 2.000 la fermentation ne débute jamais, à 1 : 3.000 et à 1 : 4.000 il est rare d'observer l'hydratation de plus du quart de l'urée dissoute dans le liquide; ce n'est qu'aux doses de 1 : 5.000 que la biogénèse de l'ammoniaque peut prendre une marche assez régulière et se poursuivre parfois jusqu'à épuisement de l'urée : il suffit d'ailleurs pour se convaincre des faits que j'avance, de jeter un coup d'œil sur le tableau suivant :

Action du Sulfate de Cuivre sur l'Urobacillus Freudenreichii

Dose par litre	Titre des solutions	Urée disparue par litre au bout de : 3 jours	6 jours	9 jours	un mois
1gr 000	1 : 1.000	»	»	»	nulle
1 000	1 : 1.000	»	»	»	nulle
0 666	1 : 1.500	»	»	»	nulle
0 666	1 : 1.500	»	»	»	nulle
0 500	1 : 2.000	»	»	»	nulle
0 500	1 : 2.000	»	»	»	nulle
0 500	1 : 2.000	»	»	»	nulle

Action du Sulfate de cuivre sur l'Urobacillus Freudenreichii (suite)

Dose par litre	Titre des solutions	Urée disparue par litre au bout de : 3 jours	6 jours	9 jours	un mois
0 gr 333	1 : 3.000	»	»	»	nulle
0 333	1 : 3.000	»	»	»	4 gr 3
0 333	1 : 3.000	»	»	»	nulle
0 250	1 : 4.000	»	»	»	5 gr 0
0 250	1 : 4.000	»	»	»	nulle
0 200	1 : 5.000	»	12 gr 5	»	»
0 200	1 : 5.000	»	»	»	7 gr 6
0 200	1 : 5.000	»	»	6 gr 1	»
0 166	1 : 6.000	»	»	16 gr 1	»
0 133	1 : 7.500	»	»	»	7 gr 8
0 133	1 : 7.500	»	5 gr 4	»	»
0 100	1 : 10.000	»	8 gr 4	»	»
0 050	1 : 20.000	10 gr 2	»	»	»

L'iode arrête la fermentation à 2 p. 1.000.

Action de l'Iode sur l'Urobacillus Freudenrichii

Dose par litre	Titre des solutions	Urée disparue par litre au bout de : 3 jours	6 jours	9 jours	un mois
10 gr 000	1 : 100	»	»	»	nulle
5 000	1 : 200	»	»	»	nulle
3 333	1 : 300	»	»	»	nulle
2 500	1 : 400	»	»	»	nulle
3 500	1 : 400	»	»	»	nulle
2 000	1 : 500	»	»	»	nulle
2 000	1 : 500	»	»	»	nulle
1 666	1 : 600	»	»	»	12 gr 9
1 250	1 : 800	»	7 gr 9	»	»
1 000	1 : 1.000	5 gr 8	»	»	»
1 000	1 : 1.000	»	»	»	5 gr 6
0 500	1 : 1.200	»	17 gr 9	»	»
0 333	1 : 3.000	10 gr 7	»	»	»

L'acide borique commence à l'entraver à 1 : 300, et comme nous l'avons constaté plus haut, l'acide borique agit surtout en s'attaquant plutôt aux ferments solubles qu'aux ferments figurés.

Action de l'Acide Borique sur l'Urobacillus Freudenreichii.

Dose par litre	Titre des solutions	Urée disparue par litre au bout de :			
		3 jours	6 jours	9 jours	un mois
5 gr 000	1 : 200	»	»	«	nulle
4 000	1 : 250	»	»	»	nulle
3 333	1 : 300	»	»	»	4 gr 7
2 500	1 : 400	»	»	»	6 4
2 000	1 : 500	»	»	»	nulle
2 000	1 : . 500	»	»	7 gr 1	»
1 666	1 : 600	»	5 gr 4	»	»
1 666	1 : 600	»	»	8 gr 9	»
1 333	1 : 750	»	»	6 1	»
1 111	1 : 900	3 gr 9	7 gr 1	»	»
1 000	1 : 1.000	5 4	»	»	»
1 000	1 : 1.000	8 4	»	»	»
0 666	1 : 1.500	4 6	»	»	»

Enfin l'acide phénique suspend la fermentation par l'*Urobacillus Freudenreichii* quand il se trouve dans les liquides sous le poids de 15 grammes par litre.

Action de l'Acide phénique sur l'Urobacillus Freudenreichii

Dose par litre	Titre des solutions	Urée disparue par litre au bout de :			
		3 jours	6 jours	9 jours	un mois
20 gr 000	1 : 50	»	»	»	nulle
10 000	1 : 100	»	»	»	4 gr 0
5 000	1 : 200	»	»	»	nulle
5 000	1 : 200	»	»	»	6 gr 1
3 333	1 : 300	»	»	»	6 7
3 333	1 : 300	»	»	»	3 9
2 500	1 : 400	5 gr 4	»	»	»
2 500	1 : 400	»	5 gr 3	»	»
2 500	1 : 400	»	17 8	»	»
2 000	1 : 500	10 gr 0	»	»	»
2 000	1 : 500	»	»	16 gr 8	»
1 666	1 : 600	10 gr 4	»	»	»

Le tableau récapitulatif suivant indique sommairement l'action des antiseptiques que j'ai essayés.

Doses minima de quelques antiseptiques capables de s'opposer efficacement à la fermentation d'un litre d'urine artificielle par l'Urobacillus Freudenreichii.

Substances	Poids	Titre des solutions
Sublimé corrosif.	0gr 040	1 : 25.000
Biiodure de mercure.	0 050	1 : 20.000
Sulfate de cuivre.	0 500	1 ; 2.000
Iode.	2 000	1 : 500
Acide borique.	4 000	1 : 250
Acide phénique	20 000	1 : 50

Dans un chapitre spécial sur les propriétés générales des ferments ammoniacaux, je reviendrai un instant sur cette espèce intéressante; actuellement je vais poursuivre l'étude commencée des urobacilles par une espèce fort curieuse dont les propriétés physiologiques ont une grande parenté avec l'*Urobacillus Duclauxii*, et dont les propriétés morphologiques sauf l'aspect des cultures, tiennent de l'Urobacillus dont je termine ici la description.

J'ai donné à cette nouvelle espèce le nom de mon savant confrère et ami le Dr Maddox qui, comme on le sait, a été l'un des premiers à étudier systématiquement les poussières de l'atmosphère, à découvrir dans leur sein une innombrable variété d'espèces, et à qui, enfin, la photographie comme la microscopie doivent de si fructueuses découvertes.

Urobacillus Maddoxii *sive* **Bacillus ureæ** α

Si un ensemble de recherches peut démontrer l'insuffisance de nos moyens de séparation des espèces microbiennes les unes des autres, c'est bien assurément les essais préliminaires, très laborieux, qui ont précédé l'obtention à l'état de pureté de l'*Urobacillus Maddoxii*.

Cette espèce fut, pour la première fois, entrevue en 1887, mélangée à d'autres bactéries développées dans du bouillon de peptone. A cette époque, ce bouillon dilué à de l'eau stérilisée, fut chauffé dans des ampoules à 60°, durant 24 heures ; puis 4 centimètres cubes de cette eau furent répartis dans quatre vases d'urine normale stérilisée à 110°. Un seul des vases ainsi ensemencé fermenta ammoniacalement avec assez de rapidité. Au bout de cinq jours toute l'urée de l'urine était transformée en carbonate d'ammonium. Ce ferment me parut assez actif pour faire l'objet d'une étude spéciale ; j'effectuai, en vue de son isolement, comme cela me réussit d'ordinaire, plusieurs séries de cultures par ensemencements fractionnés ; autrement dit l'urine fortement agitée était diluée à 1 : 500.000, et une simple goutte de cette dilution était portée dans vingt-quatre conserves d'urine purgée de germes. Sur ces vingt-quatre vases ainsi inoculés, deux seulement s'altérèrent, le premier ne fermenta pas, le second vit son urée disparaître au bout de quatre jours.

Six essais pareils furent effectués successivement avec les urines qui avaient fortement fermenté, et néanmoins, dans tous ces cas de fermentation, je pus acquérir la certitude que l'espèce était impure par la raison qu'elle déterminait une action biochimique très variable, bien que placée dans les mêmes conditions.

J'employai alors la méthode du Dr R. Koch, dont j'ai toujours loué l'élégance et la simplicité, sans lui attribuer une rigueur absolue qu'elle ne comporte d'ailleurs en aucune façon. La dilution des urines fermentées fut descendue à 1 : 50.000 et il fut introduit dans six flacons coniques contenant chacun une couche de gélatine chargée de 2 p. 100 d'urée, 2 à 4 gouttes de cette dilution, j'obtins ainsi par plaque un chiffre de colonies variant de 2 à 7 ; toutes étaient blanches, sphériques et peu différentes d'aspect, elles se montraient sans pouvoir liquéfiant, au bout d'un temps inégal elles s'entouraient de gros cristaux en haltères ; dans quelques cas, ces cristaux n'apparaissaient qu'au bout de 10 à 20 jours ; dans d'autres, l'envahissement de la gélatine par les nuages cristallins devenait rapidement complet, et les colonies s'arrêtaient alors dans leur croissance.

L'expérience m'ayant appris que plus fortement sont urophages les microbes réunis en colonies plus rapidement grandit l'atmosphère de cristaux, j'avais donc quelque chance de puiser l'*Urobacillus Maddoxii* à l'état de pureté au sein des colonies auréolées jusqu'à une grande distance. Je provoquai alors de nouvelles et nombreuses fermentations avec des semences prélevées au sein de ces dernières colonies ; habituellement, en effet, la fermentation était rapidement complète, en trois jours les urines normales et artificielles ne contenaient souvent plus de carbamide ; mais, quand je prélevais une goutte de ces urines si bien fermentées pour amorcer de nouvelles fermentations, l'acte chimique était, suivant les cas, rapide, languissant ou nul ; je fabriquai de nouvelles plaques sans plus de succès et, comme il est une limite même à la patience du micrographe, j'abandonnai momentanément ces recherches, désespérant de pouvoir séparer aisément cet urobacille du bacille vulgaire qui l'accompagnait, aussi bien dans les cultures liquides que dans les cultures sur milieux solides.

Six mois plus tard, au commencement de l'année 1888, je repris ces recherches, je dois avouer, sans obtenir un meilleur résultat. J'eus un instant l'idée que le bacille vulgaire et le bacille urophage impossibles à distinguer l'un de l'autre au microscope ou par les réactifs colorants étaient le même individu, destructeur de l'urée dans certains cas, et dépourvu de cette faculté dans d'autres. Cependant mes travaux antérieurs étaient en désaccord avec cette hypothèse que j'abandonnai sans regret.

La méthode de séparation au moyen de la chaleur fut reprise ; des quantités très faibles d'urine fermentée furent chauffées pendant deux heures dans de petites ampoules, aux températures comprises entre 90 et 95°, mais les cultures en plaques, comme les ensemencements fractionnés dans les urines, démontrèrent bientôt nettement que le bacille urophage résistait bien moins à la chaleur que l'espèce saprogène ; que le procédé était excellent pour se procurer cette dernière espèce microbienne dans un état parfait de pureté. Dans les expériences où le bacille urophage résistait, il était contaminé par le bacille dépourvu de toute action sur l'urée.

Je ne connais rien de plus humiliant pour l'amour-propre que d'être en butte à des difficultés infimes, d'apparence, qui renaissent sans cesse après qu'on croit les avoir vaincues et persistent avec une ténacité qui n'a d'égale que la ténacité que l'on met à les vaincre. Aussi, depuis que j'ai fait connaissance avec les difficultés qu'offre la séparation des bactéries, je suis devenu fort sceptique sur la pureté des cultures, l'homogénéité des colonies caractérisée par un aspect sans cesse le même ; les méthodes vantées comme sûres, ne peuvent donner en mon sens qu'une sécurité très relative, et lorsque, comme dans les études qui nous occupent, on doit juger de la pureté d'une espèce par l'invariabilité du phénomène physiologique qu'il provoque, autrement dit par la rapidité toute mathématique avec laquelle l'urée est décomposée, on peut facilement se convaincre que la séparation des espèces entre elles est l'opération la plus difficile de la bactériologie. Je déclare d'ailleurs que sur 700 colonies constituées par des ferments de l'urée observées dans des plaques effectuées avec les poussières de l'air et des eaux, trois fois seulement j'ai recueilli des cultures pures : une fois l'urobacille liquéfiant de Freudenreich, une seconde l'*Urococcus Van Tieghemi*, dont je donnerai plus loin la description, et enfin une troisième fois l'*Urosarcina Hansenii*, espèce qui me reste également à décrire, et que j'ai dédiée au savant zymotechnologue de Copenhague, qui, lui aussi, a pu apprécier des difficultés parfois insurmontables qu'offre l'obtention des microphytes à l'état de pureté.

Les bacilles vulgaires qui n'ont pas la faculté de décomposer l'urée en carbonate d'ammoniaque résistent généralement mal dans les milieux fortement chargés de ce sel; d'abord ils s'y développent difficilement, ensuite ils y succombent bien avant les espèces urophages qui, comme l'*Urobacillus Pasteurii* nous en montre l'exemple remarquables, supportent pendant 6 mois l'alcalinité produite par la décomposition intégrale de 100 grammes d'urée par litre.

L'*Urobacillus Maddoxii* fut semé à l'état impur dans des urines déjà très ammoniacales chargées en outre d'un excès d'urée. Je pus constater que l'urée disparaissait et qu'il y avait par conséquent fermentation, c'est-à-dire multiplication de l'urobacille; mais je constatai désagréablement que le bacille saprophyte se multipliait parallèlement.

Le bacille saprophyte s'étant montré uniquement aérobie, je pratiquai une fermentation ammoniacale avec une semence aussi pure que possible en tube scellé vidé à la trompe. Quand on opère ainsi il est bien rare qu'il ne reste pas dans le liquide assez d'oxygène pour permettre aux bacilles ferments de l'urée d'accomplir l'hydratation de 20 et 30 grammes de carbamide dissous par litre. Au bout de 2 mois ce tube fût ouvert, l'urine fut trouvée fortement fermentée, enfin son contenu fut prélevé pour déterminer de nouvelles hydratations. Les résultats furent contraires à ce que j'attendais, l'*Urobacillus Maddoxii* était complètement mort; en revanche, l'espèce contaminante se développa magnifiquement sans produire les plus faibles traces de carbonate d'ammoniaque.

Las de tant de déboires, je remis à un hasard heureux le soin de m'offrir l'*Urobacillus Maddoxii* associé à un microbe moins résistant que lui à l'action de la chaleur, car j'avais appris, dans les expériences qui précèdent, que les spores de cet urobacille pouvaient supporter longtemps sans périr la température de 90°. Cette occasion ne tarda pas à se présenter et, depuis, ce bacille a été trouvé assez fréquemment dans les eaux impures.

Habitat. — L'*Urobacillus Maddoxii* vit surtout dans les eaux d'égouts; cependant, il m'a été donné de le rencontrer assez fréquemment dans les eaux de rivières. Une fois seulement je l'ai retiré des poussières de l'air recueillies à la place Saint-Gervais. En somme, cette espèce est relativement rare et se montre bien moins répandue dans la nature que l'*Urobacillus Duclauxii*. Les matières solides, enlevées par le grattage des urinoirs publics ou du sol des cabinets d'aisance, ne m'ont jamais présenté ce bacille.

Fonctions physiologiques. — Ensemencé à l'état de pureté dans l'urine normale stérilisée à 110°, l'*Urobacillus Maddoxii* détermine un trouble très intense et un dépôt très abondant; en 3 ou 4 jours l'urée de l'urine a complètement disparu. Après la fermentation, contrairement à ce qui s'observe pour les espèces précédemment décrites, la clarification du liquide s'opère lentement; après un mois de séjour à l'étuve à 30°, l'urine n'a pas toujours récupéré sa limpidité première. De plus, ce liquide animal devient filant et sirupeux, et offre une vase muqueuse au sein de laquelle on observe les curieuses phases morphologiques du bacille: les bâtonnets se transforment en streptocoques, puis les streptocoques deviennent semblables à des chaînes moniliformes de petites levures de bière avec plus d'irrégularité dans les grains qui sont tantôt quadrangulaires, circulaires comme les globules du beurre, quoique la forme prédominante soit celle d'un ellipsoïde. Ses cellules ne présentent pas de vacuoles, mais elles montrent un protoplasma granuleux assez homogène.

L'*Urobacillus Freudenreichii* offre aussi cette particularité de donner des végétations en grains ovoïdes, plus ou moins hypertrophiés mais à un degré infiniment moindre. La réalité de ces transformations ne saurait être révoquée en doute, car très souvent sur la même chaîne de globules on trouve à l'extrémité le bacille avec ses dimensions normales, suivi de cellules qui grossissent dès le second article, augmentent et s'arrondissent dans les suivants, puis deviennent elliptiques comme des saccharomyces et enfin la cellule terminale opposée au bacille normal peut être constituée par une cellule exactement circulaire de la grosseur d'un globule sanguin ; ces variations de forme offertes par l'espèce que nous étudions sont constamment trouvées au sein des urines humaines fermentées, elles constituent à mon sens un caractère important pour la diagnose de l'*Urobacillus Maddoxii.*

Porté dans l'urine normale, ce bacille provoque une fermentation qui se termine le 3ᵉ ou le 4ᵉ jour. Si l'on considère comme point de départ de la fermentation l'instant où l'urée commence à être décomposée, on constate que l'acte physiologique exige en réalité 2 jours et demi à 3 jours, suivant la teneur de l'urine en urée. Il n'en est pas de même lorsque l'espèce est impure. Si l'*Urobacillus Pasteurii* peut lutter victorieusement dans les urines et les bouillons chargés de carbamide contre la plupart des espèces vulgaires et déterminer rapidement une fermentation ammoniacale malgré leur présence, l'*Urobacillus Maddoxii* est au contraire très aisément influencé par les microbes les plus insignifiants.

Je donne dans le tableau suivant quelques exemples de fermentations irrégulières déterminées par l'ensemencement simultané dans de l'urine artificielle (20 grammes p. 1,000 d'urée par litre) d'un mélange de l'espèce en question et d'un micrococcus blanc très répandu dans l'atmosphère parisienne.

Fermentations produites dans l'urine artificielle par l'Urobacillus Maddoxii à l'état impur

	Urée disparue						
	I	II	III	IV	V	VI	VII
Ap. 1 jour	1gr 3	»	»	1gr 4	»	»	1gr 5
» 2 »	»	8gr 4	»	6 4	»	1gr 6	»
» 3 »	10 7	12 3	8gr 6	13 5	12gr 4	»	»
» 4 »	»	»	»	18 3	»	»	1 9
» 5 »	»	19 8	11 9	19 8	13 5	3 4	»
» 6 »	15 8	»	»	19 7	»	»	»
» 7 »	»	»	»	»	»	»	6 4
» 8 »	»	»	13 8	»	15 7	»	»
» 9 »	19 6	»	14 7	»	»	9 2	8 3
» 10 »	19 6	»	17 3	»	16 8	»	»
» 15 »	»	»	19 0	»	17 1	11 6	10 4

Les chiffres inscrits dans la colonne II et IV donnent l'exemple de deux fermentations rapides, c'est-à-dire très légèrement influencées par l'organisme étranger. Les résultats numériques des colonnes I et III offrent des fermentations beaucoup plus retardées. Enfin les résultats analytiques contenus dans les colonnes V, VI et VII prouvent qu'au bout de quinze jours il existait encore dans les urines considérées une quantité très notable d'urée à transformer en carbonate d'ammoniaque. Avec les espèces urophages pures, jamais on n'observe de semblables irrégularités. Il arrive parfois, quand l'espèce qui contamine le ferment est un bacille saprogène semblable à celui dont j'ai parlé plus haut, que la fermentation n'a jamais lieu, soit parce que le développement du microbe urophage ne peut s'effectuer librement, soit encore parce que la diastase qu'il secrète est détruite au fur et à mesure de sa production.

Il y aurait sur ce sujet un chapitre fort intéressant à écrire sur l'antagonisme qui peut s'établir entre les microbes saprogènes et les zymogènes, luttes qui ont aussi leur pendant entre ces premiers microbes et les espèces pathogènes, comme M. de Freudenreich l'a démontré dans un mémoire fort intéressant publié sur ce sujet.

Quand l'*Urobacillus Maddoxii* est à l'état de pureté, la fermentation ammoniacale se poursuit avec rapidité et se termine brusquement.

Urine normale, stérilisée à 110°

	Urée disparue par litre					
	I	II	III	IV	V	VI
Après 1 jour	5 gr 6	3 gr 2	1 gr 6	»	4 gr 8	7 gr 3
» 2 »	12 3	14 5	3 4	15 gr 3	13 9	15 5
» 3 »	17 9	18 5	12 7	22 6	17 9	10 3
» 4 »	17 8	20 4	16 3	22 3	17 9	20 2

Dès le premier jour, la disparition de l'urée est habituellement assez notable ; plus de la moitié de l'urée des urines normales est décomposée après 48 heures ; généralement à la fin du troisième jour, l'urée est totalement hydratée (expériences I, IV et V). Il arrive, et cela se présente d'ailleurs avec toutes les espèces zymogènes, que la fermentation met un temps plus ou moins long à s'établir, mais une fois commencée elle marche très régulièrement. Les urines naturelles étant soumises à des variations de compositions nombreuses, on ne saurait être surpris de constater dans plusieurs expériences que ces liquides de sources différentes soient plus lents ou plus prompts à subir l'acte de la fermentation.

Les urines artificielles n'étant pas soumises à ces variations de composition, le phénomène de l'hydratation s'accomplit entre les mêmes limites.

1re Série. — *Urine artificielle chargée de 20 gr. d'urée par litre*

	Urée disparue par litre					
	I	II	III	IV	V	VI
Après le 1er jour	8 gr 2	10 gr 3	1 gr 2	5 gr 4	3 gr 8	4 gr 6
» le 2me »	16 9	17 2	12 6	15 7	11 7	15 2
» le 3me »	19 7	19 8	18 3	19 9	19 5	19 6
» le 4me »	»	»	19 8	»	19 8	»

2me Série. — *Urine artificielle chargée de 20 gr. d'urée par litre*

	Urée disparue par litre					
	I	II	III	IV	V	VI
Après le 1er jour	1 gr 3	7 gr 4	4 gr 1	3 gr 3	4 gr 7	6 gr 1
» le 2me »	10 8	16 3	14 5	12 9	12 2	16 2
» le 3me »	17 3	19 9	19 8	18 1	19 9	19 8
» le 4me »	19 8	»	»	19 8	19 9	»

Donc, au bout de trois jours, c'est-à-dire, 72 heures après l'ensemencement, l'urée de l'urine artificielle choisie comme type est entièrement transformée en carbonate d'ammoniaque.

Habituellement la fermentation ne débute pas sensiblement dans les quinze premières heures, ce qui réduit à 55 ou 60 heures environ la durée de l'acte physiologique.

Voici d'ailleurs quelques dosages effectués pendant le cours de deux fermentations amorcées avec des semences pures du bacille, ils établissent que la quantité d'urée hydratée est voisine de 0 gr. 35 par heure dans l'urine artificielle maintenue à 30°.

Urine artificielle contenant 20 grammes d'urée par litre

	I		II	
	Urée disp.	diff.	Urée disp.	diff.
Après 24 h., 11 h. du m.	5 gr 4	»	6 gr 1	»
» 1 »	6 0	0 gr 6	6 7	0 gr 6
» 3 »	6 6	0 6	7 4	0 7
» 5 »	7 3	0 7	9 0	0 6
Après 48 h., 11 »	15 0	»	15 6	»
» 1 »	15 7	0 7	16 2	0 6
» 3 »	16 4	0 7	17 0	0 8
» 5 »	17 2	0 8	17 6	0 6

La moyenne des différences bihoraires est assez exactement égale à 0 gr. 7, soit par heure une quantité d'urée hydratée voisine de 0 gr. 35. Placé dans les mêmes conditions, l'*Urobacillus Freudenreichii* n'hydrate pas 0 gr. 30 d'urée par heure et les urobacilles antérieurement étudiés en décomposent des quantités bien supérieures. Ce dernier fait, ajouté à la difficulté qu'éprouve l'*Urobacillus Maddoxii* de croître sur la gélatine et d'être une espèce non liquéfiante, le sépare nettement de l'*Urobacillus Freudenreichii* avec lequel il a quelques affinités de forme dans les cultures liquides. J'ajouterai que l'espèce que j'étudie croît tout aussi bien et même mieux dans les urines naturelles que dans les urines artificielles ; cette remarque est en opposition avec ce que nous savons sur les urobacilles décrits qui présentent une aptitude moins grande à croître et à prospérer dans les urines humaines que dans les solutions d'urée peptonisées.

L'*Urobacillus Maddoxii* mène à bonne fin la fermentation des bouillons chargés de 30 et 40 grammes d'urée par litre ; il peut déterminer jusqu'à la conversion de 50 grammes d'urée en carbonate d'ammonium. Une fois j'ai obtenu une hydratation de 60 grammes de carbamide mais cette limite extrême n'a jamais été dépassée.

En somme, l'*Urobacillus Maddoxii* est un ferment ammoniacal actif, et à ce titre, il mérite d'occuper une bonne place parmi les espèces urophages.

Ensemencé dans du bouillon de peptone légèrement alcalinisé, il y croît rapidement en donnant au bout de 2 jours un trouble intense et une forte quantité de ferment soluble. Après une culture prolongée pendant une semaine à 30-32°, la quantité de diastase accumulée dans 1 litre de bouillon est capable de dédoubler 60 à 80 grammes d'urée pure en 2 ou 3 heures. Ce bacille agit donc sur la carbamide à la façon de ses congénères, c'est-à-dire par l'intermédiaire de l'urase. On observe que, comme eux, il sécrète une sorte de glu qui gagne le fond des vases où on le cultive, mais le volume de cette glu est relativement beaucoup plus élevé, elle se précipite parfois en assez grande quantité pour occuper le quart et même le tiers du volume du bouillon; en décantant ce dernier, on isole une sorte de matière glaireuse comme du blanc d'œuf, d'une odeur fade et un peu putride, analogue au mucus que les malades atteints de catarrhe vésical voient se déposer au fond des vases où ils recueillent leurs urines.

J'ai profité de l'occasion qui m'était offerte par les cultures de l'*Urobacillus Maddoxii* pour déterminer la relation qui pouvait exister entre cette matière glaireuse et le ferment soluble de l'urée. Il m'a été facile de reconnaître qu'à volume égal cette matière n'agissait pas plus énergiquement sur l'urée que le bouillon de la même culture soigneusement décanté ; qu'en un mot cette glu n'avait aucune parenté avec l'urase et qu'elle hydratait l'urée par la seule raison qu'elle était imbibée, dans la proportion de 98 p. 100, du bouillon de la culture.

La formation des glaires qui résultent du passage des

urobacilles à l'état de zooglœes n'active aucunement la production du ferment soluble ; cette matière albumineuse n'a rien de commun avec l'urase, et l'occasion se présente ici de rappeler que M. Musculus identifiait à tort le mucus des urines d'origine vésicale et peut-être aussi microbienne avec le ferment soluble de l'urée. J'ai en ma possession des bouillons filtrés, très chargés d'urase, qui ne possèdent pas de viscosité sensible; d'autre part, quand on précipite du bouillon chargé de ce ferment par un volume égal d'alcool absolu (moins d'alcool précipite très peu de ferment, plus d'alcool le détruit), le dépôt floconneux recueilli et redissous dans l'eau distillée ne donne pas une liqueur filante. De plus, en retardant la formation de la zooglœe par l'afflux ménagé de l'air atmosphérique et l'enlèvement de l'acide carbonique formé, la quantité d'urase fabriquée augmente considérablement, ce qui démontre, il me semble, que le ferment soluble est surtout une substance sécrétée par l'espèce adulte vivant à l'état filamenteux dans le cas considéré.

La meilleure façon de préparer le ferment soluble en grande quantité est d'activer la végétation des bacilles pendant les 15 premiers jours, puis, avant la formation d'une quantité notable de glu, de priver brusquement le bouillon d'air atmosphérique; en prolongeant la culture au contact de l'oxygène, l'urase produite s'altère et celle que peuvent donner les bacilles en se changeant en zooglœe ou en végétant péniblement, ne compense pas la destruction progressive de l'urase répandue dans la liqueur.

Les bouillons, convenablement chargés d'urase, seront donc soustraits de bonne heure à l'action de l'air. J'ai adopté la pratique de les verser dans des flacons d'une dizaine de litres munis d'un robinet inférieur à travers lesquels on dirige continuellement un courant lent de gaz à éclairage (500 litres par jour) qu'on enflamme à la sortie des flacons. Quand ces flacons sont pleins, à la suite des additions successives de cultures menées à point, on filtre leur contenu à la bougie Chamberland dans une atmosphère de gaz à éclairage. Cette dernière précaution paraîtra peut-être excessive, cependant, si l'on opère au contact de l'air avec des diastases *jeunes*, la perte que ces manipulations peuvent faire subir s'élève quelquefois à 5 p. 100 du ferment soluble.

Les gaz inertes, tels que l'azote et l'hydrogène purs, suspendent la production de l'urase dans les cultures ; le gaz à éclairage agit de la même façon ; mais les divers éléments (naphtaline, etc...) qu'il renferme sont utiles en ce sens qu'ils antiseptisent le liquide et rendent moins rigoureuses les précautions dont il est d'usage de s'entourer pour préserver les liquides altérables des impuretés extérieures. Ainsi, pour préparer la voie à la fabrication industrielle de l'urase, j'ai pu, à plusieurs reprises, obtenir des solutions de ce ferment, se maintenant d'une magnifique limpidité pendant plus de 6 mois, en les filtrant avec des bougies Chamberland non stérilisées, et en recueillant le liquide filtré dans des vases simplement lavés à l'eau ordinaire, en prenant la précaution, bien entendu, de placer la liqueur filtrée au contact du gaz. D'autres fois, au contraire, j'ai vu, nonobstant la présence d'une atmosphère de gaz à éclairage, le liquide louchir et donner plus tard un précipité généralement peu abondant de cellules bactériennes. Dans ce cas : ou il y avait une perte dans le titre du bouillon en urase, ou l'organisme s'était développé à côté d'elle sans la toucher. Ce fait devait évidemment attirer mon attention, et j'instituai quelques expériences afin de me rendre compte de la façon dont les microorganismes agissent les uns sur les autres pour nuire réciproquement aux actions biochimiques dont ils sont capables.

J'isolai, d'une part, les organismes qui s'attaquaient à l'urase filtrée et la détruisaient progressivement dans le gaz à éclairage, et, d'autre part, ceux qui la respectaient dans les mêmes conditions.

Ces divers organismes cultivés dans du bouillon de peptone stérilisé se montrèrent tous des anaérobies indifférents. Je fis alors agir, par simple mélange, ces bouillons stérilisés à froid sur des solutions d'urase également dépourvues de tout microbe.

Je remarquai qu'à une température de 40 à 50° les bouillons chargés des principes solubles, sécrétés par les microorganismes capables de détruire l'urase, s'attaquaient à cette diastase, et que, brusquement, en peu d'heures, à l'abri de l'air et de tout microbe, la teneur du bouillon en urase baissait fortement ; tandis que les bouillons filtrés, chargés des sécrétions des organismes qui s'étaient montrés sans action pendant leur culture dans les solutions d'urase, restaient sans effet sur ce ferment soluble.

Ce fait me semble jeter un jour considérable sur les phénomènes mal étudiés qui se produisent dans les fermentations, quand une ou plusieurs espèces étrangères les troublent par leur présence. Est-il toujours exact que ce soit à la prédominance d'une espèce étrangère, qu'on suppose ordinairement s'être emparée de tous les éléments nutritifs des liquides fermentescibles, que sont dus les arrêts et les retards de la fermentation ? Cette supposition n'est pas probable et semble combattue par les faits observés ; effectivement, fort souvent dans le liquide de ces fermentations paresseuses ou suspendues, on trouve un très grand nombre de cellules des agents figurés de la fermentation. Les organismes contaminants s'attaqueraient-ils à l'urase directement comme les fourmis, qui, prétend-on, tirent habilement des pucerons, pour s'en alimenter, le liquide sucré qu'ils sécrètent ? L'urase est peut-être une substance alimentaire pour les bactéries, mais on comprendra, je crois, assez difficilement que dans un bouillon chargé d'urée il soit possible à une bactérie étrangère de tourner autour des cellules ferments pour s'emparer complètement d'une substance très active, dont l'action sur la carbamide est instantanée à l'état naissant.

Dans le cas considéré, l'hypothèse de la sécrétion d'une diastase antagoniste reçoit une sanction expérimentale, et c'est au moyen de cette sécrétion que l'acte biologique produit par les ferments figurés de l'urée peut être suspendu, quand, évidemment, les organismes sécréteurs de cette diatase peuvent se développer concuremment avec les agents de la fermentation ammoniacale.

D'ailleurs, sans nous éloigner du sujet même de ces recherches, ne connaissons-nous pas quelques substances chimiques : l'acide borique en solution à 1 ou 2 p. 1,000, qui suspend l'acte fermentaire sans s'opposer aucunement au développement botanique des espèces urophages ? N'est-il pas remarquable de voir ce composé minéral porter toute son action destructive sur une sécrétion et respecter le développement physiologique des cellules?

Je me suis assuré, dans ces études sur l'antagonisme des ferments solubles, que les microbes n'agissent pas sur l'urase par leur propriété de produire des acides organiques ou d'autres substances chimiques, mais par une matière albuminoïde altérable elle-même au contact de l'air, destructible par une chaleur inférieure à 80°; en un mot, j'ai pu acquérir la certitude que la lutte était bien circonscrite entre deux sécrétions diastasiques.

Les expériences qui précèdent portent à penser que, dans le domaine de la thérapeutique, à côté des substances neutralisantes d'origine chimique, qui généralement agissent avec trop peu de ménagement sur les liquides de l'économie animale, on aura intérêt à opposer, aux actions des poisons bactériens des espèces pathogènes, des antidotes de même nature capables de neutraliser l'action malfaisante des virus sécrétés par ces premières espèces. On doit, il me semble, attacher une grande importance à rechercher les diastases destructives des virus et tenter des efforts pour substituer, à la doctrine du *similia similibus curantur*, dont les effets bienfaisants paraissent avoir été douteux en ce qui concerne la lymphe du Dr Koch, la thérapeutique plus rationnelle du *contraria contrariis curantur*. Je reviendrai du reste sur cet important sujet.

C'est en effectuant ces travaux sur l'antagonisme des diastases que mon attention a été attirée vers un fait également très curieux, je veux parler du changement des propriétés que subissent les ferments solubles en vieillissant, et en particulier le ferment soluble de l'urée.

J'ai dit que les gaz inertes et le gaz à éclairage ne paraissaient pas exercer d'action sensible sur l'urase; j'ai peut-être avancé un fait inexact, mais ce qu'il m'est permis d'affirmer, c'est l'invariabilité du titre des solutions d'urase dans les atmosphères formées d'hydrogène, d'azote et de gaz. En effet, au bout de 4, 6 et 8 mois, la quantité d'urée détruite par un égal volume de bouillon de culture filtré, chargé de ferment soluble, conservée à l'abri de l'air, reste la même.

Une différence cependant s'observe dans cette hydratation : la destruction d'un poids d'urée donné, qui réclamait dans le principe avec les solutions *jeunes* l'action d'une température de 50° soutenue pendant 1 à 2 heures, en réclame 2 à 4 avec la même solution d'urase *vieille* de 6 mois. Si le pouvoir hydratant de l'urase reste constant, la rapidité avec laquelle elle l'exerce varie de jour en jour et diminue avec le temps.

Ce ne sont pas là d'ailleurs les seules modifications que subit l'urase en vieillissant, elle devient de moins en moins oxydable à l'air, de moins en moins sensible aux agents physiques et chimiques, elle résiste avec plus d'énergie aux antiseptiques : si quelques jours après sa préparation il fallait ajouter 1 : 250,000 de sublimé pour paralyser son action, 6 mois plus tard la dose de 1 : 60,000 de bichlorure de mercure a de la peine à produire le même effet. Chaque jour, en un mot, voit augmenter la déchéance d'activité du ferment soluble de l'urée, et, comme effet singulier de cette déchéance et de son inaltérabilité acquise, les substances qui ont la propriété d'exalter l'action de l'urase, se montrent de jour en jour moins efficaces.

Au nombre des substances qui exaltent l'activité de l'urase, je citerai, en première ligne, le sucre, en seconde ligne, la glycérine. En ajoutant, à un même volume de solution d'urase, un quart de volume de sirop simple, un quart de volume de glycérine et un quart de volume d'eau distillée, on remarque que, durant le même temps, la quantité d'urée détruite peut être deux fois plus forte dans la solution sucrée, un tiers de fois plus élevée dans la solution glycérinée que dans la solution simplement additionnée d'eau distillée.

Je m'explique sur ce mot exaltation d'activité que je viens d'employer : à mon sens, cette expression est impropre, car je crois que les virus et les diastases pures n'ont pas besoin de substances adjuvantes pour exercer leurs fonctions biologiques ; si le sucre et la glycérine se montrent, dans le cas que j'ai cité, des subtances *exaltantes*, c'est par le fait qu'elles exercent vis-à-vis de l'urase une action *protectrice*, d'autant plus efficace que cette diastase est récemment sécrétée par les cellules des espèces urophages.

Si, en effet, on recommence la même expérience avec un

bouillon diastasique datant de 6 mois, on observe que la saccharose et la glycérine, loin de faciliter l'action de l'urase, l'entravent, je ne dirai pas beaucoup mais d'une façon très appréciable.

L'urase vieille n'a plus besoin de protection, elle a acquis les qualités d'inaltérabilité qui lui permettent de braver : la température de 50° prolongée pendant de longues heures, l'oxydation par l'oxygène de l'air atmosphérique et la destruction par les antiseptiques, qui s'exerçaient si aisément sur elle dans sa jeunesse.

Je sais combien on doit se défier des vues de l'esprit, et combien on doit se montrer avare des comparaisons qui ne peuvent s'étayer que sur des analogies à défaut d'un appui solide sur une surabondance de faits expérimentaux; mais, enfin, n'est-il pas surprenant qu'une substance, nous l'appellerons virus ou diastase, montre une des qualités des êtres vivants qui est de vieillir sans posséder elle-même la vie ? Il est vrai que ce serait ici la vie hors cellule, mais est-on bien sûr que la vie hors cellule n'est pas une chose possible et que les liquides qui s'échappent d'une utricule vivante sont morts dès l'instant qu'ils l'abandonnent ? J'admets parfaitement que les diastases ne sont pas des subtances pourvues de la faculté de se reproduire; j'ignore si elles se nourrissent, mais en dehors de la faculté de se multiplier, que leur manque-t-il ? Comme les êtres vivants, elles naissent, agissent et meurent ; quand elles sont jeunes, elles ont besoin d'une protection contre les éléments qui agissent trop vivement sur elles : chaleur, lumière, oxygène ; pour agir, elles réclament des conditions de calorique qui leur permettent de déployer un maximum d'activité quand on les fait agir avec discernement. En vérité, elles se rapprochent tant des êtres vivants inférieurs que les savants ont attribué aux cellules vivantes mêmes des phénomènes dépendant uniquement des diastases.

Dans le cours de ces recherches j'ai appelé les ferments solubles des substances semi-vivantes, peut-être n'y aurait-il pas exagération aujourd'hui à leur attribuer une vitalité en termes moins restrictifs.

Quand je traiterai de la préparation de l'urase, je démontrerai que les difficultés que l'on éprouve habituellement pour isoler les diastases tiennent surtout à ce qu'on ignore les propriétés de ces corps singuliers. Ce que nous venons d'apprendre sur le ferment soluble de l'urée nous sera d'un grand secours, autant pour nous expliquer les insuccès auxquels plusieurs expérimentateurs ont été en butte sur ce sujet que pour nous diriger pas à pas dans les manipulations qui assurent, avec le succès de la préparation, des rendements très satisfaisants.

Morphologie de l'Urobacillus Maddoxii. — Cultivé dans les urines naturelles et artificielles, dans les bouillons, en un mot dans les milieux liquides, l'*Urobacillus Maddoxii* apparaît tout d'abord sous la forme de bâtonnets, assez réguliers, de 1 μ de large sur 3 à 4 et 6 μ de longueur ; les extrémités de ces bâtonnets sont arrondies, et les réactifs colorants permettent d'y observer nettement un flagellum.

Ces bacilles très homogènes d'aspect, dans les jeunes cultures, font bientôt place à des cellules de dimensions longitudinales plus restreintes et d'un diamètre plus élevé ; le bacille se renfle, prend la forme ovale ; quelquefois il s'étrangle et se montre sous l'aspect d'un sablier ; d'autrefois, il se transforme, comme je l'ai dit, en une grosse cellule sphérique plus ou moins régulière qui, à son tour, en vieillisant, se sectionne diamétralement, en donnant les formes de transition qu'on observe dans la reproduction des Sarcines. Il n'est pas rare de voir plusieurs cellules de cette espèce prendre des accroissements monstrueux et paraître sous la forme d'outres ou de gros boudins dont les dimensions peuvent excéder 20 μ de longueur et 6 à 8 μ de largeur. J'ai cherché plusieurs fois à cultiver sous le microscope ces cellules hypertrophiées, mais sans aucun succès : elles n'ont jamais voulu croître ni se multiplier dans les conditions où je les ai placées ; d'ailleurs, bientôt, la culture en chambre humide était envahie par les bacilles aux formes normales ; je n'attache pas plus d'importance à ces productions morphologiques bizarres qu'à celles que peut présenter un mycelium de mucédinée plus ou moins tourmenté. Cette mutabilité dans les dimensions et la configuration générale des bactéries ne comporte qu'un enseignement : celui de nous rendre très circonspects sur les diagnostics portés d'après l'apparence des espèces microscopiques.

Quand on cultive l'*Urobacillus Maddoxii* dans les milieux solides, on l'y obtient sous forme de bacilles courts de 2 à 3 μ. En vieillissant, ces bacilles se sectionnent encore et se résolvent en granulations et en germes ovales très réfringeants, toutefois ces dernières spores sont beaucoup moins nombreuses que dans les cultures du bacille de Freudenreich dans les mêmes milieux.

Les tentatives de culture de l'*Urobacillus Maddoxii* dans le bouillon de peptone neutralisé réussissent environ une fois sur quatre ; quand l'espèce a commencé à se multiplier, l'altération du bouillon marche avec une grande rapidité. Avec des bouillons chargés de 1 à 2 p. 1,000 de carbonate d'ammonium, le développement de l'espèce est toujours certain, et le trouble est généralement apparent après 24 heures d'attente.

Les cultures par piqûres de cette espèce sur la gélatine ordinaire donnent de plus nombreux insuccès ; il n'est pas rare d'observer, sur huit tentatives, une réussite unique. Dans les cas heureux de culture de cette espèce sur la gélatine simplement peptonisée, on voit se former dans le trajet parcouru par le fil de platine de petites colonies sphériques d'abord très maigres, très isolées les unes des autres, qui deviennent de plus en plus confluentes et finissent par donner un clou blanchâtre d'un pouvoir liquéfiant nul.

Si la gélatine est chargée d'urée, le développement botanique de l'espèce est très peu apparent, mais les trajets suivis par le fil inoculateur se remplissent rapidement de cristaux en moins de 20 heures.

Les semences de l'urobacille en question, diluées et réparties en faible nombre dans des plaques de gélatine chargée de carbamide, fournissent des colonies qui n'ont rien de caractéristique ; le microscope les montre petites, rondes, blanchâtres, opaques et entourées de cristaux bien avant qu'elles soient perceptibles à l'œil nu.

La même espèce croît très bien sur la gélose peptonisée rendue ammoniacale ; c'est vers 30°-35° qu'elle y prend son plus beau développement ; à 20°, elle croît très lentement sur ce même substratum et ce n'est qu'à la longue qu'elle y fournit des cultures denses et étendues. L'enduit dont se revêt la gélose, primitivement blanc, devient en vieillisant jaune grisâtre. Au bout de 3 ans, on retrouve, dans des quantités infinitésimales de ces cultures, de nombreux germes qui semblent n'avoir reçu aucun dommage en vieillissant, car ils déterminent la fermentation des urines avec autant de promptitude que les spores récentes.

Action de la chaleur sur l'Urobacillus Maddoxii. — A la température de 4°, les urines naturelles et artificielles ensemencées avec cet urobacille restent inaltérées et ne donnent pas de signe sensible de fermentation après 1 mois d'attente. A 10°, l'hydratation de l'urée débute au bout de quelques jours, mais n'est pas encore complète après 3 semaines. A 15°, il faut environ 12 jours pour constater la disparition totale de l'urée des urines. C'est jusqu'à 38° qu'on observe une accélération dans la marche de la fermentation ; à partir de cette température l'acte biochimique s'établit difficilement, et souvent, s'arrête brusquement ; j'ai cependant constaté, plusieurs fois, avec cet organisme, la conversion de l'urée à la température de 44°, mais le poids de la carbamide décomposée, n'a jamais pu dépasser 7 grammes par litre.

Soumises à l'action de la chaleur dans un peu d'eau distillée stérilisée, les spores de ce microorganisme ont fourni les résultats consignés dans le tableau suivant :

Résistance à la chaleur des spores de l'Urobacillus Maddoxii

Température soutenue pendant 2 heures	Nombre sur 6 des ampoules restées fécondes
49-50°	6
54-55°	6
65°	5
75°	6
85°	6
90°	4
90°	5
92°	2
94°	3
95°	0
95°	0

On peut donc affirmer que les spores de cette espèce sont très résistantes à la chaleur, mais qu'elles ne peuvent supporter, sans être détruites, la température de 95° prolongée pendant 2 heures.

Une température de 100-101°, maintenue pendant 10 minutes, n'assure pas toujours la destruction de ces spores ; car, en chauffant, au centre d'un bain de paraffine réglé, dans un tube à essai, un échantillon de 10 centimètres cubes d'eau peuplé des spores de l'*Urobacillus Maddoxii* prélevé dans une culture de gélose, sur 12 ensemencements effectués avec un demi-centimètre cube de cette eau chauffée, j'ai observé trois cas de fermentation ammoniacale par cette espèce microscopique.

Action des antiseptiques. — Le biiodure de mercure en solution iodurée entrave plus efficacement le développement de l'*Urobacillus Maddoxii* que le sublimé. Il faut environ 5 centigrammes de biiodure par litre d'urine artificielle pour rendre incertain le développement de cette espèce. Sur quatre expériences effectuées avec cette dose de biiodure, la fermentation a débuté deux fois, mais sans jamais se compléter.

Action du biiodure de mercure sur l'Urobacillus Maddoxii

Dose par litre	Titre des solutions	Urée disparue par litre au bout de :			
		3 jours	6 jours	9 jours	un mois
0gr 100	1 : 10,000	»	»	»	nulle
0 100	1 : 10.000	»	»	»	nulle
0 066	1 : 15,000	»	»	»	nulle
0 066	1 : 15,000	»	»	»	nulle
0 050	1 : 20,000	»	»	»	7gr 1
0 050	1 : 20,000	»	»	»	nulle
0 050	1 : 20,000	»	9gr 6	»	»
0 050	1 : 20,000	»	»	»	nulle
0 040	1 : 25,000	»	13 6	»	»
0 033	1 : 30,000	6gr 2	»	»	»
0 033	1 : 30,000	»	13 5	»	»
0 033	1 : 30.000	»	»	16gr 1	»
0 033	1 : 30,000	4 3	»	»	»
0 025	1 : 40,000	4 6	»	»	»
0 025	1 : 40,000	»	»	3 9	»
0 025	1 : 40,000	»	15 3	»	»
0 025	1 : 40,000	3 6	»	»	»

Au contraire, avec le sublimé corrosif, la dose de 1 décigramme par litre d'urine artificielle ne peut pas toujours entraver le début de la fermentation, ni même s'opposer à sa terminaison. Sous ce rapport, l'*Urobacillus Maddoxii* se rapproche beaucoup de l'*Urobacillus Pasteurii*, qui ne présente pas à l'égard des mercuriaux une sensibilité plus grande.

Action du sublimé corrosif sur l'Urobacillus Maddoxii

Dose par litre	Titre des solutions	Urée disparue par litre au bout de :			
		3 jours	6 jours	9 jours	un moi
0 gr 100	1 : 10,000	»	»	»	nulle
0 100	1 : 10,000	»	»	»	19 gr 6
0 100	1 : 10,000	»	»	»	nulle
0 100	1 : 10,000	»	»	»	nulle
0 066	1 : 15,000	»	»	8 6	18 gr 7
0 050	1 : 20,000	»	»	»	11 1
0 050	1 : 20,000	3 4	»	»	19 4
0 050	1 : 20,000	»	10 7	»	»
0 050	1 : 20,000	»	»	»	19 8
0 040	1 : 25,000	»	12 6	»	»
0 033	1 : 30,000	6 2	»	»	»
0 025	1 : 40,000	7 3	»	»	19 9

Le nitrate d'argent peut être placé sous ce rapport à côté du biiodure ; il l'emporte même en antisepsie sur ce sel métallique, et l'on peut voir dans le tableau qui suit qu'à 1 : 20,000 et 1 : 30,000, si la fermentation ammoniacale débute, on la trouve rarement achevée après un mois d'attente.

Comme je l'ai d'ailleurs annoncé depuis longtemps, le nitrate d'argent est une substance éminemment antiseptique ; malheureusement, ces solutions gardent difficilement leur titre initial, même quand on les conserve à l'abri de la lumière dans des vases de verre bien bouchés; aussi dans les expériences effectuées avec le sel de ce métal, les solutions doivent-elles être renouvelées, tous les 8 ou 10 jours, surtout quand elles sont à très bas titre.

Action du nitrate d'argent sur l'Urobacillus Maddoxii

Dose par litre	Titre des solutions	Urée disparue par litre au bout de :			
		3 jours	6 jours	9 jours	un mois
0 gr 100	1 : 10,000	»	»	»	nulle
0 066	1 : 15,000	»	»	»	nulle
0 050	1 : 20,000	»	»	»	nulle
0 050	1 : 20,000	»	»	»	nulle
0 050	1 : 20,000	»	»	»	5 gr 8
0 050	1 : 20,000	»	»	»	nulle
0 040	1 : 25,000	»	»	»	nulle
0 033	1 : 30,000	»	»	»	nulle
0 033	1 : 30,000	»	»	»	8 2
0 025	1 : 40,000	»	»	»	nulle
0 025	1 : 40,000	»	»	»	nulle
0 025	1 : 40,000	»	»	14 gr 3	»
0 025	1 : 40,000	»	6 8	»	»
0 020	1 : 50,000	»	»	15 2	»
0 016	1 : 60,000	»	6 7	»	»
0 016	1 : 60,000	7 gr 9	»	»	»

Quant au sulfate de cuivre, qui exerce sur le bacille de Freudenreich une action antiseptique si remarquable, nous constatons que ce sel n'agit pas plus énergiquement sur l'*Urobacillus Maddoxii* que sur les Urobacilles de Duclaux et de Pasteur ; effectivement à 1 : 1,500, la fermentation peut parfois commencer.

Action du sulfate de cuivre sur l'Urobacillus Maddoxii

Dose par litre	Titre des solutions	Urée disparue par litre au bout de :			
		3 jours	6 jours	9 jours	un mois
1 gr 000	1 : 1,000	»	»	»	nulle
1 000	1 : 1,000	»	»	»	nulle
1 000	1 : 1,000	»	»	»	nulle
0 666	1 : 1,500	»	»	»	nulle
0 666	1 : 1,500	»	»	»	nulle
0 666	1 : 1,500	»	»	»	nulle
0 666	1 : 1,500	»	»	»	nulle
0 666	1 : 1,500	»	4 gr 6	»	»
0 500	1 : 1,200	»	9 3	»	19 0
0 500	1 : 1,200	»	9 0	»	»
0 500	1 : 1,200	»	»	»	nulle
0 500	1 : 1,200	»	19 9	»	»
0 500	1 : 1,200	»	9 9	»	18 5
0 500	1 : 1,200	»	17 3	»	»

L'iode dont l'action est redoutée par l'Urobacille de Duclaux, et bien moins par celui de Pasteur, agit sur l'espèce que nous étudions, à la dose de 2 p. 1,000 ; sous une quantité plus faible, à 1 : 600, à 1 : 700, etc..., la fermentation non seulement débute, mais peut se poursuivre avec une certaine rapidité.

Action de l'iode sur l'Urobacillus Maddoxii

Dose par litre	Titre des solutions	Urée disparue par litre au bout de : 3 jours	6 jours	9 jours	un mois
2 gr 000	1 : 500	»	»	»	nulle
2 000	1 : 500	»	»	»	nulle
2 000	1 : 500	»	»	»	nulle
2 000	1 : 500	»	»	»	nulle
1 666	1 : 600	»	»	6 gr 4	»
1 430	1 : 700	»	14 gr 3	»	»
1 250	1 : 800	3 gr 9	»	16 3	»
1 000	1 : 1,000	»	»	14 3	»
1 000	1 : 1,100	»	»	12 5	»
1 000	1 : 1,100	»	10 0	»	19 9
1 000	1 : 1,000	»	»	15 7	»
1 000	1 : 1,000	»	7 5	»	»
0 500	1 : 2,000	5 7	»	16 9	»
0 500	1 : 2,000	6 1	»	»	»
0 333	1 : 3,000	7 9	»	18 4	»

Chose curieuse, l'acide borique qui entrave au début l'hydratation de l'urée par les espèces précédemment étudiées à la dose de 1 : 300, l'*Urobacillus Duclauxii* mis à part, ne s'oppose pas ici à un commencement d'hydratation sous le poids de 6 gr. 66 par litre. Mais, comme toujours, si l'acide borique se montre impuissant à prévenir un léger début dans la fermentation ammoniacale, il s'oppose énergiquement à ce que l'hydratation de l'urée soit conduite jusqu'au bout.

Action de l'acide borique sur l'Urobacillus Maddoxii

Dose par litre	Titre des solutions	Urée disparue par litre au bout de : 3 jours	6 jours	9 jours	un mois
10 gr 000	1 : 100	»	»	»	nulle
10 000	1 : 100	»	»	»	nulle

Action de l'acide borique sur l'Urobacillus Maddoxii (suite)

Dose par litre	Titre des solutions	Urée disparue par litre au bout de :			
		3 jours	6 jours	9 jours	un mois
10gr000	1 : 100	»	»	»	nulle
10 000	1 : 100	»	»	»	nulle
6 666	1 : 150	»	»	3gr6	»
5 000	1 : 200	»	3gr2	»	»
5 000	1 : 200	»	2 5	»	3gr1
5 000	1 : 200	1gr3	»	»	5 7
3 333	1 : 300	»	»	»	5 4
3 333	1 : 300	»	»	5 0	»
2 500	1 : 400	»	4 3	»	»
2 000	1 : 500	»	3 9	»	5 6
2 000	1 : 500	2 4	»	»	»
1 000	1 : 1,000	»	4 6	»	»
1 000	1 : 1,000	»	»	»	3 6
1 000	1 : 1,000	2 8	4 6	4 6	»

En revanche, l'acide phénique qu'on pourrait, pour ainsi dire, déclarer sans action sur l'*Urobacillus Duclauxii*, qui peut, comme on sait, croître et produire un début de fermentation dans les bouillons chargés d'urée et de 4 p. 100 de phénol, exerce une action beaucoup plus néfaste sur l'*Urobacillus Maddoxii*; à 1 : 300, le phénol s'oppose souvent efficacement à l'hydratation de l'urée causée par le développement de cette espèce.

Action de l'acide phénique sur l'Urobacillus Maddoxii

Dose par litre	Titre des solutions	Urée disparue par litre au bout de :			
		3 jours	6 jours	9 jours	un mois
10gr000	1 : 100	»	»	»	nulle
10 000	1 : 100	»	»	»	nulle
5 000	1 : 200	»	»	»	nulle
5 000	1 : 200	»	»	»	nulle
5 000	1 : 200	»	»	»	nulle
5 000	1 : 200	»	»	»	nulle
3 333	1 : 300	»	»	»	4gr5
3 333	1 : 300	»	»	»	nulle
3 333	1 : 300	»	»	»	nulle
3 333	1 : 300	»	»	»	9 6
3 333	1 : 300	»	17gr1	»	»
2 500	1 : 400	»	11 3	»	»
2 500	1 : 400	9gr6	»	»	»
2 000	1 : 500	5 7	»	»	19 9
2 000	1 : 500	6 8	»	16gr4	»

En résumé, l'action des antiseptiques sur l'*Urobacillus Maddoxii* se rapproche beaucoup de celle qu'exercent les substancss mises en expérience sur les espèces urophages précédemment décrites. Dans le tableau suivant, se trouvent résumés les résultats des recherches qui viennent d'être exposées.

Doses minima de quelques antiseptiques capables de s'opposer efficacement à la fermentation d'un litre d'urine artificielle ensemencé avec l'Urobacillus Maddoxii.

Substances	Poids	Titre des solutions
Nitrate d'argent.	0gr 050	à 1 : 20,000
Biiodure de mercure.	0 066	2 : 15.000
Sublimé corrosif.	0 200	1 : 5,000
Sulfate de cuivre	1 000	1 : 1,000
Iode.	2 000	1 : 500
Acide phénique	5 000	1 : 200
Acide borique	10 000	1 : 100

Il existe encore, dans les poussières de l'air, du sol et des eaux, de nombreuses espèces bacillaires capables de convertir l'urée en carbonate d'ammonium ; j'en connais pour le moins huit qui se distinguent des microbes précédents par une activité moindre, par diverses particularités dans l'aspect de leurs cultures et par une inégale résistance aux agents physiques et chimiques ; je n'en décrirai cependant que trois, les urobacilles ε, δ, ο, que j'ai eu le loisir d'étudier assez longuement. Ces ferments se rapprochent beaucoup, par leur mode d'action sur la carbamide, des myceliums de plusieurs Penicilliums à chaînes de spores rondes et elliptiques. Comme dans la culture de ces moisissures, la sécrétion de l'urase est généralement lente et s'observe surtout quand l'espèce a pris un grand développement. Nous aborderons ensuite l'étude des nombreux microcoques qui jouissent, de même, de la propriété d'hydrater l'urée.

Urobacillus δ

Cet organisme est très répandu dans les eaux sales ; je l'ai maintes fois rencontré dans les eaux d'égouts et de vidanges, plus rarement dans les eaux de la Seine, de la Marne et du Canal de l'Ourcq ; exceptionnellement on le trouve dans les eaux de sources, et, depuis trois ans que j'analyse les poussières atmosphériques au moyen de plaques de gélatine chargée d'urée dans le but d'établir la statistique des ferments ammoniacaux répandus dans l'atmosphère, il ne m'a été donné de l'y découvrir que huit fois.

Pour isoler l'*Urobacillus* δ des microbes des eaux impures, on chauffe ces dernières pendant plusieurs heures entre 65° et 70°, puis on étudie successivement les colonies auréolées de cristaux nées sur des plaques fabriquées en mélangeant un demi-gramme des eaux chauffées avec de la gélatine contenant 20 grammes d'urée par 1000 centimètres cubes. On ne s'attardera pas, dans ce cas particulier, à examiner les colonies restées à peu près invisibles et entourées d'un brouillard de cristaux s'étendant au loin dans le *substratum* ; nous savons que ces colonies sont constituées habituellement par les *Urobacillus Pasteurii* et *Duclauxii,* c'est-à-dire par des ferments d'une très grande activité ; on examinera de préférence les colonies plus grosses sphériques, auréolées à une faible distance, et dont la couleur devient grisâtre au bout d'une semaine d'attente.

Je dois signaler un fait qui complique parfois la diagnostic : j'ai reconnu que toutes les colonies entourées de cristaux à brève échéance ne sont pas nécessairement des ferments ammoniacaux, — je parle des colonies vulgaires, nées collectivement avec ces ferments sur une même plaque de gélatine chargée d'urée. Il arrive, en effet, parfois, que la présence d'une espèce urophage, devenue une source d'ammoniaque, suffit pour provoquer, à plusieurs centimètres d'elle, la formation de substances cristallisées autour de colonies sécrétant soit des acides, soit d'autres corps capables de s'unir avec l'ammoniaque pour donner des combinaisons cristallisées.

Dans ce cas, l'observateur se trouve momentanément embarrassé, mais, en examinant ces cristaux, qui, distribués autour des colonies vulgaires, n'ont pas la forme d'haltères, et en semant l'organisme sur de la gélatine chargée d'urée qui ne doit pas, après développement, s'entourer d'un brouillard cristallin, la question de savoir si l'on a ou non affaire à un ferment de la carbamide se trouve parfaitement résolue. Quand, au contraire, une auréole apparaît au bout de quelques jours autour des piqûres ayant donné naissance à une espèce bacillaire à développement luxuriant, pouvant produire la fermentation de l'urine en 4 à 5 jours, on se trouve très probablement en présence de l'organisme δ.

L'urobacille δ cultivé dans les milieux liquides contenant de l'urée se présente au microscope sous l'aspect de bacilles immobiles, de 1 μ environ de large, sur 5 à 8 μ de long. L'espèce, bien que formée d'articles le plus souvent réunis deux à deux, se présente groupée irrégulièrement en petits tas de bâtonnets.

Semé à l'état de pureté dans de l'urine normale filtrée à travers la porcelaine, ce bacille y acquiert, dès le lendemain un grand développement; le liquide est devenu trouble avant même que son acidité ait complètement disparu; le surlendemain, le trouble est intense, et l'alcalinité devient manifeste ; on voit se former au sein de la liqueur des dépôts grumeleux et caillebotés qui se joignent aux sédiments précipités pour former au fond du vase une boue légèrement visqueuse ; plus tard, l'urine acquiert une couleur rouge foncé et récupère sa limpidité première quand la fermentation est achevée.

Dans les urines artificielles, on observe, de même, prématurément la formation de dépôts grumeleux dont le volume est loin d'atteindre ceux qu'on observe dans les urines stérilisées à froid et à 110°.

L'*Urobacillus* δ croît très aisément dans la gélatine simplement peptonisée; le succès de ses cultures dans ce milieu est toujours certain. A l'endroit de chaque piqûre, on voit se former, dès le lendemain, un trait blanc qui devient de plus en plus dense, se mamelonne et brunit fortement en vieillissant. A la surface de la gélatine, au point où le fil de platine a pénétré, il se produit un bouton parfaitement arrondi qui augmente de volume et acquiert parfois en hauteur des dimensions supérieures à son diamètre transversal. Ce bouton ressemble alors, ou à un petit œuf pénétrant du tiers de sa pointe dans la gélatine, ou à une sphère posée sur la piqûre. L'*Urobacillus* δ présente à peu près sur la gélatine ordinaire les formes qu'il a dans les cultures liquides ; il y produit en abondance des spores très réfringentes, légèrement elliptiques.

Sur la gélatine chargée d'urée, l'aspect des cultures de ces microorganismes est un peu différent : d'abord apparaît dans le trajet du fil de platine un trait blanc et bien nourri qui s'entoure dès le deuxième jour d'une atmosphère cylindrique de cristaux. Après 10 à 15 jours de végétation à 20°, le *substratum* se liquéfie régulièrement autour de la piqûre en déterminant un puits au fond duquel l'espèce s'abîme dans un liquide très visqueux ; ce puits est cylindrique et comme taillé à l'emporte-pièce ; il s'agrandit dans ses dimensions diamétrales avec une excessive lenteur. Le ramollissement général de la gélatine est souvent très avancé, avant que la gélatine soit liquéfiée par le fait de la végétation du microbe.

L'*Urobacillus* δ croît très bien dans le bouillon peptonisé ordinaire, où il provoque un louche léger manifeste, après 24 heures. Le trouble s'accentue et devient considérable au bout de 5 à 6 jours ; à ce moment, on peut constater, par litre de bouillon, si l'afflux de l'air a été suffisant à la surface de la culture, une quantité d'urase pouvant décomposer 18 à 20 grammes d'urée pure en moins d'une heure.

Fermentation provoquée par l'Urobacillus δ. — J'ai dit plus haut qu'il fallait environ 4 à 5 jours à ce microbe pour déterminer la décomposition de l'urée des urines normales; je dois ajouter, cependant, que si les urines contiennent de 25 à 30 grammes d'urée, la décomposition totale de cette dernière substance reste souvent incomplète. Suivant la nature des urines, la fermentation prend d'ailleurs des allures plus ou moins rapides, en rapport avec la plus ou moins grande quantité et toxicité des matériaux excrétés, dissous, en quantité si variable, dans ce liquide animal. Ces perturbations, peu sensibles quand on use de ferments très actifs, deviennent beaucoup plus évidentes quand les organismes urophages appartiennent à la classe des espèces peu actives.

Je donne dans le tableau suivant la marche de la disparition de l'urée dans l'urine artificielle choisie pour type, ce qui nous permet d'apprécier la vitesse de l'hydratation de l'urée et de poser les bases d'un diagnostic entre cette espèce et les bacilles déjà étudiés.

Urine artificielle chargée de 20 grammes d'urée par litre

	Urée disparue par litre					
	I	II	III	IV	V	VI
Ap. 24 heures	1 gr 9	1 gr 2	2 gr 7	1 gr 1	3 gr 4	1 gr 5
» 2 jours	5 6	4 3	5 3	3 3	8 2	3 8
» 3 »	9 3	8 1	10 2	8 6	13 0	8 3
» 4 »	14 1	12 9	14 4	13 5	16 9	12 7
» 5 »	18 0	17 1	18 6	18 1	19 0	16 4
» 6 »	20 0	19 8	19 9	19 9	20 0	19 3

Pendant les 24 heures qui suivent l'ensemencement, la disparition de l'urée est à peu près nulle ; c'est surtout de la fin du premier jour à la fin du cinquième que s'effectue l'hydratation de la majeure partie de la carbamide contenue dans l'urine artificielle. Dans les conditions qui viennent d'être spécifiées, c'est, environ, 108 heures que dure l'acte fermentaire, ce qui donne 0 gr. 18 pour le poids de l'urée détruite par heure.

Ensemencé dans les milieux chargés de 30 à 40 grammes d'urée par litre, l'*Urobacillus* δ acquiert, dès l'abord, un développement botanique qui fait présager une fermentation active, il n'en est rien ; c'est à peine si on constate parfois au bout de 15 jours la disparition de 7 à 8 grammes d'urée dans ces solutions concentrées d'amide carbonique.

Avec les urines artificielles riches de 30 p. 1000 d'urée, le poids du carbonate d'ammoniaque formé peut correspondre à la disparition de 28 grammes d'urée, mais cette limite maximum est rarement atteinte ; les analyses accusent habituellement des chiffres oscillant entre 18 et 24 grammes.

Je n'ai pas étudié l'action des antiseptiques sur cette espèce peu importante; cependant, j'ai calculé le degré de résistance de ses spores à la chaleur : c'est entre 93 et 96° qu'elles meurent, après avoir subi pendant 2 heures l'action de cette température dans l'eau distillée. Quant au degré de chaleur le plus favorable à la multiplication de l'urobacille δ, il est voisin de la température normale du corps humain. Ce microbe peut aussi faire fermenter aisément les urines à 40 et même 41°.

En résumé, cette espèce se distingue des précédentes:

1° Par son faible pouvoir hydratant, qui s'exerce à raison d'une destruction de 0 gr. 18 d'urée par heure;

2° Par la facilité avec laquelle elle croît dans les milieux nutritifs les plus divers;

3° Par le développement toujours considérable qu'elle acquiert dans ces mêmes milieux et l'aspect des cultures.

Urobacillus ε.

Ce ferment très peu actif de l'urée a été trouvé pour la première fois dans un échantillon d'eau de l'Ourcq, chauffée 48 heures vers 60° ; depuis, il a été rencontré dans les eaux d'égouts et les eaux de vidanges traitées à Bondy ; mais jusqu'ici, il n'a pu être retiré de l'atmosphère, ni des eaux de sources ; les eaux des drains de la prairie des filtres de la ville de Toulouse l'ont, au contraire, présenté à plusieurs reprises.

L'*Urobacillus* ε est formé de filaments longs, rigides, immobiles, d'une largeur supérieure à 1 μ (1, 2 μ à 1, 3 μ). Dans les cultures ne contenant pas d'urée, sa longueur peut surpasser 20 et 30 μ; dans les urines devenues ammoniacales, ce bacille s'amincit notablement, il sécrète de bonne heure une substance muqueuse qui l'englobe et l'encapsule.

Largement ensemencé dans les urines normales, ce

bacille y provoque une fermentation à peine appréciable au bout de quatre jours; après deux semaines, ces liquides sont trouvés fortement alcalins, mais la quantité d'urée décomposée dépasse rarement plus de 7 à 8 grammes par litre de liquide.

Urine normale stérilisée à froid

	Urée décomposée par litre		
	I	II	III
Après 2 jours . . .	liquide acide	liquide acide	liquide acide
» 3 » . . .	id.	0gr6	id.
» 4 » . . .	1gr3	1 8	1gr1
» 5 » . . .	1 9	2 3	2 0
» 10 » . . .	3 4	4 9	3 8
» 15 » . . .	6 1	6 7	5 9
» 20 » . . .	6 8	7 1	5 8

Ces sortes de fermentations ammoniacales ressemblent beaucoup aux hydratations provoquées par les mucédinées. Je citerai, au nombre de ces champignons, un *Penicillium* à spores elliptiques blanches, dont le mycelium fournit, en végétant dans les milieux sucrés chargés d'urée, des fermentations à peu de choses près identiques.

Si l'on veut bien comparer le tableau précédent avec les deux premières expériences du tableau reproduit ci-après, l'analogie que je signale apparaîtra dans toute son évidence.

	Urée disparue par litre			
	Dans l'urine normale neutralisée, stérilisée à froid		Dans l'urine minérale sucrée neutralisée, stérilisée à froid	
	I	II	I	II
Après 2 jours	acide	neutre	1gr0	1gr3
» 3 »	1gr3	0gr9	1 8	1 5
» 4 »	2 4	1 3	2 1	2 7
» 5 »	3 1	2 4	3 4	»
» 10 »	4 6	4 9	7 2	6 3
» 15 »	5 7	5 7	7 9	7 4
» 20 »	6 3	5 9	7 9	7 4

On remarque que la fermentation dans l'urine normale a été un peu plus lente à s'établir, et moins énergique que dans l'urine minérale sucrée (je désigne par là une solution faiblement chargée de tartrate d'ammoniaque, de sucre, d'urée et d'une pincée de cendres de bois par litre); cela tient simplement à la chétivité du mycélium développé dans le premier liquide, où on le voit se développer en houppes légères, peu volumineuses, qui se chargent d'incrustations et sont finalement entraînées au fond du vase. A considérer le poids total de ce mycélium rabougri de l'urine humaine, on est étonné de l'action relativement faible qu'a produite le mycélium très prospère qui s'est développé abondamment dans le milieu sucré, et qui, cependant, n'a décomposé, à peine, que 1 ou 2 grammes de plus d'urée.

La végétation luxuriante d'une moisissure urophage ne signifie aucunement sécrétion abondante d'urase, car cette substance semble se produire dans des conditions qui ne sont pas toujours celles de la vie normale du végétal. Il semblerait, même, que la fonction hydratante du mycélium commence quand il est soumis à la vie subaquatique, vie qui ne s'accuse pas, du moins, pour la moisissure que je considère ici, par un accroissement notable du végétal.

J'ai pu effectivement constater que le poids du mycélium est parfois plus faible après qu'avant la fermentation (1). Il faut si peu d'urase pour détruire beaucoup d'urée qu'un simple changement, ou peut-être une perversion dans la nature des sécrétions, me semble devoir suffire sans qu'il y ait formation de nouvelles cellules.

Avec un petit flocon de mycélium d'une mucédinée, ferment actif, immergée dans l'urine artificielle ordinaire, et arrêtée, du moins en apparence, dans sa croissance, j'ai pu transformer jusqu'à 50 grammes d'urée en carbonate d'ammonium. Mais, ici, les chiffres inscrits dans le tableau

(1) Pour mesurer la différence de poids entre un mycélium soumis à un travail physiologique et un même mycélium qui y est soustrait, les cultures doivent être faites dans un vase à large goulot. Au moment choisi, le mycélium est saisi avec une pince flambée, puis légèrement comprimé dans du papier Joseph stérilisé. Avec des ciseaux également flambés, on divise le mycélium en deux parts, s'équilibrant sur les plateaux d'une balance. Il est clair qu'on doit s'entourer, dans cette opération, des précautions aseptiques les plus minutieuses Une part est jetée dans la solution nutritive stérilisée chargée d'urée qu'on veut faire fermenter ; l'autre est lavée, séchée à 100°, puis pesée.

suivant s'appliquent au *Penicillium* se chargeant de spores elliptiques dont nous venons de parler.

Retiré d'un terrain de culture minérale sucrée après une végétation de 18 jours, qui avait entraîné la destruction de 10 grammes d'urée par litre, ce mycélium fut partagé en parties égales ; l'une d'elles, lavée, puis séchée à 100°, accusa un poids de 3 gr. 356 (chiffre rapporté au litre) ; l'autre, lavée à l'eau stérilisée et jetée dans de l'urine artificielle type, détruisit une première fois 8 gr. 8 d'urée, une seconde fois 9 gr. 6, et enfin une troisième fois, 7 gr.7.

Urine Artificielle neutralisée, stérilisée à froid

	Urée disparue durant la		
	1re immersion	2e immersion	3e immersion
Après 1 jour. . . .	0gr 9	»	»
» 2 »	1 8	1gr 2	0gr 8
» 3 »	2 9	»	»
» 4 »	»	3 9	2 5
» 5 »	5 4	»	»
» 6 »	6 0	5 0	3 8
» 7 »	»	»	»
» 8 »	7 1	»	»
» 9 »	7 8	6 7	5 1
» 10 » . . .	8 3	»	6 7
» 11 »	8 8	»	»
» 12 »	»	9 6	7 5
» 13 »	8 8	»	7 5
» 14 »	»	»	»
» 15 »	8 8	9 6	7 5

Cette portion de mycélium, qui avait hydraté 26 grammes d'urée au total en 45 jours, pesait 3 gr. 133. Nous venons de voir que celle qui avait été exonérée de cet acte physiologique avait pesé davantage, 3 gr. 356. Dans le tableau précédent, on ne s'étonnera pas de voir le mycélium déterminer immédiatement la transformation de l'urée, fait résultant de la vie poursuivie du végétal, alors que l'acte fermentaire ne devient sensible, quand on ensemence les spores, que 2 ou 3 jours plus tard.

Il ne faudrait pourtant pas croire qu'un même mycélium puisse indéfiniment hydrater l'urée sans accroissement sensible ; après la cinquième ou sixième immersion, souvent plus tôt, les mycéliums cessent brusquement de sécréter l'urase; d'autres fois, ils déchoient avec lenteur; dans la plupart des cas, ils sont épuisés, mais non morts, car on peut les semer dans de nouvelles liqueurs sucrées, acidulées, et provoquer ainsi des végétations qui ne le cèdent en rien à celles qui proviennent directement de l'ensemencement des spores.

Je reviens à l'*Urobacillus* ε, que les analogies qu'il présente avec les moisissures dans l'accomplissement d'une de ses fonctions physiologiques m'avaient amené à négliger dans une digression non dépourvue d'intérêt.

Ce bacille se développe très bien dans les bouillons de peptone, qu'il trouble rapidement en leur communiquant une odeur nauséabonde, et en y formant des dépôts gluants, qui semblent se redissoudre quand on agite le vase renfermant la culture, et qui acquiert alors une forte viscosité. On constate difficilement dans ce bouillon altéré la présence de traces d'urase.

Ensemencé dans la gélatine ordinaire, cet organisme y croît en donnant des taches d'aspect circux, qui s'étendent et végètent à la surface du *substratum*, en formant un gazon limité par un contour très irrégulier, rappelant grossièrement l'aspect des feuilles de vigne et des fougères. Dans la profondeur de la gélatine, le trait devient dense et s'arrête bientôt dans sa croissance. Cette espèce ne liquéfie pas ce milieu demi-solide.

Piqués dans la gélatine chargée d'urée, les clous formés par l'*Urobacillus* ε sont très beaux, quoique moins fournis et moins gros que dans la gélatine ordinaire; au bout de 8 à 10 jours, il se forme à une faible distance de la végétation des cristaux volumineux en boules accouplées deux à deux; cette gélatine ne se ramollit pas et ne devient jamais le siège d'une liquéfaction quelconque.

C'est sur la gélose exposée à 38-39° que cette espèce se montre dans son plus beau développement; en quelques jours, elle a envahi toute la surface de la gélose qu'elle recouvre d'une couche épaisse grisâtre constituée par l'organisme végétant en gros filaments rappelant ceux de la bactéridie charbonneuse et dans lesquels se rencontrent de nombreuses spores elliptiques. Ces spores résistent 2 heures à la température de 90° et 3 ans, au moins, dans les urines qui ont fermenté sous l'influence de l'*Urobacillus* ε.

Je n'insisterai pas plus longtemps sur une espèce qui n'offre qu'un intérêt médiocre, mais dont l'histoire, rapidement esquissée, nous permet d'établir le type d'un ferment de l'urée lent et à action incomplète.

Urobacillus Schutzenbergii *sive* Urobacillus ο.

Cette espèce, que je dédie à mon excellent maître Schutzenberger, aurait été autrefois dénommée *Bacterium ureæ*, à cause de l'exiguité de ses dimensions longitudinales et de son excessive mobilité. Elle diffère beaucoup des bacilles précédents par ses propriétés biologiques et par son peu de résistance aux agents physiques et chimiques. Elle ne donne pas de spores, et un excès de carbonate d'ammonium la tue avant qu'elle ait pu accomplir tout l'acte fermentaire dont elle paraît capable.

L'*Urobacillus Schutzenbergii* ne se trouve pas dans l'air atmosphérique; le plus souvent, il vit et se multiplie dans les eaux de rivières, les eaux de quelques puits, la vase des ruisseaux et dans l'eau d'égout.

Toutes les fois qu'on le recherche avec des milieux nutritifs chargés de plus de 7 à 8 grammes d'urée, son isolement est une opération bactériologique non seulement difficile, mais encore impossible à effectuer. Pendant longtemps, je suis resté surpris et quelque peu intrigué de trouver des urines fortement fermentées et des colonies intensément auréolées de cristaux, sans pouvoir provoquer avec l'espèce qui avait déterminé la formation d'une quantité très notable de carbonate d'ammonium, une nouvelle fermentation ammoniacale. Il m'arrivait bien parfois de voir plusieurs colonies croître sur la gélatine ordinaire ou dans le bouillon, quand je les ensemençais avec une fraction de goutte du liquide fermenté ; mais ces colonies, tantôt formées de bacilles ou de microcoques, se montraient sans action sur l'urée et provenaient évidemment des espèces souillant le ferment ammoniacal dépourvu à cet instant de toute vitalité.

Pour sortir d'embarras et tâcher d'isoler aisément cette espèce fragile, je fabriquai des urines artificielles et de la gélatine renfermant seulement 5 grammes d'urée par litre. Je dus renoncer à cette gélatine qui ne donnait plus d'auréoles, et me résoudre à ensemencer pendant 6 mois, dans du bouillon peptonisé titrant 5 p. 1000 d'urée, toutes les colonies qui naissaient dans mes analyses des eaux effectuées avec la gélatine ordinaire ; par ce moyen, à plusieurs reprises, je pus me procurer l'*Urobacillus Schutzenbergii.*

Au bout de 24 heures, au plus après 36 heures, le bouillon chargé de 5 p. 1000 d'urée avait complètement fermenté sous l'influence de ce nouvel organisme ; malgré la faible quantité de carbonate d'ammoniaque contenu dans ces liquides, l'espèce nouvelle y était irrévocablement tuée après un séjour de 8 jours.

L'espèce fut alors uniquement cultivée dans des milieux dépourvus d'urée, où elle peut séjourner plus de 6 mois sans perdre sa vitalité.

Caractères morphologiques de l'Urobacillus Schutzenbergii. — Ce microbe est constitué par de petits articles ovales d'environ 1 μ de long sur 0,5 μ de large, associés ordinairement deux à deux. Ces articles sont très mobiles dans les cultures effectuées sur la gélatine et le bouillon ; il perd rapidement sa mobilité dans les liquides fermentés quand le poids de l'urée décomposée s'élève environ à 8 ou 10 grammes par litre ; ce microbe ne paraît pas fournir de spores endogènes; en vieillissant dans les milieux les plus favorables à sa culture, il se résout au bout de quelques mois en fines granulations de 0,4 à 0,5 de μ. Dans sa période de vie active, ses articles sont, nous l'avons déjà dit, réunis deux à deux, parfois en chaînes formées de 4 articles, que la scissiparisation partage bientôt en deux couples d'individus.

Les mouvements de cette espèce sont très vifs. Quand on les étudie à 20-25°, l'œil ne saisit d'abord dans la préparation que l'impression d'un grouillement; il faut tuer l'espèce adulte avec quelques traces d'acide acétique pour pouvoir le bien examiner; sinon, les articles mobiles entraînent avec eux ceux qui le sont peu ou ont cessé de l'être, et l'on ne perçoit qu'un vague tourbillonnement.

Les mouvements de ce bacille sont multiples : tantôt les petits bâtonnets tournent sur eux-mêmes comme un sablier animé d'un mouvement giratoire autour d'un axe qui passerait par le point tangent des deux sphères qui le constituent, mais qui ferait un angle plus ou moins variable avec le grand axe du sablier. Les mouvements de progression en avant sont très prompts, rectilignes ou courbes, ils semblent toujours accompagnés du mouvement de rotation que nous venons de signaler, et qui communique aux individus une sorte de tremblotement. Ce qui nous importe surtout de retenir, c'est l'extrême mobilité de ce bacille qui n'a pas d'analogue dans les espèces déjà étudiées.

Des cultures de l'Urobacillus Schutzenbergii.— Au bout de 24 heures, le bouillon de peptone ensemencé avec cet organisme est manifestement louche ; les jours suivants le trouble augmente et la surface du liquide se recouvre d'une pellicule très légère qui grimpe à une certaine hauteur au-dessus du niveau du bouillon, contre les parois du vase. Cette pellicule ne prend jamais une bien grande consistance ; cependant on peut la voir quelquefois gagner, en fins lambeaux, les parties inférieures de la culture. Le bouillon conserve pendant plusieurs semaines un trouble très apparent qui finit pourtant par disparaître au bout de 2 à 3 mois.

Si les liquides sont chargés d'urée, le trouble du début est intense, mais il dure très peu ; au bout de 4 ou 5 jours, les liquides sont redevenus absolument limpides.

Semé sur la gélatine ordinaire, ce microbe s'y développe très bien en la liquéfiant rapidement ; le liquide qui résulte de cette liquéfaction est louche et peu visqueux. Quand cet Urobacille est ensemencé par piqûres dans ce même *substratum*, il se forme à la surface de la gélatine une cupule qui s'agrandit de jour en jour en même temps que le trait fait par le fil de platine croît progressivement en diamètre ; au bout de 10 jours, la fluidification est complète à 20°. Si la gélatine est chargée de 20 p. 1000 d'urée, on observe un commencement de liquéfaction avec formation de cristaux dans la masse restée solide, puis tout phénomène d'accroissement est suspendu, comme si subitement la culture avait été antiseptisée par un désinfectant très actif. On peut vérifier directement que l'espèce est morte.

Quand on sème un petit nombre de bâtonnets de ce microbe dans une plaque épaisse de gélatine simplement peptonisée, on voit apparaître dans l'intérieur de la masse de petites colonies translucides, parfaitement sphériques, qui grossissent rapidement et prennent un aspect laiteux; dès qu'une de ces colonies a gagné la surface du *substratum*, on la voit s'étendre en formant une cupule qui grandit rapidement et liquéfie le milieu. Si la gélatine est chargée d'une quantité notable de carbamide, la colonie sphérique n'atteint pas plus de 1 à 2 millimètres de diamètre ; elle s'entoure d'une atmosphère de cristaux, puis la culture reste stationnaire. Les urobacilles vivaces et très actifs donnent des colonies à peu près du même aspect, mais tandis que la plaque se ramollit et finit par se résoudre sous leur influence en une masse sirupeuse très ammoniacale, les plaques qui contiennent l'*Urobacillus Schutzenbergii* conservent indéfiniment leur aspect des premiers jours, jusqu'à leur complète dessication, ce qui réclame environ 4 ans d'attente, quand on se sert de mes vases coniques à capuchon rodé.

Sur la gélose peptonisée maintenue à 28-30°, les cultures s'étendent en surface, en donnant une couche blanchâtre d'une couleur légèrement verdâtre, teinte qu'acquièrent également en vieillissant les bouillons de cultures et le liquide résultant de la fluidification de la gélatine.

Ces caractères macroscopiques sont assez saillants pour distinguer ce microbe des urobacilles décrits dans les pages précédentes, mais le caractère le plus important, le plus distinctif et le plus curieux, est tiré de la marche de l'hydratation de la carbamnide, dans les milieux liquides où ce bacille est ensemencé.

Des fermentations déterminées par l'Urobacillus Schutzenbergii. — Cette espèce n'achève jamais complètement la fermentation des urines normales où elle croît d'ailleurs beaucoup plus difficilement que dans les urines artificielles. Quand on use d'urines humaines stérilisées à froid, on constate la disparition de 8 à 10 grammes d'urée. Le chiffre que je donne est extrême, car j'ai pu souvent constater que le poids de l'urée disparue ne dépassait pas 6 à 7 grammes.

Avec les bouillons chargés de 20 p. 1000 de carbamnide, on peut constater une hydratation de 16 grammes, mais le chiffre moyen qu'on obtient est très voisin de 14 grammes.

Urine artificielle chargée de 20 grammes d'urée par litre

	Urée disparue par litre					
	I	II	III	IV	V	VI
Après 1 jour	3 gr 5	2 gr 8	2 gr 7	3 gr 9	4 gr 1	1 gr 6
» 2 »	7 6	6 5	6 9	7 5	8 3	5 4
» 3 »	11 5	10 8	11 4	11 7	12 6	9 6
» 4 »	13 8	14 2	15 5	15 2	13 1	13 2
» 5 »	13 8	14 5	16 8	15 6	13 1	15 9
» 6 »	»	»	16 7	15 6	»	15 9

C'est donc à raison d'une hydratation de 4 grammes par jour, que s'effectuent les fermentations ammoniacales provoquées par l'*Urobacillus Schutzenbergii;* comme on voit, ces fermentations débutent très nettement dans les 24 premières heures, et se poursuivent d'une façon très régulière jusqu'au quatrième jour, époque où le ferment, très vivement touché par le carbonate d'ammoniaque dépérit rapidement et meurt quelquefois *avant* que la fermentation soit achevée.

Effectivement, quand on surveille de près une fermentation ammoniacale déterminée par ce microorganisme et abandonnée à la température de 20°, il arrive, lorsque la quantité d'urée détruite atteint 13 grammes environ, que l'espèce prélevée à ce moment n'est plus rajeunissable dans les urines et le bouillon de peptone alors que l'hydratation continue, marche dans les 12 à 14 heures suivantes et finit par détruire 15 grammes d'urée.

Je sais bien qu'on peut objecter que l'espèce n'est pas peut-être morte, qu'elle a simplement perdu la faculté de se rajeunir quand on la porte brusquement d'un milieu très alcalin dans un milieu qui ne l'est pas du tout. Malheureusement pour la justification de cette hypothèse, il faudrait pour s'assurer de la mort réelle d'une espèce, employer un autre moyen que sa culture dans les milieux qu'elle affectionne le plus; jusqu'à ce que ce moyen soit trouvé, je supposerai, dans le cas qui nous occupe, que c'est le carbonate d'ammoniaque qui a tué le microbe, et que la décomposition de l'urée qui a suivi sa mort est due au ferment soluble qu'il avait sécrété en excès.

La marche rapide de la fermentation ammoniacale sous l'influence de l'*Urobacillus Schutzenbergii*, m'avait fait supposer que le pouvoir hydratant du microorganisme ne s'exerçait plus librement à partir d'une certaine limite, et qu'en enlevant le carbonate d'ammoniaque formé au moyen d'un courant d'air atmosphérique filtré, il serait possible de faire décomposer à ce bacille une quantité d'urée notablement supérieure à 15 grammes. Cette vue se réalisa, 40 grammes d'urée dissous dans un ballon contenant 1000 centimètres cubes de bouillon de peptone, parcouru constamment par des bulles d'air, furent complètement détruits en 15 jours.

Il existe d'ailleurs un moyen de s'assurer du pouvoir fermentaire *réel* d'un microbe urophage, sans avoir recours aux fermentations directes qui ne donnent à vrai dire, qu'un pouvoir fermentaire *apparent*, les fermentations se trouvant sous la dépendance d'une substance antiseptique qui va sans cesse s'accumulant dans la liqueur fermentescible ; ce moyen, dis-je, consiste à calculer la quantité d'urase que les divers ferments de l'urée peuvent produire en végétant dans des conditions identiques, dans du bouillon de peptone.

Ici, l'expérience démontre que l'*Urobacillus Schutzenbergii* sécrète en 5 jours dans 1 litre de bouillon, assez de diastase pour hydrater, en 1 heure, 35 grammes d'urée à la température de 47-48°, alors que les moisissures, l'*Urobacillus* δ d'un pouvoir fermentaire bien supérieur en apparence (25 grammes), n'en peuvent sécréter qu'une quantité pouvant détruire 10 à 12 grammes d'urée en plusieurs heures ou pas du tout.

Nous trouvons donc dans l'*Urobacillus Schutzenbergii*, un ferment assez actif, qui ne peut accomplir qu'à moitié l'acte biologique dont il est capable, eu égard à la rapidité avec laquelle il mène les fermentations.

Action de la chaleur et des antiseptiques sur l'Urobacillus Schutzenbergii. — La température la plus favorable au développement de cette espèce est située entre 25 et 28° ; à 30°, les fermentations qu'elle détermine s'effectuent déjà plus difficilement qu'à 25° ; à 36°, l'hydratation de l'urée devient très lente, souvent elle se suspend ; à 38°, elle ne débute jamais. Voici encore une espèce qui introduite accidentellement dans la vessie, ne saurait déterminer l'alcalinité des urines, partant, elle ne doit pas être classée parmi les espèces pathogènes, à l'exemple de l'*Urobacillus Pasteurii*, qui à ce point de vue est très redoutable, car on a vu qu'à 40° les fermentations qu'il provoque sont promptes et complètes.

L'espèce en question ne montre pas de spores, aussi présente-t-elle très peu de résistance à la chaleur ; chauffée dans l'eau distillée pendant 2 heures aux températures comprises entre 45 et 50°, elle semble irrévocablement détruite, comme d'ailleurs l'indique le tableau suivant :

Résistance de l'Urobacillus Schutzenbergii à la chaleur

Température	Nombre d'ampoules chauffées	Cas de fermentation observés
50-51°	6	0
48°	6	0
45°	6	0
42°	12	2
40°	12	8
38°	12	11
35°	6	6

Après l'action d'une température de 42°, sur les 12 ampoules mises en expérience, 10 se sont montrées infécondes, soit une proportion de 84 p. 100 ; à une température plus élevée de quelques degrés, le microbe a été fatalement tué.

Les antiseptiques surtout les sels métalliques exercent une action très meurtrière sur cette espèce fragile, l'acide phénique est le désinfectant qu'elle redoute le moins.

Action du biiodure de mercure sur l'Urobacillus Schutzenbergii

Dose par litre	Titre des solutions	Urée disparue par litre au bout de:			
		3 jours	6 jours	9 jours	un mois
0 gr 066	1 : 15,000	»	»	»	nulle
0 066	1 : 15,000	»	»	»	nulle

Action du biiodure de mercure sur l'Urobacillus Schutzenbergii (suite)

Dose par litre	Titre des solutions	Urée disparue par litre au bout de: 3 jours	6 jours	9 jours	un mois
0 gr 050	1 : 20,000	»	»	»	nulle
0 050	1 : 20,000	»	»	»	nulle
0 040	1 : 25,000	»	»	»	nulle
0 033	1 : 30,000	»	»	»	nulle
0 025	1 : 40,000	»	»	»	nulle
0 020	1 : 50,000	»	»	1 gr 3	1 gr 8
0 020	1 : 50,000	»	»	»	nulle
0 016	1 : 60,000	»	»	»	nulle
0 012	1 : 80,000	»	3 gr 7	4 gr 9	»
0 012	1 : 80,000	»	2 8	5 4	5 gr 4
0 010	1 : 100,000	2 gr 3	»	7 4	»
0 010	1 : 100,000	1 8	5 3	»	10 1
0 010	1 : 100,000	»	4 2	»	9 7

C'est à la dose de 1 : 60 000, environ, que s'exerce l'action microbicide du biiodure de mercure sur l'urobacille précité.

Action du sublimé corrosif sur l'Urobacillus Schutzenbergii

Dose par litre	Titre des solutions	Urée disparue par litre au bout de: 3 jours	6 jours	9 jours	un moi
0 gr 040	1 : 25,000	»	»	»	nulle
0 033	1 : 30,000	»	»	»	id.
0 033	1 : 30,000	»	»	»	id.
0 025	1 : 40,000	»	»	»	id.
0 020	1 : 50,000	»	»	»	id.
0 020	1 : 50,000	»	»	»	id.
0 020	1 : 50,000	»	»	»	id.
0 016	1 : 60,000	»	»	»	id,
0 014	1 : 70,000	»	»	»	nulle
0 012	1 : 80,000	»	1 gr 7	»	3 gr 8
0 012	1 : 80,000	2 gr 5	3 3	»	5 4
0 010	1 : 100,000	»	6 2	»	11 5
0 010	1 : 100,000	5 8	»	10 gr 3	10 3

Dans les solutions qui renferment 1 : 80 000 de sublimé,

la fermentation par l'*Urobacillus Schutzenbergii* ne s'effectue que partiellement; quand les urines en renferment 1 : 100 000, on la voit au contraire marcher avec une certaine rapidité; en somme, l'Urobacillus qui nous occupe est 3 à 4 fois plus sensible aux mercuriaux que les urobacilles précédents.

Action du sulfate de cuivre sur l'Urobacillus Schutzenbergii

Dose par litre	Titre des solutions	Urée disparue par litre au bout de :			
		3 jours	6 jours	9 jours	un mois
0 gr 500	1 : 2,000	»	»	»	nulle
0 333	1 : 3,000	»	»	»	id.
0 333	1 : 3,000	»	»	»	id.
0 333	1 : 3,000	»	»	»	id.
0 200	1 : 5,000	»	»	2 gr 3	2 gr 6
0 200	1 : 5,000	»	1 gr 7	»	4 5
0 100	1 : 10,000	»	5 7	»	11 3
0 100	1 : 10,000	2 gr 9	»	7 4	7 4
0 100	1 : 10,000	»	4 8	11 6	11 5

Le sulfate de cuivre se montre antifermentiscible au-dessous de 1 : 5000; à 1 : 10 000, s'il retarde l'hydratation de l'urée, il ne l'entrave pas d'une façon très sensible.

L'iode s'oppose efficacement au développement de l'*Urobacillus Schutzenbergii* dans les solutions où il se trouve à 1 : 20 000; l'acide borique l'arrête à 1 : 800, mais son action nocive sur la fermentation commence à être sensible à 1 : 3000. Les urines artificielles qui renferment cette faible dose de ce corps voient leur fermentation traîner et s'arrêter bien avant que la quantité d'urée décomposée ait atteint 12 à 15 grammes.

L'acide phénique, par contre, est singulièrement moins actif, il commence à gêner l'hydratation de l'urée à la dose de 1 : 200. et se montre sans action sur elle à la dose de 1 : 500, ainsi que le tableau suivant le démontre.

Action de l'acide phénique sur l'Urobacillus Schutzenbergii

Dose par litre	Titre des solutions	Urée disparue par litre au bout de : 3 jours	6 jours	9 jours	un mois
20 gr 000	1 : 50	»	»	»	nulle
10 000	1 : 100	»	»	»	id.
10 000	1 : 100	»	»	»	2 gr 3
10 000	1 : 100	»	»	»	nulle
5 00	1 : 200	»	2 gr 8	3 gr 4	5 gr 4
5 00	1 : 200	»	2 0	»	6 3
3 333	1 : 300	»	»	»	nulle
3 333	1 : 300	»	3 9	7 2	»
2 500	1 : 400	»	4 2	10 1	»
2 500	1 : 400	2 gr 4	5 8	8 7	»
2 500	1 : 400	»	»	»	9 gr 5
2 000	1 : 500	7 4	12 6	»	»
2 000	1 : 500	9 3	11 2	»	»
2 000	1 : 500	6 4	13 8	»	13 8

Comme d'habitude, je résume dans le petit tableau qui suit, mes recherches sur le pouvoir antiseptique qu'exercent quelques substances sur l'espèce qui vient d'être étudiée.

Doses minima de quelques antiseptiques capables de s'opposer efficacement à la fermentation d'un litre d'urine artificielle, ensemencé avec l'Urobacillus Schützenbergii.

Substances	Poids	Titre des solutions
Sublimé	0 gr 014	1 : 70,000
Biiodure de mercure.	0 016	1 : 60,000
Sulfate de cuivre.	0 250	1 : 4,000
Iode	0 500	1 : 2,000
Acide borique	1 250	1 : 800
Acide phénique	10 000	1 : 100

Si on compare ces chiffres avec ceux qui ont été fournis par les autres bacilles urophages de l'urée, on remarque qu'il n'en est pas un qui se soit montré autant que celui-ci sensible aux agents chimiques choisis pour mes expériences.

Il existe dans la nature plusieurs autres espèces bacillaires capables de détruire l'urée en donnant du carbonate d'ammoniaque, la plupart de celles que j'ai seulement entrevues ou dont l'étude n'est pas encore terminée, ne présentent pas de caractères dignes d'être mentionnés; les unes liquéfient la gélatine, les autres ne la liquéfient pas, plusieurs parviennent à détruire 20 grammes d'urée en 10 à 15 jours, plusieurs autres réclament 1 mois pour en détruire à peine 5 grammes. Ces espèces sont généralement des ferments lents, rattachables à la variété décrite sous le nom d'*Urobacillus* ε, ou à l'*Urobacillus Freudenreichii*, dont elles sont loin de posséder l'énergie. Je juge donc inutile de faire une monographie spéciale de ces 7 à 8 nouveaux bacilles urophages dont la description me semble dépourvue d'intérêt, et je passe sans tarder aux urocoques ferments de l'urée.

Urococcus Van Tieghemi *sive* Urococcus α

J'ignore si l'espèce dont la description suit est identique à celle qui attira pour la première fois l'attention de M. Pasteur, et qui, quelques années plus tard, fit de la part de M. Van Tieghem l'objet d'un travail très intéressant sur la fermentation ammoniacale (1).

C'est vers 1863 que M. Van Tieghem entreprit d'élucider le mécanisme de la décomposition spontanée de l'urée ; c'est lui qui démontra que cette décomposition avait pour point de départ la vie d'un végétal inférieur; que, sans ce végétal, l'urée ne fermentait pas, et qu'enfin on pouvait à volonté produire cette fermentation par voie d'ensemencement et de culture.

« Le dédoublement de l'urée, disait-il (thèse citée, p. 64), que nous produisons dans nos laboratoires par l'influence des acides, des alcalis ou d'une température élevée sous forte pression, est réalisé dans la nature par une autre force; il est toujours en corrélation nécessaire avec la vie et la nutrition d'un être organisé spécial. »

N'oublions pas qu'à cette époque les études bactériologiques étaient entourées de difficultés très réelles, que la

---

(1) Van Tieghem, Thèse, n° 256, soutenue le 8 juin 1864. Paris.

technique actuelle a, à peu près, vaincues; les recherches de M. Van Tieghem sur la décomposition de l'urée ont donc dû être très laborieuses, et nous devons ajouter qu'elles ont contribué, pour une large part, à créer la bactériologie si vulgarisée aujourd'hui.

C'est en souvenir de ce beau travail que j'attribue au ferment de l'urée le plus répandu dans la nature, le plus aisé à se procurer, le nom d'un des microbotanistes les plus éminents de l'époque actuelle.

Je n'affirmerai pas que le *Micrococcus ureæ* α est identique à celui qu'a eu jadis entre les mains M. Van Tieghem; à l'époque éloignée où je me reporte, on n'employait pas les moyens dont on se sert maintenant pour caractériser les espèces. D'ailleurs, la spécificité d'action des microorganismes était envisagée dans des limites qui me paraissent beaucoup trop étroites; la forme de coccus et le fait saillant de l'hydratation de l'urée semblaient suffisamment caractériser une espèce zymogène, pour qu'il parût utile de rechercher de nouveaux caractères distinctifs. Actuellement, la tâche du microbiologiste doit être plus étendue: il importe, à mon sens de déterminer: la rapidité de la fermentation provoquée par le microorganisme, l'énergie du ferment organisé, l'abondance de la diastase qu'il sécrète, sa morphologie, l'aspect de ses cultures liquides et solides, sa résistance aux agents chimiques et physiques, etc.

Il n'est pas, du reste, nécessaire de remonter à l'année 1863 pour constater qu'il existe, souvent, des lacunes regrettables dans la description des bactéries, même spécifiques; c'est pour ce motif qu'il est difficile parfois aux micrographes d'acquérir la certitude que l'espèce qu'ils ont sous les yeux est bien identique à celle qui a été étudiée sous tel ou tel nom par tel ou tel auteur.

Pour ne pas nous éloigner du sujet qui nous occupe, je rapporterai les caractères que donne du *Micrococcus ureæ* le Dr Flügge, dans un ouvrage relativement récent (1).

« *Micrococcus ureæ*. — Microcoques de 0,8 μ, à 1,0 μ de diamètre; souvent réunis en diplocoques ou par

(1) *Les microorganismes*, traduction française du Dr Henrijean, 1887, page 129.

groupes de 4 ; souvent aussi en chaînettes plus longues. D'après Leube, on observe après 24 heures sur les cultures en plaques, des taches blanches nacrées, du volume d'un grain de millet, occupant la surface de la gélatine; leur surface est lisse, et leur bord net tranché. Après une dizaine de jours, les colonies ont atteint le volume d'une pièce de 0f,20c en argent ; elles dépassent un peu la surface et ressemblent à des gouttes de stéarine tombée sur la gélatine. La colonie circulaire ne tarde pas à se diviser en plusieurs secteurs. Sous un faible grossissement, le bord de la colonie paraît formé par de fines granulations ; vers le centre, elle est complètement opaque. La gélatine n'est pas liquéfiée. Dans la culture par piqûre, les micrococcus forment de minces filaments visqueux ; dans les vieilles cultures, il se développe une odeur fade de colle. Si l'on met une petite quantité de ces cultures dans une solution d'urée ou d'urine, on voit se produire une énergique transformation de l'urée en carbonate d'ammoniaque. Pasteur et Van Tieghem avaient déjà admis que les micrococques étaient les agents de cette hydratation; ils donnent pour cette raison à ce germe le nom de *Micrococcus ureæ*. »

Je ne saurais établir avec les documents que j'ai entre les mains, si MM. Pasteur et Van Tieghem ont donné ultérieurement le nom de *Micrococcus ureæ* à l'espèce qu'ils ont habituellement désignée par les termes de torule ammoniacale ou de petite torulacée ; ce que je puis affirmer, c'est qu'ils ne se sont pas contentés d'*admettre* que cette plantule microscopique était un agent capable d'hydrater l'urée ; ils ont commencé, tout d'abord, par le démontrer. Vingt ans avant que Leube s'occupât de la fermentation ammoniacale, la transformation de l'urée en carbonate d'ammoniaque par les micrococques était un fait acquis à la science, de même que la découverte des bacilles ferments de la carbamide déjà étudiés depuis 7 à 8 ans avant que ce dernier auteur les eût retrouvés. Ce sont là des points que notre savant confrère le Dr Flügge ne saurait dorénavant ignorer.

Nous venons de voir, par la citation qui précède, que le *Micrococcus ureæ* serait formé par des cellules sphériques d'un diamètre variant de 0,8 à 1 μ, propriété commune à une infinité de microcoques; que ces sphérules, tantôt associées en courtes chaînes, tantôt quatre à quatre et en diplocoques offriraient l'aspect de la majorité des coccus dans les milieux de cultures ; qu'ils donneraient des colonies blanchâtres; que les piqûres fourniraient des clous à corps chétif, et dont la tête s'étalerait en gouttes stéarineuses, etc. Tous ces aspects sont présentés par une immense variété de microcoques, et il n'existe rien de cette description, qui puisse aider au diagnostic du *Micrococcus ureæ*, sinon la faculté qu'il possède de faire fermenter l'urée. Or, comme il existe dans la nature une vingtaine de micrococcus qui jouissent de cette même propriété, le bactériologiste ne saurait retirer un grand bénéfice de la description que nous venons de reproduire.

On abuse, réellement, depuis quelques années des caractères macroscopiques banaux que présentent les microorganismes sur la gélatine ; on ne tarit pas en indications sur la forme des colonies, sur leur couleur, leur aspect général, etc., qui, comme on doit le reconnaître, changent tous les jours dans la même culture, et ne sont pas souvent identiques dans des cultures identiquement préparées. Je crois qu'il se fera, d'ici à peu de temps, une réaction contre le flot toujours ascendant de ces descriptions beaucoup trop ressemblantes, et qu'on ne tardera pas à faire entrer en ligne de compte d'autres caractères plus stables et plus importants que ceux qu'on a l'habitude de publier. Actuellement la bactériologie va en se compliquant de plus en plus ; il n'est pas difficile de prévoir qu'elle ira, au contraire, en se simplifiant quand un microbotaniste autorisé s'attachera à grouper les bactéries suivant leurs fonctions pathologiques et physico-chimiques, et reléguera à un arrière-plan ces caractères insignifiants ou inconstants auxquels on semble attacher, aujourd'hui, tant d'importance.

Habitat de l'Urococcus Van Tieghemi. — Ce microorganisme est le ferment de l'urée le plus répandu autour de nous ; on le trouve très fréquemment dans l'atmosphère, dans la plupart des eaux, dans les eaux de sources les plus pures comme dans les eaux d'égouts ; on le rencontre également dans les terres arables et la boue des rues. C'est cette espèce qui domine habituellement dans les incrustations qui se forment sur les parois des urinoirs publics et sur le sol de beaucoup de cabinets d'aisance mal tenus ; on l'y trouve en nombre d'individus dépassant la totalité des diverses bactéries urophages. Cependant, dans quelques cas, j'ai constaté que les Urobacilles se rencontraient dans de semblables conditions en nombre plus élevé que les Urocoques ; cela a lieu dans les cabinets des vieilles maisons parisiennes où les règles de l'hygiène sont ignorées autant des habitants que des propriétaires ; ces maisons se rencontrent, malheureusement encore assez fréquemment, à Paris, dans les quartiers industriels et populeux du centre, et dans les cités des arrondissements périphériques.

Malgré son extrême abondance dans la nature, l'obtention à l'état de pureté absolue de l'*Urococcus Van Tieghemi* reste une opération assez délicate.

Le procédé qui paraît devoir conduire le plus rapidement au but désiré consiste à fabriquer des plaques avec de la gélatine chargée de 20 p. 100 d'urée et quelques centimètres cubes d'eau de rivière diluée à 1 : 1000. Si on recherche ce ferment en ensemençant les poussières brutes de l'atmosphère, la plupart des colonies qui se forment, je dois dire presque toutes, renferment rarement une espèce unique, et l'on ne doit pas s'attendre à ce que l'ensemencement de ces colonies dans les urines naturelles ou artificielles, dont la fonction zymogène a été dévoilée par l'apparition d'auréoles cristallines, puisse assurer la prépondérance aux microcoques de la fermentation ammoniacale ; on peut se trouver ici dans le cas sur lequel j'ai longuement insisté dans le paragraphe relatif à l'*Urobacillus Maddoxii*, c'est-à-dire qu'on est exposé à poursuivre longtemps sans succès la purification de l'espèce qu'on désire isoler.

Avec les eaux, où les microbes sont généralement mieux séparés les uns des autres, et où les particules bactérifères tenues en suspension sont formées par un nombre de bactéries infiniment plus faible que celles qu'on peut rencontrer soudées sur un grain invisible de poussière, le succès est moins incertain; en effet, sur une dizaine de colonies se présentant dans la gélatine chargée d'urée avec l'auréole de cristaux caractéristiques, il est bien rare que trois ou quatre d'entre elles ne soient pas formées par l'*Urococcus Van Tieghemi*.

On peut encore utiliser pour la recherche de cette espèce les liquides ammoniacaux qui séjournent dans les urinoirs défectueux. Avec le liquide recueilli et filtré au papier, puis dilué à 1 : 10 000, on fabrique des plaques où l'urococcus en question se développe parfois d'emblée à l'état de pureté. Il est loin d'en être de même avec les urines devenues ammoniacales des malades soumis au cathétérisme. Lorsque les urines de ces patients deviennent ammoniacales, elles ont déjà ordinairement présenté depuis plusieurs jours, quelquefois depuis plusieurs mois, une profusion de bactéries d'espèces variées se montrant toutes sans action sur l'urée. N'a pas la teigne qui veut, a dit, je crois, notre célèbre dermatologue Bazin ; n'a pas les urines ammoniacales qui veut, peut-on dire également, car j'ai vu un grand nombre d'urinaires qui faisaient tout pour semer des espèces urophages dans leur vessie, et qui n'ont jamais pu y parvenir. Je veux en venir à ceci : qu'en croyant trouver à l'état de pureté des ferments ammoniacaux chez les malades atteints de paralysie ou de catarrhes vésicaux, dont les urines sont devenues très alcalines, on se ferait une étrange illusion.

Fermentations provoquées par l'Urococcus Van Tieghemi. — Introduit dans l'urine normale stérilisée à froid, toujours pourvue d'un degré d'acidité très manifeste, l'Urococcus ne trouble pas sensiblement sa limpidité avant 24 heures. De la 24e à la 48e heure, on aperçoit au fond du vase le coccus qui se développe en taches comparables à celles qu'offrent les levures de vin semées dans les milieux sucrés ou nutritifs ; bientôt après il se produit dans la partie inférieure du flacon une zone trouble qui gagne rapidement en hauteur et qui est due à la formation progressive, de bas en haut, des phosphates et urates des urines en voie de précipitation. Habituellement, 72 heures après l'ensemencement, les urines ont perdu de 8 à 10 grammes d'urée, mais ce n'est pas là une règle absolue, car, suivant le plus ou moins d'acidité de ces liquides, la végétation des coccus est plus ou moins lente; quelques urines sont encore neutres ou légèrement acides, après 2 ou 3 jours d'attente. Quand la fermentation est bien établie, elle marche généralement à raison d'une hydratation de 5 à 6 grammes d'urée par jour et par litre de liquide.

Urines normales stérilisées à froid

	Urée disparue par litre :			
	I	II	III	IV
Après 1 jour	nulle	nulle	nulle	nulle
» 2 jours	3 gr 3	1 gr 6	nulle	nulle
» 3 »	8 7	7 3	nulle	1 gr 2
» 4 »	12 6	12 8	2 gr 3	5 6
» 5 »	17 9	19 6	7 4	10 1
» 6 »	21 7	19 6	16 8	14 9
» 7 »	23 2	»	21 4	17 7
» 8 »	23 2	»	24 4	17 7

J'ai fait un plus grand nombre d'expériences avec l'urine humaine stérilisée à 110° et d'une richesse en urée très variable ; j'ai toujours remarqué que la fermentation dans ce liquide animal n'était bien sensible qu'après une durée d'incubation de 24 heures, puis qu'elle se poursuivait avec régularité jusqu'à la disparition complète de la carbamide.

PREMIÈRE SÉRIE D'EXPÉRIENCES

Urine humaine stérilisée à 110°

	Urée disparue par litre :					
	I	II	III	IV	V	VI
Après 1 jour	»	1 gr 2	»	»	2 gr 1	2 gr 1
» 2 jours	5 gr 4	6 1	4 gr 4	1 gr 6	8 2	8 6
» 3 »	10 7	12 5	11 3	7 4	14 5	14 6
» 4 »	15 9	17 3	16 8	13 8	14 5	14 6
» 5 »	16 0	»	20 3	18 9	»	»
» 6 »	16 0	17 3	22 3	18 9	»	»

J'attire plus particulièrement l'attention sur les fermentations V et VI, provoquées dans deux échantillons d'une même urine, peu chargée d'urée, et dont la marche concorde d'une façon remarquable ; ce fait est d'ailleurs très fréquemment observé quand on prend le soin d'opérer avec les mêmes liquides dans des conditions de tous points identiques.

DEUXIÈME SÉRIE D'EXPÉRIENCES

Urine humaine stérilisée à 110°

	Urée disparue par litre :					
	VII	VIII	IX	X	XI	XII
Après 1 jour	4 gr 1	3 gr 5	1 gr 4	»	»	3 gr 1
» 2 jours	9 8	8 7	8 6	5 gr 3	9 gr 1	7 7
» 3 »	16 1	15 5	12 8	11 6	15 3	13 4
» 4 »	19 9	20 0	16 3	18 5	20 8	18 5
» 5 »	21 0	21 7	16 3	18 5	22 3	18 5
» 6 »	21 7	21 7	»	»	22 3	»

Ordinairement le poids d'urée pure hydratée dans les urines naturelles varie de 5 à 6 grammes par 24 heures ; dans certains cas, ce poids peut atteindre 7 grammes ; dans d'autres, il est inférieur à 5. Il ne faut voir là que l'effet d'une convenance de milieu ; en effet, avec les urines artificielles chargées de 20 grammes d'urée par litre, ces écarts sont beaucoup moins sensibles, et, si les fermentations n'ont pas une marche plus rapide, leur allure est du moins beaucoup plus régulière.

PREMIÈRE SÉRIE D'EXPÉRIENCES

Urine artificielle contenant 20 grammes d'urée par litre

	Urée disparue par litre :					
	I	II	III	IV	V	VI
Après 1 jour	2 gr 6	3 gr 9	2 gr 4	1 gr 1	4 gr 8	3 gr 1
» 2 jours	7 3	8 6	»	6 7	9 6	8 5
» 3 »	12 5	13 3	13 5	11 0	15 1	14 0
» 4 »	17 1	18 1	»	16 1	19 7	18 9
» 5 »	20 0	19 9	19 9	20 0	19 9	19 8

DEUXIÈME SÉRIE D'EXPÉRIENCES

Urine artificielle contenant 20 grammes d'urée par litre

	Urée disparue par litre :					
	VII	VIII	IX	X	XI	XII
Après 1 jour	2 gr 4	3 gr 8	»	»	2 gr 8	1 gr 5
» 2 jours	7 9	9 3	7 gr 1	6 gr 7	3 2	6 3
» 3 »	13 0	14 5	13 8	12 3	14 0	11 8
» 4 »	18 8	19 0	18 4	18 7	20 0	17 0
» 5 »	20 0	19 9	19 9	19 9	»	20 0

C'est environ sous le poids de 5 gr. 2 à 5 gr. 4 que disparaît, en moyenne, l'urée par jour et par litre ; ce qui porte à 0 gr. 22 le poids de carbamide hydratée à l'heure par l'*Urococcus Van Tieghemi.*

J'ai d'ailleurs effectué pour contrôler ce résultat quelques expériences sur la disparition progressive de l'urée.

Troisième jour	Urée disparue	Différences
11 heures	12 gr 9	»
midi	13 1	0 gr 2
1 heure	13 4	0 3
2 heures	13 6	0 2
3 »	13 9	0 3
4 »	14 1	0 2
5 »	14 3	0 2

D'où une différence moyenne de 0 gr. 23 d'urée par intervalle horaire.

L'Urococcus qui nous occupe est donc un ferment actif, mais il faut reconnaître que la rapidité de son action ne saurait être comparée à celle de quelques bacilles urophages ; quoi qu'il en soit, notons l'hydratation de 0 gr. 23 d'urée par litre et par heure, et nous pourrons apprécier qu'il occupe une bonne place parmi les micrococcus ferments de la carbamide.

L'énergie fermentaire de cette espèce est de même digne d'attirer l'attention, car on rencontre rarement des microcoques qui puissent pousser aussi loin l'hydratation de l'urée.

Quand on la sème dans des bouillons tenant en solution 30 grammes d'urée, la fermentation est ordinairement complète à la fin du 5e jour, au plus tard dans le cours du 6e. Si le bouillon contient 40 grammes de carbamide, 80 fois sur 100 la fermentation se poursuit jusqu'au bout ; il n'en est plus de même si cette dose est notablement dépassée.

Ainsi que le montre le tableau suivant, la fermentation reste en route, et quelquefois les liquides mis à fermenter n'accusent pas une quantité d'ammoniaque correspondant à la destruction de 40 grammes d'urée (Exp. IV).

Urine artificielle chargée de 50 grammes d'urée par litre

	Urée disparue par litre :			
	I	II	III	IV
Après 2 jours	»	»	»	»
» 3 »	16 gr 4	21 gr 1	22 gr 5	»
» 4 »	23 2	28 2	30 3	»
» 5 »	30 3	32 1	»	19 gr 4
» 6 »	»	36 7	»	»
» 7 »	40 3	39 2	28 2	»
» 8 »	42 9	42 8	»	»
» 10 »	42 6	42 9	43 2	36 4

Si on force encore la dose de l'urée, et si on la porte à 100 grammes pour 1,000 centimètres cubes de bouillon, la fermentation devient improbable : quand elle débute, elle s'arrête généralement bientôt ou marche avec beaucoup de lenteur ; sur 10 essais pratiqués avec des bouillons carbamidés à 10 p. 100, dans 4 cas les résultats obtenus ont été négatifs dans 5 cas la quantité d'urée décomposée a varié : de 3 gr. 5 à 9 gr. 6 (3 gr. 5, 6 gr. 4, 8 gr., 9 gr. 6) ; dans un seul cas la fermentation s'était très bien établie, et la quantité d'urée disparue s'éleva à 57 gr. 8, chiffre le plus élevé qu'il m'ait été donné d'observer jusqu'ici avec l'*Urococcus Van Tieghemi*.

La température de 30° est celle qui favorise le mieux la rapidité de l'hydratation qui cesse d'être évidente quand les bouillons sont exposés au-delà de 38-39°.

Urine artificielle chargée de 20 grammes d'urée

	Urée disparue par litre :					
	3°,8	15°	30°	35°	39°	40°
Après 2 jours	»	4gr3	8gr3	4gr0	néant	néant
» 4 »	2gr1	7 2	19 6	16 2	néant	néant
» 6 »	»	12 5	19 9	17 7	néant	néant
» 9 »	5 5	18 6	»	19 8	néant	néant
» 15 »	13 6	20 1	»	»	néant	néant
Un mois	18 4	»	»	»	néant	néant

Par des expériences nombreuses et fréquemment répétées, j'ai acquis la conviction que ce même Urocoque ne peut pas déterminer l'hydratation de l'amide carbonique à la température de 40°, alors que la plupart des bacilles urophages agissent très énergiquement à ce degré de chaleur.

Morphologie de l'Urococcus Van Tieghemi. — Cette espèce est formée par des cellules sphériques d'un diamètre variant de 1 à 1,5 μ. Ces cellules sont très fréquemment associées deux à deux ; c'est-à-dire que, la scissiparisation achevée, elles restent quelque temps accolées ensemble. Mais, elles ne proviennent pas par segmentation, comme quelques micrococques, de filaments bacillaires, qu'on voit se réduire en articles courts qui s'étranglent et donnent ultérieurement des diplocoques. L'Urococcus qui est décrit ici n'offre pas de chaînes moniliformes ; c'est par un effet de pur hasard que ses cellules sont vues parfois sous la forme quadratique, association qui est surtout propre aux Sarcines.

L'*Urococcus Van Tieghemi* est parfaitement immobile, il se multiplie par division et ne laisse jamais voir d'endospores. Dans les vieilles cultures, on le rencontre en amas de grains généralement plus petits que dans les cultures fraîches ; quelquefois cependant les dépôts anciens laissent apercevoir des globules hypertrophiés, ellipsoïdes et même irréguliers. Aucun caractère tiré de la forme de cette espèce ne semble donc devoir être pris en considération dans une diagnose sérieuse ; effectivement l'*Urococcus Van Tieghemi* possède l'aspect des micrococcus les plus vulgaires, et à l'examen microscopique il est facile de le confondre avec eux.

Semé dans le bouillon de peptone, l'Urocoque de Van Tieghem s'y développe en donnant, le second jour, un dépôt léger accompagné d'un trouble général de la liqueur ; s'il a été maltraité par le carbonate d'ammoniaque, le rajeunissement peut se faire attendre 3, 4 et même 5 jours ; en tout cas, le trouble léger qui a envahi le liquide se dissipe, puis le dépôt blanc qui s'est produit au fond du vase va ultérieurement en augmentant.

Si le micrococcus-ferment est semé par piqûre sur la gélatine ordinaire, il donne au bout de quelques jours un petit clou à tête saillante, convexe, assez volumineuse, mais dont le corps reste chétif et filiforme. La gélatine n'est jamais liquéfiée, même après une attente de 3 années ; à cette époque, si éloignée de l'ensemencement, la trace apparente souterraine est formée par un amas de granulations se touchant ou très voisines les unes des autres ; la couleur du coccus est jaune, ainsi que celle de la gélatine qui l'entoure ; habituellement l'espèce est alors morte.

Piquée sur les milieux demi-solides chargés d'urée, la culture belle, quoiqu'un peu maigre, s'entoure rapidement de cristaux, et plus tard, si le milieu choisi est la gélatine, la masse se ramollit et se transforme en un liquide sirupeux.

Ainsi donc, l'*Urococcus Van Tieghemi* se conduit comme les ferments actifs de l'urée, mais il possède, de plus, la faculté précieuse que n'offrent pas plusieurs Urobacilles, celle de se cultiver aisément dans la plupart des liquides usités en bactériologie : sur la gélatine, le lichen, l'agar non additionnés d'urée ou préalablement alcalinisés.

De la fermentation provoquée par l'Urobacillus Van Tieghemi. — Cette hydratation de la carbamide est de tous points comparable à celle que déterminent les bacilles : ce coccus se nourrit de peptone et sécrète de l'urase. Cette sécrétion est loin d'être aussi rapide et aussi abondante que celle qui s'obtient dans le bouillon ensemencé avec des Urobacilles très actifs ; cependant elle est assez notable pour produire en quelques heures la destruction de 40 à 50 grammes d'urée par litre. J'ai fréquemment utilisé la culture de cette espèce pour me procurer des solutions moyennement chargées de ferment soluble.

Dans les bouillons de peptone pur, l'*Urococcus Van*

Tieghemi prend un développement assez considérable, surtout si on fait parcourir la culture par un courant d'air filtré ; la quantité de cellules ainsi obtenue peut s'élever à 0 gr. 1 par litre, soit à 1 : 400 du poids de la peptone employée. Au contraire, quand le liquide renferme, avec 20 grammes de peptone 20 grammes d'urée pure, le poids des cellules ne dépasse pas 0 gr. 02. Cela tient, je l'ai souvent répété, à l'action nocive qu'exerce le carbonate d'ammoniaque produit sur la végétation des bactéries. Quoi qu'il en soit, les chiffres rapportés dans la note placée cidessous (1) démontrent qu'il faut un travail végétatif plus grand pour obtenir 20 grammes d'urée avec l'*Urococcus Van Tieghemi* qu'avec les *Urobacillus Pasteurii* et *Duclauxii*.

Action de la chaleur sur l'Urococcus Van Tieghemi. — Cette espèce ne fournissant pas de spores, on devait s'attendre à la voir résister faiblement à l'action des températures élevées ; c'est effectivement ce que démontrent les expériences résumées dans le tableau qui suit :

Résistance des germes de l'Urococcus Van Tieghemi à la chaleur humide

Température maintenue 2 heures à	Nombre d'ampoules mises en expériences	Nombre d'ampoules ayant déterminé la fermentation
40°	4	4
42°,5	4	4
45°,2	4	3
47°,5	4	0
49°,5	4	0
61°,0	4	0
65°,3	4	0

(1) Première expérience. — Bouillon de peptone chargé de 20 grammes d'urée.

Filtre + 0 gr. 797 = tare : 1 gramme.

Après la filtration du bouillon totalement fermenté.

Filtre + 0 gr. 779 = tare : 1 gramme.

Différence = 0 gr. 018 ; rapport = $\frac{20,000}{18}$ = 1,111.

Deuxième expérience. — Bouillon de peptone chargé de 20 grammes d'urée.

Filtre + 0 gr. 763 = tare : 1 gramme.

Après filtration du bouillon totalement fermenté.

Filtre + 0 gr. 742 = tare : 1 gramme.

Différence = 0 gr. 021 ; rapport $\frac{20,000}{21}$ = 952.

Moyenne des deux rapports = 1,031.

L'eau distillée des ampoules chargée de l'espèce considérée s'est donc montrée inféconde quand elle a été soumise pendant quelque temps à une température supérieure à 45° centigrades ; on peut, ainsi, éliminer facilement les Urococcus des nombreux ferments de l'urée en chauffant le mélange des espèces pendant 2 heures à 50°. Nous savons que ces sortes de triages par la chaleur sont des plus précieux pour se procurer des espèces à l'état de pureté ; je me suis, du reste, étendu plus haut un temps suffisamment long sur cet artifice de laboratoire pour qu'il soit utile d'y insister de nouveau.

Bien que le carbonate d'ammoniaque soit caustique pour les organismes figurés qui en provoquent la formation, quand les urines fermentées n'en renferment pas une quantité correspondant à la décomposition de 20 grammes d'urée par litre, l'*Urococcus Van Tieghemi* peut encore être trouvé vivant dans le sein des dépôts formés dans les urines artificielles fermentées après une attente de 2, 3 et même 4 mois. Au bout de 6 mois, l'Urococcus ne peut se rajeunir quelle que soit la durée de l'incubation. Si les urines contiennent 40 ou 50 grammes d'urée, l'espèce meurt en peu de temps entre le dixième et le quinzième jour. Deux semaines après la fermentation maximum que l'urocoque est capable de déterminer, on peut vider les flacons où s'est produite l'hydratation en conservant les dépôts, et remplacer le liquide ammoniacal par des urines fraîches stériles, sans parvenir à déterminer de nouvelles hydratations.

Sur la gélatine et dans le bouillon de peptone, l'espèce peut se conserver pendant plus d'une année: il est à noter qu'au bout de 2 ans, les Urocoques développés sur la gelée sont dépourvus de vitalité, tandis que ceux qui se sont déposés sur la paroi inférieure des flacons qui contiennent le bouillon peuvent aisément se rajeunir. Au bout de 3 ans, l'Urocoque des dépôts formés dans le bouillon est totalement mort.

De l'action des antiseptiques sur l'Urococcus Van Tieghemi. — La substance qui se montre la plus toxique vis-à-vis de ce ferment de l'urée est le biiodure de mercure. Ce corps s'oppose à la végétation de ce microorganisme quand les urines artificielles en renferment la 1:50.000 partie de leur poids.

Action du biiodure de mercure sur l'Urococcus Van Tieghemi

Dose par litre	Titre des solutions	Urée disparue par litre au bout de : 3 jours	6 jours	9 jours	un mois
0gr 100	1 : 10,000	»	»	»	nulle
0 050	1 : 20,000	»	»	»	nulle
0 050	1 : 20,000	»	»	»	nulle
0 033	1 : 30,000	»	»	»	nulle
0 033	1 : 30,000	»	»	»	nulle
0 025	1 : 40,000	»	»	»	nulle
0 025	1 : 40,000	»	»	»	nulle
0 020	1 : 50,000	»	»	»	nulle
0 020	1 : 50,000	»	»	»	2gr 1
0 020	1 : 50,000	»	»	»	nulle
0 016	1 : 60,000	»	»	5gr 4	9gr 3
0 013	1 : 75,000	»	4gr 3	»	12 6
0 013	1 : 75,000	»	»	»	10 7
0 010	1 : 100,000	2gr 7	17 6	»	17 4
0 010	1 : 100,000	»	8 9	»	11 4
0 010	1 : 100,000	3 5	»	7 3	15 8

Sous la dose très faible de 1:100.000 de biiodure de mercure, les fermentations par l'Urocoque sont très manifestement entravées; il est vrai qu'elles débutent, mais rarement elles peuvent se terminer.

Le sublimé agit d'une façon analogue, cependant avec un peu moins d'énergie, car j'ai pu observer des débuts d'hydratation dans des urines où ce sel de mercure avait été ajouté dans la proportion de 1:40.000.

Action du bichlorure de mercure sur l'Urococcus Van Tieghemi

Dose par litre	Titre des solutions	Urée disparue par litre au bout de : 3 jours	6 jours	9 jours	un mois
0gr 100	1 : 10,000	»	»	»	nulle
0 050	1 : 20,000	»	»	»	nulle
0 050	1 : 20,000	»	»	»	nulle
0 033	1 : 30,000	»	»	»	nulle
0 033	1 : 30,000	»	»	»	1gr7(?)
0 025	1 : 40,000	»	»	»	nulle
0 025	1 : 40,000	»	»	»	nulle
0 020	1 : 50,000	»	»	»	6gr 6
0 020	1 : 50,000	»	»	3gr 2	3 6
0 020	1 : 50,000	»	»	11 7	17 3
0 016	1 : 60,000	»	»	16 1	19 8
0 013	1 : 75,000	»	8gr 9	»	18 0
0 013	1 : 75.000	»	»	12 6	16 8
0 010	1 : 100,000	4gr 2	15 4	»	16 6
0 010	1 : 100,000	7 1	»	»	19 7

Comme toujours, le pouvoir antiseptique des sels de cuivre s'est montré bien inférieur aux mercuriaux; sous le poids de 1:2000, ces premiers sels ne s'opposent pas, du moins, au départ des hydratations.

Action du sulfate de cuivre sur l'Urococcus Van Tieghemi

Dose par litre	Titre des solutions	Urée disparue par litre au bout de: 3 jours	6 jours	9 jours	un mois
1 gr 00	1 : 1,000	»	»	»	nulle
1 00	1 : 1,000	»	»	»	nulle
1 00	1 : 1,000	»	»	»	nulle
0 666	1 : 1,500	»	»	»	2 gr 7
0 666	1 : 1,500	»	»	»	nulle
0 666	1 : 1,500	»	»	»	nulle
0 666	1 : 1,500	»	»	»	nulle
0 666	1 : 1,500	»	»	»	nulle
0 500	1 : 2,000	»	»	2 gr 3	5 gr 8
0 500	1 : 2,000	»	»	»	nulle
0 500	1 : 2,000	»	»	7 7	12 gr 0
0 333	1 : 3,000	»	4 gr 8	»	15 4
0 335	1 : 3,000	»	5 6	»	18 3

L'iode ne devient un infertilisant efficace qu'à la dose de 1 : 600 environ.

Action de l'iode sur l'Urococcus Van Tieghemi

Dose par litre	Titre des solutions	Urée disparue par litre au bout de: 3 jours	6 jours	9 jours	un mois
2 gr 500	1 : 400	»	»	»	nulle
2 500	1 : 400	»	»	»	nulle
2 »	1 : 500	»	»	»	3 gr 6
2 »	1 : 500	»	»	»	nulle
1 666	1 : 600	»	»	»	nulle
1 333	1 : 750	»	»	»	6 gr 1
1 333	1 : 750	»	»	»	3 0
1 000	1 : 1,000	2 gr 1	»	14 gr 5	»
1 000	1 : 1,000	»	»	15 0	19 9
0 500	1 : 2,000	18 5	»	»	»

L'acide borique commence à entraver la biogénèse de l'ammoniaque sous le poids de 1 : 500; à des doses plus faibles, son action est moins certaine; quoi qu'il en soit, les fermentations par l'Urocoque désigné traînent et se prolongent souvent pendant fort longtemps.

Action de l'acide borique sur l'Urococcus Van Tieghemi

Dose par litre	Titre des solutions	Urée disparue par litre au bout de: 3 jours	6 jours	9 jours	un mois
2gr 000	1 : 500	»	»	»	4gr 6
2 000	1 : 500	»	»	»	1 9
2 000	1 : 500	»	»	»	3 9
1 333	1 : 750	»	»	»	4 2
1 333	1 : 750	»	»	»	8 3
1 000	1 : 1,000	»	»	11gr 1	»
1 000	1 : 1,000	»	»	5 8	14 3
0 666	1 : 1,500	5gr 4	»	»	10 5
0 500	1 : 2,000	»	6gr 7	13 3	15 9
0 500	1 : 2,000	7 1	»	»	8 6

Enfin, l'acide phénique ne saurait passer, à bon droit, pour un infertilisant digne d'attirer l'attention, puisque les fermentations ammoniacales déterminées par l'Urocoque de Van Tieghem peuvent s'établir et marcher très rapidement dans les milieux liquides où cette substance se trouve dissoute à la dose de 1 et 2 grammes pour 1,000.

Action de l'acide phénique sur l'Urococcus Van Tieghemi

Dose par litre	Titre des solutions	Urée disparue par litre au bout de: 3 jours	6 jours	9 jours	un mois
10gr 000	1 : 100	»	»	»	3gr 3
6 666	1 : 150	»	»	»	2 4
5 000	1 : 200	»	»	5gr 4	»
5 000	1 : 200	»	»	»	7 1
4 000	1 : 250	»	»	»	4 7
3 333	1 : 300	»	»	9 6	10 0
2 500	1 : 400	»	»	»	5 3
2 500	1 : 400	»	»	»	14 3
2 000	1 : 500	4gr 8	15gr 0	»	»
2 000	1 : 500	»	16 6	»	»
1 000	1 : 1,000	6 3	17 5	19 8	»

Les diverses expériences qui précèdent peuvent être condensées dans le tableau suivant :

Doses minima de quelques antiseptiques capables de s'opposer efficacement à la fermentation d'un litre d'urine artificielle par l'Urococcus Van Tieghemi.

Substances	Poids par litre	Titre des solutions
Biiodure de mercure . . .	0 gr 020	1 : 50,000
Bichlorure de mercure . .	0 025	1 : 40,000
Sulfate de cuivre	0 066	1 : 15,000
Iode	1 666	1 : 600
Acide borique	2 000	1 : 500
Acide phénique	6 666	1 : 150

Dans mes recherches statistiques, longtemps prolongées sur les ferments de l'air, du sol et des eaux, j'ai trouvé cinq espèces de micrococcus non colorés, fort voisins de l'espèce dont l'histoire précède.

Je vais en donner brièvement les principaux caractères. Quelques-uns d'entre eux, les *Urococcus* β et γ, ont fait l'objet d'une courte monographie dans l'*Annuaire de l'observatoire de Montsouris* pour l'an 1889 (page 502 et suivantes).

Urococcus β

Ce micrococcus est un ferment lent, trouvé pour la première fois dans l'eau du drain de Saint-Maur, et plus tard dans les eaux de rivières. Il apparaît au microscope en chaînes, souvent assez longues, de cellules globulaires, dont le diamètre des grains est voisin de 1,2 μ. Ensemencé dans l'urine normale, il se développe assez lentement et détermine après une attente de 20 jours la disparition à peu près totale de l'urée de ce liquide animal. Cet organisme peut de même se cultiver dans les urines artificielles et dans le bouillon de peptone qu'il trouble en donnant un dépôt abondant.

Introduit par piqûre dans la gélatine ordinaire, il produit à la surface de cette substance une tache blanc de lait qui peut acquérir un diamètre de 5 millimètres ; puis la gélatine se liquéfie en entonnoir en donnant une masse visqueuse, mucilagineuse, qui a de la difficulté à couler, même quand on renverse le vase. Sur la gélatine chargée d'urée, ce microorganisme se développe en clous chétifs et peu fournis qui n'entraînent jamais la liquéfaction du *substratum*.

Urococcus γ

Organisme très répandu dans l'air atmosphérique, constitué par des cellules sphériques de 1 μ de diamètre, réunies deux à deux ou en chaînes de 5, 6, 7 μ de longueur et quelquefois davantage.

Porté dans l'urine humaine il y croît rapidement en provoquant un trouble intense. Il en détermine la fermentation complète en 10 à 12 jours, il se cultive, également très bien, dans les urines artificielles en y produisant l'hydratation de 20 grammes d'urée en 10 jours, soit de 2 grammes d'urée en 24 heures; il croît aisément dans les bouillons et la plupart des liquides nutritifs chargés de substances azotées organiques.

Piqué sur la gélatine ordinaire, il produit à sa surface de petites taches blanches, convexes, et, dans le parcours du fil de platine, des traînées également blanches formées par l'agglomération de petites colonies sphériques. Il liquéfie très lentement la gélatine en *infundibulum*. Au bout de 6 mois, c'est à peine si la liquéfaction a gagné 1 centimètre de terrain, tant en hauteur qu'en largeur. Enfin l'*Urococcus* γ se développe facilement dans la gélatine chargée d'urée en taches et traînées blanches qui provoquent la formation d'un brouillard de cristaux dans la masse.

Urococcus μ

L'*Urococcus* μ est formé par des cellules sphériques très petites, n'atteignant pas 1 μ de diamètre. Ces cellules sont habituellement isolées ou groupées de diverses façons par l'effet du hasard. Semé dans le bouillon de peptone, l'*Uro-*

coccus μ s'y développe dès le lendemain, en produisant un trouble intense, auquel succède une prompte décoloration du bouillon. Introduit dans l'urine naturelle, l'*Urococcus* μ croît avec beaucoup plus de difficulté, tandis qu'il se multiplie très activement dans les urines peptonisées artificielles, en y provoquant l'hydratation de 1 gr. 5 environ d'urée par 24 heures. Il s'agit donc ici d'un ferment peu actif.

Cette espèce croît bien sur la gélatine ordinaire, sur le lichen et la gélose ; elle envahit rapidement la surface de ces substances nutritives, en donnant un enduit grisâtre, translucide et muqueux. La végétation de l'Urocoque μ est plus pénible sur les milieux chargés d'urée ; ce n'est qu'à la longue que les piqûres et les colonies s'entourent de cristaux en haltères. Les gélatines ne sont jamais liquéfiées.

Urococcus ρ

Cette espèce urophage trouvée dans les eaux d'égouts est constituée par des cellules sphériques de 1,5 μ de diamètre; ordinairement ces cellules sont isolées les unes des autres. L'*Urococcus* ρ se développe du jour au lendemain dans la plupart des milieux nutritifs, il donne dans les bouillons un dépôt blanc abondant, et souvent, à la surface de ce milieu liquide, des pellicules assez épaisses, toutefois plus minces et plus dissociables que celles que fournit le *Bacillus subtilis*.

Sur la gélatine et la gélose, ce microcoque se multiplie très rapidement entre 20 et 22 degrés, en y formant des enduits d'un blanc d'albâtre légèrement rosé. Son action sur l'urée est remarquablement lente; en 40 jours il ne peut terminer la fermentation de l'urine artificielle renfermant 20 grammes d'urée; son pouvoir fermentaire est donc inférieur à celui qui correspondrait à l'hydratation de 0 gr. 50 d'urée par jour et par litre.

La gélatine peptonisée n'est pas visiblement liquéfiée par ce coccus, qui, au lieu d'y former, comme beaucoup d'espèces, des plaques saillantes et convexes, en fournit qui s'affaissent progressivement en y creusant, à la longue, une sorte de puits qui peut acquérir 4 à 5 millimètres de profondeur. Quand on examine une colonie de cet urocoque noyée dans de la gélatine, directement au-dessus d'elle on voit la surface de la gelée s'ombiliquer comme si elle était vivement attirée par la colonie ; si les colonies souterraines sont nombreuses, la surface de la gélatine semble capitonnée.

Les cristaux en haltères n'apparaissent jamais autour des végétations fournies par ce microorganisme ; ainsi donc, la diagnose de cette espèce, comme ferment de l'urée par la gélatine chargée de carbamide, est rendue impossible au simple coup d'œil.

Urococcus ν

Contrairement à l'*Urococcus* μ, l'espèce que je considère ici ne se développe que très faiblement dans les divers milieux nutritifs mis en usage dans les laboratoires de bactériologie ; lorsqu'elle se développe dans les bouillons et la gélatine de peptone, chargée ou non d'urée, elle se présente au microscope en coccus agglomérés en tas irréguliers formés d'un assez grand nombre de cellules ; ces sphérules atteignent à peine la longueur de 1 μ. Dans les vieilles cultures elles s'hypertrophient et peuvent acquérir un diamètre voisin de 2 μ.

L'*Urococcus* ν ne se développe jamais dans les urines humaines normales stérilisées à froid ; très rarement on le voit croître dans ces mêmes urines stérilisées à 110 degrés, c'est-à-dire devenues alcalines. Cette espèce ne trouve donc pas son champ de culture dans ce liquide animal. Portée dans le bouillon de peptone ordinaire, c'est à peine si ce dernier louchit légèrement ; au bout de 8 à 10 jours, on observe au fond du vase un dépôt blanc léger, un peu muqueux. Cependant le bouillon de peptone altéré renferme assez d'urase pour hydrater sous le volume de 1 litre une dizaine de grammes d'urée pure.

Les cultures de cette espèce sur la gélatine sont de

même très pauvres; piquée au fil de platine, elle donne un clou blanc chétif, mettant à se former une quinzaine de jours; puis la végétation reste stationnaire. Sur la gélatine additionnée de carbamide, la culture est encore plus pauvre; cependant, après 20 jours d'attente, on voit apparaître l'auréole caractéristique de cristaux à peu de distance des traces et des colonies; cette auréole ne s'étend jamais bien loin dans le *substratum*.

L'*Urococcus* ν détermine la fermentation de 16 grammes d'urée en 25 jours; si les urines sont chargées d'une quantité d'urée plus considérable, le pouvoir fermentaire de cette espèce diminue considérablement; dans les urines qui titrent 30 grammes d'urée par litre, ce ferment ammoniacal se montre, seulement, capable de détruire 8 à 9 grammes d'urée.

L'*Urococcus Van Tieghemi*, les *Urococcus* β, γ, μ, ρ et ν sont absolument anaérobiens; placés dans des milieux privés d'oxygène, ils ne peuvent visiblement s'y développer, et l'urée n'est pas touchée. Dans quelques essais, l'*Urococcus Van Tieghemi* avait déterminé à l'abri de l'air, dans un liquide resté magnifiquement limpide, une alcalinité correspondant à 2 gr. 6, 1 gr. 2, 1 gr. 6; mais on sait que ces débuts d'hydratation sont dus à des traces d'oxygène qui favorisent un commencement de développement de l'espèce, et dont il est très difficile de débarrasser les milieux de cultures.

Urococcus Dowdeswelli *sive* Urococcus λ

A côté des micrococcus constitués par des cellules sphériques, on en rencontre assez fréquemment dont la forme est ovalaire. Ces espèces, comme les coccus circulaires, présentent une faible résistance à la chaleur, sont immobiles, en un mot leurs affinités et leur morphologie les séparent assez nettement des bacilles. A ce groupe d'espèces appartient le ferment lactique décrit par M. de Freudenreich (1), et c'est dans ce groupe que je place l'*Urococcus* λ, que je

(1) De Freudenreich, *Annales de Micrographie*, t. III, p. 257.

dédie à la mémoire du savant anglais Dowdeswell que la mort vient de ravir prématurément à la science.

Habitat de l'Urococcus Dowdeswelli. — Ce micrococcus a été distingué, pour la première fois, en 1886, parmi les poussières atmosphériques que j'analyse journellement à la place Saint-Gervais. Depuis, je l'ai cherché et aisément trouvé dans les eaux de rivières, surtout dans le sol et notamment dans les terres arables des communes suburbaines de Paris; on peut également le retirer de la vase de la Seine et des sédiments abondants que laisse déposer l'eau de l'Ourcq abandonnée à elle-même. Ce ferment a principalement son habitat dans la couche superficielle de l'humus, qui varie de quelques centimètres à 30 centimètres de profondeur.

L'obtention de ce microbe à l'état de pureté absolue n'est pas toujours une opération aisée et rapide, elle peut réclamer un mois de recherches ininterrompues ; mais bien d'autres espèces se trouvent dans le même cas ; l'essentiel pour l'expérimentateur est de suivre, dans les manipulations réclamées par le triage des microbes, une méthode rationnelle capable de le conduire, pas à pas, au but désiré. Comme je n'ai pas encore eu ici l'occasion de décrire les procédés qui permettent d'isoler du sol les ferments ammoniacaux, je vais les indiquer brièvement.

C'est en 1880 que j'inaugurais les recherches statistiques sur les bactéries du sol ; on trouvera, du reste, la description des procédés que j'employais à cette époque dans l'*Annuaire de l'Observatoire de Montsouris* pour l'an 1892 (1); quelques légères modifications de détail ont été apportées au *modus faciendi* ancien; mais le principe de ces analyses est resté le même, il est basé sur l'émulsion aussi parfaite que possible des particules constituant les terres avec de l'eau stérilisée.

Dans le cas qui nous occupe, les terres, les boues ou la vase seront préalablement étendues en couches minces sur des plaques en porcelaine flambées, puis desséchées à 30° à l'abri de l'air dans un courant d'air sec et filtré : on emploie

(1) Voir aussi *Bulletin de la Société botanique de France*, 2e série, t. III, p. 44, juin 1881.

pour cela une cloche à deux tubulures latérales posée sur une plaque rodée et une trompe de laboratoire. Au bout de 24 heures on pulvérise la terre dans un mortier de biscuit, flambé et on la tamise à travers une toile métallique offrant 4 mailles par millimètre carré ; on se débarrasse ainsi des détritus les plus grossiers, des grains de sable volumineux, etc... La poudre recueillie dans le tambour du tamis est étalée sur une nacelle de platine, et séchée encore pendant 24 heures dans un courant privé de vapeur d'eau ; finalement on la repasse au mortier, on la tamise à travers une toile métallique présentant 9 à 12 mailles par millimètre carré, et cette poussière est alors assez fine pour l'émulsion qu'on se propose de faire.

Pendant cette opération du dessèchement de la terre à la température de 30°, une assez grande quantité d'espèces bactériennes perdent leur vitalité ; ce sont surtout les microbes appelés autrefois *Bacterium*, quelques bacilles asporogènes et aussi plusieurs micrococcus fragiles, parmi lesquels ne se trouve pas compris l'*Urococcus Dowdeswelli*.

Quand on veut faire l'analyse qualitative et quantitative exacte des microorganismes du sol, celui-ci doit être délayé humide au mortier, émulsionné, puis faire l'objet d'ensemencements appropriés. Une partie de la terre non utilisée à cette opération, pesée, séchée, puis pesée de nouveau, servira à faire connaître le poids réel de terre, de vase ou de boue employée dans le dosage quantitatif, car j'estime indispensable à l'exacte comparaison de ces sortes d'analyses la détermination rigoureuse du poids de la substance solide bactérifère, après sa perte complète d'eau à 100°.

Peu importe que le sol contienne peu ou beaucoup de gravois, le but de l'analyste étant de déterminer le chiffre exact des bactéries par gramme de substance ; d'ailleurs, en éliminant les détritus solides ou insolubles, on fausse les résultats, car l'analyste doit tenir exactement compte de tous les éléments contenus dans le sol.

Quand il s'agit d'analyses purement qualitatives, de semblables précautions sont inutiles : on effectue les émulsions aussi fines que possible avec la terre fraîche mondée de ses plus grosses impuretés, et dans le cas où on veut rechercher, comme ici, un organisme qui résiste à la dessiccation, à la température ordinaire, on dessèche la terre, ce qui peut la priver par gramme d'une centaine de mille de bactéries, dont l'absence favorise les opérations du triage.

La terre émulsionnée est alors diluée à 1 : 100,000 ou à 1 : 1,000,000, puis un centimètre cube de cette dilution est mélangé avec dix centimètres cubes de gélatine fondue chargée de 2 p. 100 d'urée; le chiffre des colonies écloses sur les plaques doit être assez faible pour qu'on puisse aisément les surveiller individuellement pendant 15 à 20 jours.

On étudie alors toutes les colonies auréolées en rejetant celles qui sont formées par des bactéries filamenteuses, ou des microcoques à cellules nettement sphériques. On conserve, au contraire, et on ensemence dans des milieux carbamidés celles qui sont jaunâtres et se montrent constituées par des cellules ovalaires.

Ces diverses colonies sont presque toujours impures; après la fermentation des liquides qui les ont reçues, on procède à une seconde purification et à une troisième, si cela paraît nécessaire, jusqu'à l'accomplissement régulier de l'hydratation de l'urée.

Fonctions physiologiques de l'Urococcus Dowdeswelli. — Cette espèce microscopique croît assez bien dans l'urine humaine normale purgée de germes à la température du laboratoire; cependant, son action sur l'urée de ce liquide animal est très lente durant les premiers jours qui suivent l'ensemencement. Je citerai comme exemple typique de ces sortes de fermentations celle que je relève dans mes cahiers à la date du 29 avril 1889.

Un flacon d'urine stérilisée par la bougie Chamberland reçoit, le 29 avril au soir, quelques gouttes d'une culture de l'*Urococcus* λ dans le bouillon de peptone.

30 *avril.* — Rien d'apparent.

1er *mai.* — L'urine est trouble dans le 1/3 inférieur du vase, absolument limpide dans les 2/3 supérieurs.

2 *mai.* — Le trouble est devenu général; mais la zone supérieure est moins trouble que la zone moyenne, et cette dernière moins trouble que la zone inférieure. L'urine agitée répand une odeur franchement ammoniacale. Un dosage accuse la disparition de 4 gr. 3 d'urée par litre.

3 *mai.* — Louche très léger, dépôt devenu abondant. 8 gr. 9 d'urée hydratée.

5 *mai.* — L'urine est parfaitement claire, les parois verticales du flacon sont parsemées de magnifiques cristaux. Le poids d'urée disparue égale 17 gr. 6.

7 *mai.* — La limpidité du liquide est toujours absolue, un dosage accuse la disparition de 17 gr. 6 d'urée. La fermentation est achevée.

Le 8 *avril* 1890. — Un an après, l'urine devenue rougeâtre, mais restée claire, possède une odeur ammoniacale encore vive. Le carbonate d'ammonium présent dans la liqueur ne correspond plus qu'à l'hydratation de 8 gr. 3 d'urée. Le ferment est mort.

J'ai provoqué avec cette espèce un faible nombre de fermentations d'urine normale stérilisée à 110° ; voici les trois essais pratiqués en vases clos avec une urine de même provenance, contenant environ 18 grammes d'urée par litre.

Urine normale stérilisée à 110°

	Urée disparue par litre :		
	I	II	III
Après 1 jour	»	$3^{gr}4$	$2^{gr}0$
» 2 jours	$7^{gr}5$	7 7	6 4
» 3 »	11 4	12 1	11 0
» 4 »	15 3	17 6	16 3
» 5 »	18 3	18 3	18 2

Dans l'urine humaine la fermentation marche donc assez rapidement, et environ à raison de la destruction de 4 grammes d'urée par jour et par litre.

Dans le bouillon de peptone additionné de 2 p. 100 d'urée, la fermentation est un peu plus rapide, les 20 grammes d'urée sont totalement hydratés au bout de 4 jours.

PREMIÈRE SÉRIE D'EXPÉRIENCES

Urine artificielle chargée de 20 grammes d'urée par litre

	Urée disparue par litre					
	I	II	III	IV	V	VI
Après 1 jour	$5^{gr}0$	$5^{gr}2$	$6^{gr}0$	$4^{gr}9$	$6^{gr}4$	$4^{gr}8$
» 2 jours	10 7	11 9	»	11 0	13 8	10 5
» 3 »	15 3	16 2	18 5	» »	17 7	16 0
» 4 »	19 8	20 0	»	19 7	19 8	20 1

DEUXIÈME SÉRIE D'EXPÉRIENCES

Urine artificielle chargée de 20 grammes d'urée par litre

	Urée disparue par litre :					
	VII	VIII	IX	X	XI	XII
Après 1 jour	4 gr 6	3 gr 9	6 gr 2	6 gr 1	4 gr 7	5 gr 4
» 2 jours	9 8	9 6	12 3	11 7	»	11 3
» 3 »	14 7	»	17 4	16 8	»	16 3
» 4 »	18 6	19 8	19 9	19 9	19 6	19 9

Si on compare les fermentations qui précèdent avec celles que peut déterminer dans les mêmes conditions l'*Urococcus Van Tieghemi*, on observe :

Que pendant les premières 24 heures l'*Urococcus Dowdeswelli* provoque très aisément l'hydratation d'une quantité d'urée égale environ à 5 grammes, et que la fermentation s'achève le quatrième jour, après avoir été marquée par un début rapide, presque soudain, fait assez rarement observé chez les ferments de la carbamide de moyenne activité ;

Que les fermentations par l'*Urococcus Van Tieghemi* débutent lentement, et réclament une douzaine d'heures de plus pour se compléter.

Mais on ne saurait baser une différenciation nette entre ces deux espèces sur ces caractères que je considère, dans le cas actuel, comme insuffisamment tranchés; nous devons donc rechercher quelques autres écarts dans les facultés physiologiques de ces deux microorganismes. Nous trouvons sans peine que, si l'*Urococcus Dowdeswelli* hydrate un peu plus rapidement 20 grammes d'urée que l'*Urococcus Van Tieghemi*, son pouvoir fermentaire est néanmoins très notablement inférieur à celui de ce dernier.

En effet, l'*Urococcus Van Tieghemi* peut déterminer sans difficulté la fermentation de 40 grammes d'urée dissous dans un litre de bouillon, tandis que l'*Urococcus* λ peut à peine hydrater 30 grammes de cette substance; une fois, il est vrai, je l'ai vu en détruire 37 grammes, mais, exceptionnellement aussi, j'ai enregistré un cas où l'urocoque de Van Tieghem en a détruit 57 grammes.

Je rapporte ci-après les expériences qui établissent les limites extrêmes du pouvoir fermentaire de l'*Urococcus*

Dowdeswelli, semé dans des urines artificielles contenues dans des vases hermétiquement clos.

Urine artificielle chargée de 50 *gr. d'urée par* 1.000 *centim. cubes*

	Urée disparue par litre :			
	I	II	III	IV
Après 5 jours	»	12 gr 3	10 gr 0	11 gr 4
» 10 »	23 gr 2	24 9	23 5	22 8
» 15 »	23 2	37 5	25 0	24 2

La simple addition d'un excès de 30 grammes d'urée pure par litre à l'urine artificielle à 2 p. 100 détermine d'abord un retard considérable dans la marche de la fermentation, ensuite un ralentissement manifeste dans cet acte physiologique.

Si les urines artificielles sont chargées de 100 grammes de carbamide par litre, les résultats obtenus diffèrent très peu de ceux qui précèdent. Dans les expériences II et III, le poids de l'urée détruite s'élève jusqu'à 31 grammes.

Urine artificielle chargée de 100 *grammes d'urée par litre*

	Urée disparue par litre :			
	I	II	III	IV
Après 1 jour	2 gr 5	»	»	»
» 2 jours	5 0	»	»	»
» 3 »	»	»	»	»
» 4 »	13 2	»	»	10 6
» 5 »	»	»	»	»
» 6 »	20 3	»	»	»
» 7 »	»	»	25 gr 3	»
» 8 »	24 1	»	»	»
» 9 »	»	»	»	25 4
» 10 »	»	»	»	»
» 11 »	24 1	»	»	»
» 12 »	»	»	»	28 4
» 13 »	»	»	»	»
» 14 »	24 0	»	»	28 1
» 15 »	»	31 gr 5	30 9	»

En résumé, la rapidité avec laquelle l'*Urococcus Dowdeswelli* hydrate l'urée correspond à une destruction de 5 grammes de cette substance par jour, soit environ 0 gr. 2 par heure, et sa capacité fermentaire équivaut à la destruction de 30 grammes de carbamide dissous dans 1 litre de bouillon peptonisé à 2 p. 100.

Morphologie de l'Urococcus Dowdeswelli. — Ce ferment figuré est formé de cellules ovales parfaitement arrondies aux extrémités, immobiles, de 1 à 1,2 μ de large, sur 2 et 3 μ de longueur. Ces cellules sont rarement associées en chaînes d'articles, elles se multiplient par division en s'étranglant transversalement; ce phénomène de partition est assez rapide pour pouvoir être aisément suivi en chambre humide sous le microscope. Ce micrococcus ne se reproduit jamais par bourgeonnement; on trouve, il est vrai, quelquefois dans les cultures des cellules accouplées d'inégale grosseur : ce fait est dû à un cloisonnement anormal qui s'est produit au voisinage d'une extrémité des coccus primitifs. On observe également dans les vieilles cultures des cellules irrégulières, larges de 2, 3 et même 4 μ, sous l'aspect de massues ou de bâtonnets bosselés plus ou moins tordus et coudés; ce sont là des formes involutives qui peuvent s'observer chez les bactéries, quand elles souffrent dans leur nutrition, ou quand le milieu est plus ou moins intoxiqué par les excrétions résultant de leur activité physiologique. Il se peut également que ce polymorphisme ait une autre origine, qu'il soit dû à des transformations dans les manières d'être du même organisme; en tout cas, il suffit d'être averti de la possibilité de ces déformations cellulaires pour que l'observateur ne s'en laisse pas imposer par elles.

Semé dans les urines normales stérilisées à 110°, l'*Urococcus Dowdeswelli* s'y développe dès le lendemain, en produisant un trouble intense suivi d'un abondant dépôt dû, surtout, aux sels ammoniacaux des acides que renferment les urines. Un trouble incomparablement moins intense s'observe avec les urines artificielles; quelques jours plus tard, le liquide fermenté ou encore en voie de fermentation récupère sa limpidité première, et l'odeur qu'il dégage rappelle uniquement celle qu'exhale le carbonate d'ammonium.

Si l'on introduit l'*Urococcus Dowdeswelli* dans du bouillon de peptone ordinaire, un louche léger apparaît au bout de 24 heures dans le liquide; les jours suivants, ce trouble n'augmente pas : au contraire, il diminue rapidement, tandis qu'il se forme au fond du vase un dépôt *jaune* constitué par des cellules ovales. Après une quinzaine de jours de culture à 30°, le bouillon clair décanté mis en contact avec de l'urée se montre capable d'hydrater 10 à 12 grammes de ce corps en moins d'une heure, à une température voisine de 50° ; si l'on opère avec une culture vieille de 5 à 6 semaines, la présence de l'urase ne peut être décelée dans le bouillon.

Le micrococcus dont nous parlons ne se développe que faiblement dans le liquide de Cohn ; mais il suffit d'additionner ce dernier d'une très faible quantité de gélatine peptonisée, pour l'y voir prospérer, s'y multiplier facilement, et, si la liqueur de Cohn renferme peu d'urée, la fermentation marche presque avec la rapidité qu'on observe dans les urines peptonisées à 2 p. 100.

Liquide de Cohn à 20 grammes d'urée par litre légèrement nutritifié

	Urée disparue par litre :		
	I	II	III
Après 1 jour	»	»	2 gr 9
» 2 jours	7 gr 8	7 gr 9	8 7
» 3 »	12 9	11 4	12 3
» 4 »	16 0	17 1	15 9
» 5 »	20 0	20 0	18 5

L'*Urococcus Dowdeswelli* croît très bien dans la gélatine simplement peptonisée, où il donne des colonies d'abord blanches qui jaunissent en peu de temps. Ces colonies sont sphériques ou discoïdales, et leur surface extérieure se mamelonne en vieillissant. Si l'on sème l'*Urococcus* λ à la surface de la gélatine, il y fournit des gazons et des boutons jaunes saillants ; inoculé par piqûre au fil de platine dans le même milieu, il fournit des beaux clous à tête convexe. La gélatine peptonisée n'est jamais liquéfiée.

L'agar, le lichen, la pomme de terre cuite conviennent de même très bien à la culture de l'*Urococcus Dowdeswelli*, qui prend souvent sur ces terrains un développement considérable, surtout si on les maintient à un degré de température voisin de 30°.

Quand les gelées ensemencées par l'*Urococcus* λ renferment de l'urée, les cristaux satellites en haltères se montrent déjà au bout de 24 à 48 heures, et, si le terrain choisi est la gélatine, elle se ramollit lentement, devient sirupeuse, et la culture s'effondre avec les productions cristallines qui l'entourent.

Action de la chaleur sur l'Urococcus Dowdeswelli. — A 35°, la fermentation déterminée par ce microorganisme s'effectue encore avec rapidité ; à 40°, souvent elle ne débute même pas, ou si une hydratation légère se manifeste, elle se suspend bientôt dans les milieux chargés de 2 p. 100 d'urée. De même que pour les bactéries qui ne fournissent pas de spores réfringentes, la température fatale à la vie des cellules de l'*Urobacillus* λ est relativement basse ;

Températures maintenues de 2 heures	Nombre d'ampoules chauffées	Nombre de fermentations déterminées par les ampoules
60°	4	néant
53°	4	néant
49°	4	néant
45°	8	6
43°	4	4

l'expérience démontre qu'elle est comprise entre 45 et 50°.

La température de 45° est critique pour l'espèce considérée ; cependant, dans quelques expériences de contrôle, j'ai vu quelquefois le contenu des ampoules chauffé à 46° déterminer la fermentation complète de l'urine. Il ne paraît pas y avoir ici atténuation de la fonction physiologique par la chaleur, car on remarque : ou que l'espèce est tuée, et l'on attend vainement la moindre hydratation de la carbamide; ou qu'elle est restée vivante, et dans ce cas la fermentation marche avec la rapidité qui caractérise le ferment figuré.

Action des antiseptiques sur l'Urococcus Dowdeswelli. — C'est encore le biiodure de mercure qui se montre ici la substance infertilisante la plus puissante ; on n'observe pas de fermentation dans les urines artificielles qui en ont reçu 1 : 100,000 de leurs poids. A 1 : 200,000, l'hydratation débute et peut se compléter dans les urines artificielles.

Action du biiodure de mercure sur l'Urococcus Dowdeswelli

Dose par litre	Titre des solutions	Urée disparue par litre au bout de : 3 jours	6 jours	9 jours	un mois
0gr 050	1 : 20,000	»	»	»	néant
0 050	1 : 20,000	»	»	»	néant
0 033	1 : 30,000	»	»	»	néant
0 033	1 : 30,000	»	»	»	néant
0 025	1 : 40,000	»	»	»	néant
0 025	1 : 40,000	»	»	»	néant
0 020	1 : 50,000	»	»	»	néant
0 020	1 : 50,000	»	»	»	néant
0 020	1 : 50,000	»	»	»	néant
0 016	1 : 60,000	»	»	»	néant
0 013	1 : 75,000	»	»	»	néant
0 013	1 : 75,000	»	»	»	néant
0 010	1 : 100,000	»	»	»	néant
0 010	1 : 100,000	»	»	»	néant
0 005	1 : 200,000	2gr 6	»	16gr 4	néant
0 005	1 : 200,000	»	»	»	19gr 5

Avec le sublimé, sauf dans un cas où la fermentation a été notée dans une urine ayant reçu 1 : 40,000 de ce corps, les fermentations ne deviennent notables que lorsque la dose a été portée à 1 : 75,000. A 1 : 100,000 elles débutent toujours et peuvent se compléter.

Action du bichlorure de mercure sur l'Urococcus Dowdeswelli

Dose par litre	Titre des solutions	Urée disparue par litre au bout de : 3 jours	6 jours	9 jours	un mois
0gr 050	1 : 20,000	»	»	»	néant
0 033	1 : 30,000	»	»	»	néant
0 033	1 : 30,000	»	»	»	néant
0 033	1 : 30,000	»	»	»	néant
0 025	1 : 40,000	»	»	»	néant
0 025	1 : 40,000	»	»	»	16gr 1
0 020	1 : 50,000	»	»	»	néant
0 020	1 : 50,000	»	»	»	néant
0 016	1 : 60,000	»	»	»	néant
0 013	1 : 75,000	»	»	»	néant
0 013	1 : 75,000	»	»	»	2gr 0
0 013	1 : 75,000	»	»	»	néant
0 010	1 : 100.000	»	7gr 8	»	18gr 6
0 010	1 : 100,000	»	2 8	14gr 3	»
0 005	1 : 200,000	3gr 5	11 7	20 0	»

Le sulfate de cuivre a une action néfaste sur ce ferment

figuré qui végète péniblement et n'hydrate qu'une faible quantité d'urée dans les milieux qui en renferment 1 : 3,000 et même 1 : 4,000. Le sulfate cuprique suspend toute végétation de ce microorganisme dans les urines qui en ont reçu la 1 : 1,500 partie de leur poids.

Action du sulfate de cuivre sur l'Urobacillus Dowdeswelli

Dose par litre	Titre des solutions	Urée disparue par litre au bout de:			
		3 jours	6 jours	9 jours	un mois
1 gr 000	1 : 1,000	»	»	»	nulle
1 000	1 : 1,000	»	»	»	néant
0 666	1 : 1,500	»	»	»	néant
0 666	1 : 1,500	»	»	»	néant
0 500	1 : 2,000	»	»	»	3 gr 5
0 500	1 : 2,000	»	»	»	néant
0 500	1 : 2,000	»	»	»	3 gr 9
0 500	1 : 2,000	»	»	»	8 5
0 500	1 : 2,000	»	»	»	6 4
0 400	1 : 2,500	»	2 gr 5	»	7 7
0 333	1 : 3,000	3 gr 9	»	»	10 1
0 333	1 : 3,000	»	5 7	»	9 6
0 333	1 : 3,000	»	4 3	»	11 0
0 250	1 : 4,000	»	6 4	»	9 3
0 250	1 : 4,000	»	»	8 gr 9	13 2

Action de l'iode sur l'Urococcus Dowdeswelli

Dose par litre	Titre des solutions	Urée disparue par litre au bout de:			
		3 jours	6 jours	9 jours	un mois
2 gr 000	1 : 500	»	»	»	néant
2 000	1 : 500	»	»	»	néant
1 666	1 : 600	»	»	»	néant
1 250	1 : 800	»	»	»	néant
1 250	1 : 800	»	»	»	néant
1 000	1 : 1,000	»	»	»	néant
1 000	1 : 1,000	»	»	»	néant
1 000	1 : 1,000	»	»	»	néant
1 000	1 : 1,000	»	»	»	néant
0 666	1 : 1,500	2 gr 5	»	»	8 gr 3
0 666	1 : 1,500	»	»	9 gr 6	»
0 666	1 : 1,500	»	»	»	néant
0 500	1 : 2,000	»	»	12 5	18 gr 3
0 500	1 : 2,000	3 6	»	16 4	»
0 333	1 : 3,000	8 2	17 gr 4	»	19 1

L'iode en solution iodurée se montre moins antiseptique que le cuivre à l'égard de l'espèce que nous étudions.

Action de l'acide borique sur l'Urococcus Dowdeswelli

Dose par litre	Titre des solutions	Urée disparue par litre au bout de: 3 jours	6 jours	9 jours	un mois
3gr 333	1 : 300	»	»	»	néant
2 500	1 : 400	»	»	»	néant
2 500	1 : 400	»	»	»	4gr 3
2 000	1 : 500	3gr 2	6gr 0	»	9 1
2 000	1 : 500	»	2 9	»	4 4
2 000	1 : 500	»	»	»	5 6
1 666	1 : 600	»	»	6gr 4	13 3
1 666	1 : 600	»	5 4	»	8 8
1 333	1 : 750	»	10 3	»	»
1 250	1 : 800	4 5	»	»	10 9
1 000	1 : 1,000	6 4	»	»	16 5
1 000	1 : 1,000	»	13 2	»	15 8
1 000	1 : 1,000	7 8	»	»	17 6
0 666	1 : 1,500	»	12 8	»	16 9

Chose assez curieuse et assez rarement observée, l'action de l'acide borique s'est montrée en général moins efficace pour arrêter les fermentations déterminées par l'*Urobacillus Dowdeswelli* que pour les autres urocoques.

Action de l'acide phénique sur l'Urococcus Dowdeswelli

Dose par litre	Titre des solutions	Urée disparue par litre au bout de : 3 jours	6 jours	9 jours	un mois
20gr 000	1 : 50	»	»	»	néant
10 000	1 : 100	»	»	»	néant
10 000	1 : 100	»	»	»	néant
10 000	1 : 100	»	»	»	néant
10 000	1 : 100	»	»	»	néant
6 666	1 : 150	»	»	5gr 4	8gr 6
5 000	1 : 200	»	»	»	9 0
5 000	1 : 200	»	»	8 9	11 6
5 000	1 : 200	7gr 1	»	»	10 3
5 000	1 : 200	»	»	»	6 4
3 333	1 : 300	12 6	»	»	»
3 333	1 : 300	»	13 2	»	18 1
3 333	1 : 300	»	13 6	»	»
2 500	1 : 400	8 7	»	»	15 9
2 000	1 : 500	9 3	»	17 5	»

A une dose inférieure à 1 : 400, l'acide phénique se montre incapable de modifier la marche de la fermentation par l'*Urococcus Dowdeswelli.*

A 1 : 150, il ne peut s'opposer à un commencement d'hydratation.

Les résultats qui précèdent se trouvent condensés dans le tableau suivant :

Doses minima de quelques antiseptiques capables de s'opposer efficacement à la fermentation d'un litre d'urine artificielle ensemencée par l'Urococcus Dowdeswelli.

Substances	Poids par litre	Titre des solutions
Biiodure de mercure . . .	0 gr 010	1 : 100,000
Bichlorure de mercure . .	0 016	1 : 60,000
Sulfate de cuivre	0 666	1 : 1,500
Iode	1 000	1 : 1,000
Acide borique	3 333	1 : 300
Acide phénique	10 000	1 : 100

Les micrococques chromogènes ferments de l'urée sont très fréquemment trouvés dans la nature ; à côté de l'espèce à cellules ovalaires qui vient d'être décrite, j'en ai rencontré de jaunes ou presque rouges, dont le pouvoir hydratant vis-à-vis de l'urée est très manifeste. Je ne citerai ici que deux d'entre eux assez faciles à diagnostiquer : les Urococcus δ et ε, qui ont été signalés dans l'*Annuaire de l'Observatoire de Montsouris* pour l'an 1889 (pages 504 et suivantes).

Urococcus δ

Cet organisme vit ordinairement dans les eaux ; on le rencontre également souvent parmi les poussières de l'air. Son pouvoir fermentaire est très faible : les urines normales et artificielles soumises à son action perdent lentement leur urée, il faut environ de 20 à 30 jours pour que l'hydratation de 20 grammes de carbamide soit complète.

Au microscope, ce coccus se montre formé de cellules sphériques de 1,5 μ de diamètre environ, le plus habituellement groupées en plaques ou minces pellicules constituées par de nombreux globules agrégés.

Cette espèce croît très bien dans le bouillon simplement peptonisé, où elle donne un dépôt abondant jaune-ocre très clair. Ensemencée sur la gélatine ordinaire, elle y forme des taches épaisses, bien nourries, d'une couleur rappelant le sulfure de cadmium. Dans les cultures souterraines l'*Urococcus* δ se groupe en sphérules irrégulièrement disposées. Au bout de quelques mois, il se produit au-dessous de la tache jaune développée sur de la gélatine, simplement peptonisée, une ampoule de liquide visqueux qui grossit avec une lenteur extrême, et dont la grosseur devient stationnaire au bout de 2 à 3 mois.

L'*Urococcus* δ croît moins bien dans les urines ; il n'y donne que de faibles dépôts blancs ou très légèrement colorés en jaune. Dans les gélatines chargées d'urée, on voit le même microorganisme former des colonies, des taches, des traînées très maigres et presque blanches. Chauffée à 55°, cette espèce est irrévocablement tuée.

Urococcus ε

Tandis que l'organisme précédent se présente à l'observateur avec une nuance jaune-clair de sulfure de cadmium délayé dans du blanc de plomb, l'*Urococcus* ε possède une couleur foncée très comparable à celle du chromate de plomb obtenue en précipitant une solution de sel plombique par un bichromate alcalin.

A l'examen microscopique, cet urocoque apparaît sous la forme de petites cellules globulaires de 0,8 à 1,0 μ de largeur, ordinairement groupées en tas de 5, 10 et même d'un plus grand nombre d'individus; beaucoup de ces globules sont isolés, rarement ils adoptent l'aspect des diplocoques.

L'*Urococcus* ε se développe très aisément et abondamment dans le bouillon de peptone, qu'il trouble d'abord fortement, pour se précipiter ensuite au fond du vase et donner un dépôt jaune doré dense et volumineux.

Porté dans l'urine humaine stérilisée par la chaleur, il y produit une fermentation lente, assez régulière, qui se complète habituellement au bout d'une dizaine de jours.

L'urine artificielle chargée de 20 grammes d'urée par litre est moins favorable à la végétation botanique de cet urocoque, nonobstant sa multiplication pénible dans le bouillon de peptone carbamidé, la fermentation de 20 grammes d'urée est presque totale au bout de 2 semaines.

Voici trois exemples de ces hydratations qui marchent avec une grande régularité :

Urine artificielle chargée de 20 grammes d'urée par litre

	Urée disparue par litre après		
	I	II	III
Après 1 jour. . . .	2gr 1	1gr 8	»
» 2 jours . . .	3 6	»	»
» 3 »	4 3	3 9	»
» 4 »	5 7	»	6gr 1
» 5 »	»	6 5	»
» 6 »	10 1	»	»
» 7 »	11 1	9 7	»
» 8 »	»	»	10 9
» 9 »	14 3	»	»
» 10 » . . .	16 1	14 4	»
» 11 »	17 4	»	16 8
» 12 »	»	16 7	»
» 13 »	19 2	»	»
» 14 »	»	18 9	19 5

Ensemencé sur la gélatine peptonisée, l'*Urococcus* ε donne des taches et des stries saillantes d'un très beau jaune foncé qui s'étendent irrégulièrement et présentent un contour dentelé. Dans les piqûres, la partie souterraine est formée par un conglomérat de sphérules également d'un très beau jaune. Cette espèce ne liquéfie pas la gélatine, quelle que soit la durée de l'attente.

Porté sur la gélose nutritive ordinaire, maintenue à 30°, cet urocoque ne se développe pour ainsi dire pas, tandis qu'il forme sur la gélose chargée d'urée exposée au même degré de chaleur, des taches *blanches*, qui peuvent acquérir une certaine étendue. Semée dans la gélatine fabriquée avec de l'urine normale, cette espèce se multiplie assez aisément, en produisant autour d'elle le brouillard habituel de cristaux que déterminent les ferments ammoniacaux actifs ou moyennement actifs. Le ramollissement lent et la liquéfaction générale du *substratum* ne s'observent pas dans ce cas.

Je dois enfin ajouter que ce microcoque ne résiste pas à une température de 50° soutenue pendant 2 heures, et qu'il perd toujours sa faculté chromogène dans les milieux où il peut déterminer la formation d'une quantité notable de carbonate d'ammonium.

Il me resterait à signaler l'existence d'un micrococcus de couleur jaunâtre, ferment lent de l'urée, capable de liquéfier promptement la gélatine ; mais outre que cette description est d'un médiocre intérêt, elle risquerait de faire double emploi avec celle qu'a donnée le Dr Flügge d'une espèce appelée par lui *Micrococcus ureæ liquefaciens*.

Urosarcina Hansenii, *sive* Urosarcina α

Les sarcines sont des végétations microscopiques très répandues dans l'air et dans les eaux ; les unes sont incolores ou grisâtres, les autres rouges, jaunes, brunes, etc. ; on ne doit pas les confondre avec les microcoques dont les cellules sont associées 4 à 4 sur un même plan. La véritable sarcine dérive d'une cellule, qui se divise suivant trois plans perpendiculaires entre eux. Ce triple cloisonnement fournit 8 cellules qui, à leur tour, en donnent 64, etc... ; la multiplication, quand rien ne vient s'y opposer, marche donc suivant les termes d'une progression géométrique dont la raison est 8 ; mais très souvent 1 ou 2 cloisonnements avortent ou sont en retard les uns sur les autres, surtout dans les milieux alcalinisés par le carbonate d'ammoniaque ; aussi trouve-t-on dans les cultures des coccus irrégulièrement ou bizarrement assemblés, et des accouplements de cellules d'aspect très varié.

Dans le cours de mes recherches sur les ferments de la

carbamide, j'ai trouvé un schizomycète de la famille des sarcines, qui possède la faculté d'hydrater assez promptement l'urée. Il n'a aucun trait de ressemblance avec la *Sarcina ventriculi*, qui, d'après Leube, pourrait également produire cette hydratation, ni avec les sarcines jaunes, orangées vulgaires, qui, semées dans les urines, ne peuvent y déterminer la formation de carbonate d'ammoniaque au dépend de l'amide carbonique.

Je donne au ferment figuré que je vais décrire et qui n'est, sans doute, qu'un représentant des urosarcines pouvant faire fermenter l'urée, le nom du savant mycologiste Emil Chr. Hansen, directeur du Laboratoire de Carlsberg, à Copenhague, auquel ses beaux travaux, relatifs à la fermentation alcoolique par les levures, ont donné une célébrité justement méritée.

Habitat de l'Urosarcina Hansenii. — Je viens de dire que cette espèce se trouvait très répandue dans l'air atmosphérique et les eaux; j'ajouterai qu'on la rencontre aussi dans le sol, surtout dans les terres très chargées de matières organiques, récemment fumées, par exemple, ou irriguées avec de l'eau d'égout; on la trouve beaucoup plus rarement dans les boues putrides, dans les enduits vaseux qui tapissent intérieurement les tuyaux destinés à canaliser les eaux ménagères; cette Urosarcine recherche de préférence les terrains où la lutte pour la vie n'est pas difficile à soutenir.

Pour se procurer assez rapidement cette espèce à l'état de pureté, on doit s'adresser aux poussières atmosphériques. On dirige à travers une colonne de sulfate de soude anhydre, stérilisé, quelques mètres cubes d'air impur comme celui qui circule dans les rues des vastes agglomérations urbaines, puis le filtre est dissous dans de l'eau purgée de germes, et, avec la solution obtenue, on fabrique une vingtaine de plaques dans lesquelles la gélatine peptonisée est remplacée par de la gélatine chargée de 20 p. 100 d'urée pure. Ces plaques doivent être modérément chargées de bactéries, de façon à pouvoir être aisément tenues en surveillance pendant 15 à 20 jours. On n'étudiera que les colonies s'entourant tardivement d'une atmosphère de cristaux. Si on recherche cette espèce dans le sol et les eaux, on pourra avec profit et pour déblayer les terrains d'une foule d'espèces étrangères, porter les eaux et les émulsions terreuses à 50° pendant 2 heures, température qui n'altère pas la vitalité de l'*Urosarcina Hansenii*, tandis que beaucoup de microcoques zymogènes et vulgaires ne résistent pas à ce degré de chaleur.

Enfin, la marche de la fermentation et la limpidité toujours parfaite que conservent les liquides où l'*Urosarcina Hansenii* est semée, pourront aider l'expérimentateur à prononcer *de visu* un diagnostic provisoire, qu'une étude plus approfondie établira d'une façon définitive.

Fonctions physiologiques de l'Urosarcina Hansenii. — Porté dans l'urine normale, ce ferment y croît aisément sans y déterminer de trouble appréciable. Après un jour ou deux d'incubation, il commence à se multiplier lentement au fond du vase en donnant des traînées rayonnées qui grimpent le long des parois, surtout si le vase a la forme d'une poire ou des matras soufflés à fond plat. D'acide, l'urine devient neutre, puis alcaline, en général, c'est du dixième au quinzième jour que la fermentation se suspend, et, s'il reste à ce moment encore de l'urée dans la liqueur, elle persiste indéfiniment sans être attaquée. Dans les urines, même stérilisées à 110°, le poids de la carbamide hydratée ne dépasse pas ordinairement une dizaine de grammes.

Urine humaine stérilisée à 110°

	Urée disparue par litre :				
	I	II	III	IV	V
Après 3 jours	2 gr 8	»	»	3 gr 9	»
» 4 »	»	»	6 gr 3	6 9	6 gr 4
» 5 »	9 3	8 gr 2	9 5	»	»
» 6 »	»	»	11 5	11 5	10 8
» 7 »	10 8	10 1	»	»	»
» 8 »	12 2	11 4	»	»	12 7
» 10 »	12 2	11 4	11 5	11 4	12 6

L'*Urosarcina Hansenii* introduite dans les urines artificielles contenant 20 p. 1.000 de carbamide peut pousser la fermentation beaucoup plus loin ; les cas ne sont pas rares où les 20 grammes d'urée sont complètement hydratés; il faut le dire aussi, les cas sont assez fréquents où la fermentation s'arrête en laissant dans le liquide 5, 6 et même 8 grammes d'urée indécomposés.

Urine artificielle chargée de 20 grammes d'urée par litre

	Urée disparue par litre :					
	I	II	III	IV	V	VI
Après 3 jours	3gr 3	2gr 3	»	2gr 0	»	»
» 4 »	»	»	3gr 9	4 3	»	4gr 0
» 5 »	8 6	7 5	6 4	5 9	6gr 8	»
» 6 »	11 8	10 4	8 6	7 8	»	7 9
» 7 »	»	»	10 7	9 9	11 5	»
» 8 »	16 1	16 4	12 1	12 2	»	11 6
» 9 »	17 5	17 9	»	14 6	»	»
» 10 »	18 9	18 6	12 1	17 1	15 2	»
» 11 »	»	»	»	19 2	»	16 5
» 12 »	19 8	20 0	12 0	20 0	15 3	16 5

La marche de la fermentation déterminée par ce microorganisme est très différente en apparence de celle qu'offrent les espèces précédentes; en effet, de même que les mucédinées urophages, l'*Urosarcina* α commence par se développer au point de vue botanique, en une assez grande quantité de cellules; puis, ce développement effectué, la fermentation marche avec rapidité. En étudiant de près et jour par jour le processus de l'hydratation, on la voit d'abord débuter faiblement, s'accélérer, devenir d'une rapidité maximum 7 à 8 jours après l'ensemencement, puis se ralentir et enfin s'arrêter, quelquefois, avant que les 20 grammes d'urée dissous par litre aient été complètement décomposés; en tout cas, la destruction des derniers grammes d'urée réclame 2 à 3 jours.

Si on augmente la quantité de carbamide dissoute dans les bouillons, les fermentations deviennent très irrégulières, elles peuvent commencer, se poursuivre pendant quelques jours et souvent cesser brusquement avant que la quantité d'urée décomposée ait atteint 10 grammes.

Nous avons vu antérieurement que le rapport entre le poids des ferments figurés développés dans les urines et celui de l'urée hydratée était très faible, qu'il pouvait descendre à 1 : 4,000 avec l'*Urobacillus Duclauxii*, à 1 : 1,000 avec l'*Urobacillus Pasteurii* et l'*Urococcus Van Tieghemi*.

Si on cherche à établir ce même rapport entre le poids des cellules de l'*Urosarcina Hansenii* et de l'urée que cette espèce a hydratée, on obtient des fractions plus élevées, ainsi qu'il ressort des chiffres donnés par trois expériences effectuées avec des urines artificielles chargées de 1 p.100 de carbamide.

Dans les expériences considérées, les fermentations ont été arrêtées à des dates diversement éloignées du jour de l'ensemencement et à des instants où la quantité d'urée détruite était inégale, cela, afin d'apprécier s'il existait une proportionnalité appréciable entre le poids de l'urée décomposée et le poids de cellules engendrées par le ferment figuré.

Voici les résultats fournis par ces trois expériences (1) :

Après 4 jours : urée disparue = 3 gr. 2. — Rapport = 1 : 230
» 5 » » » 5 gr. 7. — » 1 : 335
» 6 » » » 7 gr. 9. — » 1 : 427.

Au fur et à mesure que la fermentation s'avance, le rapport entre l'urée décomposée et le poids de la *Urosarcina* α

(1) Première expérience. — Urine artificielle ayant perdu 3 gr. 2 d'urée au bout de 4 jours.

F + 0 gr. 745 = tare : 1 gramme.

Après filtration et dessiccation de la sarcine.

F + 0 gr. 731 = tare : 1 gramme.

Différence = 0 gr. 014 ; rapport $= \frac{3,200}{14} = 229$.

Deuxième expérience. — Urine artificielle ayant perdu 5 gr. 7 d'urée au bout de 5 jours.

F + 0 gr. 755 = tare : 1 gramme.

Après filtration et dessiccation de la sarcine.

F + 0 gr. 732 = tare : 1 gramme.

Différence = 0 gr. 017 ; rapport $\frac{5,700}{17} = 335$.

Troisième expérience. — Urine artificielle ayant perdu 7 gr. 9 d'urée au bout de 6 jours.

F + 0 gr. 785 = tare : 1 gramme.

Après filtration et dessiccation de la sarcine.

F + 0 gr. 766,5 = tare : 1 gramme.

Différence = 18,5 ; rapport $= \frac{7,900}{18,5} = 427$.

formée diminue, ce qui établit effectivement qu'il n'existe pas de proportionnalité entre l'acte végétatif du microorganisme et la marche de l'acte fermentaire. Le même fait s'observe dans la fermentation alcoolique, ce qui laisse l'espoir d'établir que le mécanisme de la transformation du sucre en alcool par les levures est dû, également, à l'action d'une diastase qui se produirait au moment où les cellules de levures, cessant de se multiplier avec rapidité, vivent en élaborant l'alcool par un mode d'action resté mystérieux, que M. Berthelot attribue à une diastase, tandis que M. Pasteur soutient l'opinion contraire. Il semble, en effet, probable que les produits sécrétés par les levures pendant leur vie adulte ne sont pas étrangers à la décomposition du sucre en acide carbonique et alcool ; cependant il reste aux partisans de cette théorie à produire des faits établissant l'existence de ce ferment soluble. Les expériences sur l'urase nous démontreront, tout à l'heure, que l'isolement d'une diastase est souvent entouré de très grandes difficultés, et qu'en cette matière les expériences négatives n'ont souvent pas d'autre portée que de démontrer la difficulté et la délicatesse du problème à résoudre.

Quoi qu'il en soit, la théorie de la fermentation alcoolique, qui lie la production de l'alcool à la multiplication pure et simple des cellules des levures, n'éclaire en rien le processus de la décomposition du glucose ; ce processus, pour être connu et compris, en un mot pour prendre place parmi les vérités démontrées, doit être évidemment accompagné d'expériences nous faisant assister aux phénomènes intimes qui se passent à l'instant où la cellule de levure, digérant le glucose, l'excrète en acide carbonique et alcool. Jusqu'alors, il faut avouer que le voile qui couvre le mécanisme de la fermentation alcoolique reste encore à soulever.

Il est probable que les Urobacilles déjà étudiés, de même que les Mucédinées et l'*Urosarcina Hansenii*, fournissent tout d'abord une végétation relativement abondante, avant d'adopter le mode de vie qui les transforme en cellules fortement zymogènes; mais il m'a été difficile d'établir ce fait avec les bactéries qui produisent des poids infinitésimaux de cellules, et qui rendent, par conséquent, inappréciables aux balances les plus sensibles les différences qu'il eût été intéressant de constater.

Morphologie de l'Urobacillus Hansenii. — Cette espèce examinée au microscope se présente sous la forme de cellules uniques, ou de cellules groupées 2 à 2, 4 à 4, 8 à 8, etc., suivant les phases de division où on les observe. Le triple cloisonnement qui caractérise la multiplication des sarcines s'effectue rarement à la fois, dans les trois plans réciproquement perpendiculaires l'un à l'autre. La division d'une cellule en 8 individus associés sous la forme cubique est assez rarement observée, et surtout difficile à suivre sur le porte-objet du microscope. Le plus souvent, une ou deux divisions, suivant les plans théoriques, avortent ou sont retardées, et alors cette espèce acquiert des formes singulières qui la font apparaître sous l'aspect de bâtonnets accolés les uns aux autres, de bâtonnets associés avec deux cellules accouplées, etc. La grosseur des cellules isolées est très variable, elle oscille de 1 à 3 μ dans toutes les dimensions ; les associations 4 à 4 ou 8 à 8 forment des carrés et des cubes dont les côtés et les arêtes peuvent atteindre 4 et même 5 μ.

L'*Urosarcina Hansenii* introduite dans le bouillon de peptone commence dès le lendemain à se développer visiblement; aucun trouble appréciable n'apparaît jamais dans la liqueur; un dépôt d'aspect rugueux, légèrement adhérent au verre, se forme les jours suivants ; on le voit rayonner du fond du vase sur les parois latérales contre lesquelles il grimpe aisément ; ce dépôt manifestement jaune dans les bouillons simplement peptonisés constitue un excellent caractère macroscopique.

Dans les urines animales ou artificielles, le carbonate d'ammoniaque n'est jamais produit, rapidement, en assez grande abondance, pour provoquer le trouble bien connu qui précède la précipitation des sels ammoniacaux peu solubles; aussi, les urines, de même que les bouillons, restent-elles toujours d'une grande limpidité ; les cristaux, quand il s'en produit, se déposent lentement sur les parois du vase, à côté de l'*Urosarcina* α.

Sur la gélatine peptonisée tenue à 20°, l'*Urosarcina Hansenii* accuse, dès le lendemain, son développement par l'apparition de stries ou taches blanches qui, 48 heures plus tard, sont déjà manifestement jaunâtres, et qui, après quelques semaines d'attente, grossissent beaucoup et foncent en couleur. Les organismes associés en colonies se mamelonnent avec le temps, et ne montrent jamais de pouvoir liquéfiant vis-à-vis la gélatine peptonisée.

Sur la gélatine additionnée d'urée, ce n'est guère qu'au bout d'une semaine que se manifestent les signes indubitables du développement de l'*Urosarcina* α. Dans ces sortes de milieux, elle fournit toujours une végétation pauvre et languissante, qu'on voit ultérieurement s'entourer d'une atmosphère de cristaux en haltères.

Sur la gélose peptonisée laissée à l'étuve à 30°, les cultures de l'*Urosarcina Hansenii* sont très belles et très florissantes, elles finissent par communiquer leur couleur jaune à la gelée. La pomme de terre cuite convient de même à la culture de ce microorganisme qui refuse obstinément de croître dans les milieux purement minéralisés.

Action de la chaleur et des antiseptiques sur l'Urosarcina Hansenii. — Le développement de ce ferment de l'urée est très faible au-delà de 35° ; à 40° il cesse d'être possible dans les bouillons, les urines, sur la gélose et la pomme de terre. Cependant cette bactériacée résiste mieux à l'action de la chaleur que les urocoques déjà étudiés. Chauffée pendant 2 heures à 60°, elle peut parfois se rajeunir, tandis que les *Urococcus Van Tieghemi* et *Dowdeswelli* sont tués dans des conditions identiques à 46°. On peut donc isoler facilement avec le secours de la chaleur l'*Urosarcina* α des deux urocoques désignés.

Température maintenue 2 heures	Nombre d'ampoules chauffées	Cas de fermentations observés
70°	4	0
65°	4	0
60°	4	2
57°	8	7
55°	4	4
50°	4	4
47°	4	4
45°	4	4

Des nombreux essais pratiqués avec l'*Urosarcina Han-*

senii, il résulte que ce ferment figuré est un peu moins sensible à l'action des antiseptiques que les urocoques précédents ; cette Urosarcine croît encore très bien dans les milieux contenant 1 : 70,000 de sublimé ou de biiodure de mercure, dans ceux qui ont reçu 1 : 2,000 de sulfate de cuivre et 1 : 1,500 d'iode, et enfin dans ceux qui sont chargés de 1 : 500 d'acide borique et 1 : 200 d'acide phénique.

Doses minima de quelques antiseptiques capables de s'opposer efficacement à la fermentation d'un litre d'urine artificielle ensemencée par la Sarcina Hansenii.

Substances	Poids par litre	Titre des solutions
Sublimé corrosif.	0 gr 025	1 : 40,000
Biiodure	0 025	1 : 40,000
Sulfate de cuivre.	0 666	1 : 1,500
Iode	1 250	1 : 800
Acide borique	2 050	1 : 400
Acide phénique	10 000	1 : 100

C'est par cette espèce que je termine la description particulière des ferments de la carbamide. En consultant mes registres de laboratoire, j'y trouve signalées une soixantaine, environ, de bactéries présentant à des degrés divers la faculté d'hydrater l'urée ; les unes ont été rencontrées une seule fois, les autres se montrent très fréquemment répandues autour de nous ; les unes, encore, sont surtout remarquables par leurs pigments colorés : jaune, rouge, rose et orangé qu'elles produisent; les autres sont blanches et difficiles à distinguer de la foule des bacilles et des microcoques communs. Mais ce que je pourrais dire sur l'extrême variété des ferments ammoniacaux n'ajouterait pas un nouvel intérêt au fait principal que je m'applique depuis longtemps à démontrer ; à savoir : que dans la nature les microorganismes qui décomposent l'urée appartiennent aux diverses tribus des bactéries ; que la fermentation ammoniacale n'a pas pour agent un seul microbe spécifique, comme on l'avait admis il y a une vingtaine d'années; que ceux qui la déterminent sont fort nombreux, et possèdent des pouvoirs fermentaires d'une énergie très variable.

La statistique va nous montrer que les espèces urophages sont assez fréquentes pour déterminer en tout lieu la destruction de l'urée sécrétée par les espèces animales ou résultant de la décomposition des substances albuminoïdes, et transmettre les éléments de cette décomposition aux agents de la nitrification auxquels est dévolu le rôle de présenter aux plantes l'azote sous une forme aisément assimilable.

Les êtres infiniment petits que nous venons d'étudier ont donc dans la nature un rôle des plus utiles et des plus importants ; puisqu'ils parachèvent la destruction des matières mortes et de quelques produits résiduaires de la vie animale, en mettant en liberté l'azote et le carbone combinés entre eux dans la mollécule d'un corps stable et infécondant, même pour les agents organisés qui ont la propriété de le détruire. Les ferments ammoniacaux sont donc les représentants de tout un groupe de microbes, brassant sans cesse l'azote et le carbone ; et à ce titre ils sont les agents indispensables à la vie poursuivie des animaux et des plantes à la surface du globe. Exceptionnellement ils sont pathogènes, ou, plus exactement nuisibles, dans les cas, très rares d'ailleurs, où ils s'établissent dans la vessie lésée de quelques malades affaiblis pour y provoquer épiphénoménalement l'ammoniurie.

Diagnostic des ferments de l'urée

En résumé, les ferments de l'urée qui ont été étudiés dans les paragraphes précédents sont au nombre de *dix-sept*.

Sept appartiennent à la tribu des bacilles.

Neuf appartiennent à la tribu des microcoques.

Un doit être rangé dans la famille des sarcines.

Les caractères de ces diverses espèces sont suffisamment tranchés pour permettre à l'observateur de les distinguer les unes des autres ; néanmoins, je vais condenser ces caractères dans deux tableaux, ce qui les mettra plus vivement en relief et facilitera la différenciation rapide des espèces urophages. Le nombre des ferments de l'urée s'élevant environ à une soixantaine d'espèces, il arrivera, sans doute souvent, que l'expérimentateur se trouvera dans l'impossibilité d'identifier l'urobactérie recueillie avec une des dix-sept que je considère ici. Quoi qu'il en soit, il trouvera, dans la classification proposée, une place pour loger le ferment, non encore décrit, auprès de ceux qu'il m'a été donné de rencontrer assez fréquemment dans l'air, le sol et les eaux.

Pour rester conséquent avec ma manière de voir relative à la classification des schizomycètes, j'ai tout d'abord groupé les microorganismes urophages d'après leur énergie fermentaire, puis, ensuite, d'après leur résistance aux agents physiques dont le plus facile et le plus aisé à étudier à la chaleur, et enfin d'après quelques caractères tirés de la morphologie, de l'aspect des cultures, etc... Je suppose, évidemment, qu'un premier examen a fixé le bactériologiste sur la tribu ou la famille à laquelle appartient l'urobactérie.

On objectera peut-être que la détermination du caractère que je considère comme fondamental : l'énergie fermentaire, n'offre pas toute la simplicité pratique désirable. Elle exige, en effet, l'isolement du ferment figuré à l'état de pureté absolue, son ensemencement dans des urines artificielles spécialement préparées, enfin des dosages d'urée qu'on peut habituellement transformer en simples dosages alcalimétriques, opérations auxquelles, cependant, il faut être préparé et qui réclament un temps plus ou moins long.

Cette objection ne me touche guère, je reproche précisément à beaucoup d'auteurs de vouloir par trop simplifier les recherches sur les bactéries. Si le but qu'ils poursuivent est louable, néanmoins, en voulant mettre les études bactériologiques à la portée de tous, ils compromettent l'avenir d'une science qui, plus que toute autre, a besoin de reposer sur des expériences longuement contrôlées et toujours très délicates à poursuivre. Aussi, voit-on, quand on suit de près la littérature bactériologique, à côté de recherches d'une grande valeur, affluer de tous les pays des travaux d'une faiblesse extrême, quand ils ne sont pas erronés. Un bacille n'est pas plutôt découvert, après de laborieuses années de recherches, que les élèves les moins érudits le retrouvent en abondance dans les éléments qui nous entourent : ici, c'est l'air qui charrie en grand nombre le bacille de la tuberculose découvert par le Dr Koch, là, les cours d'eau abondent en bacilles d'Eberth, et enfin il est des élèves et même des médecins qui sont si sûrs d'eux-mêmes qu'un simple aspect microscopique ou cultural suffit pour amener dans leur esprit la certitude d'un bon diagnostic. La responsabilité de cet état de choses, qu'on peut qualifier de fâcheux sinon de grave, remonte à ceux qui conservent l'illusion de faire des bactériologistes en une douzaine de leçons.

Pour ma part, je supposerai toujours que ceux qui entreprennent des recherches sur les microbes zymogènes et pathogènes abordent de semblables questions après de solides études ; qu'ils sont capables aussi bien de fabriquer des liqueurs titrées, de pratiquer des dosages précis et de déterminer des composés chimiques que de faire une autopsie, de reconnaître les lésions engendrées par les espèces virulentes et de pouvoir, à l'occasion, mettre en œuvre toutes les ressources de la technique bactériologique.

J'ai donc pensé que ceux qui aborderaient l'étude des ferments de l'urée sauraient faire un dosage précis de cette substance, et c'est en me reposant sur cette conviction que j'ai cru devoir classer les espèces urophages d'après leur degré d'activité.

TABLEAU 1

Détermination des Urobacilles

Urobacilles décomposant plus de 1 gramme d'urée par heure.

L'urobacille décompose 3 grammes d'urée par heure; il peut se cultiver à 40°. Ses spores résistent à 90°. L'espèce est formée d'articles *gros*, *mobiles*, *incultivables* dans le bouillon et la gélatine peptonisée neutres (planche I, *fig.* 1). . . . . . UROBACILLUS PASTEURII.

Le bacille décompose 1 gr. 50 d'urée par heure. Il peut se cultiver à 40°. Ses spores résistent à 90°. L'espèce est formée par des articles *grêles*, *mobiles*, *incultivables* dans le bouillon et la gélatine peptonisée neutres (planche I, *fig.* 2). UROBACILLUS DUCLAUXII

Urobacilles décomposant *moins* de 1 gramme d'urée par heure et *au moins* 5 grammes d'urée par jour.

Le bacille décompose 8 grammes d'urée en 24 heures. Il peut se cultiver à 40°. Ses spores résistent à 90°. L'espèce est formée d'articles *gros*, *mobiles*, *difficilement cultivables* dans la gélatine et le bouillon peptonisés neutres. Formes involutives particulières (planche I, *fig.* 4 et 5) . . . . UROBACILLUS MADDOXII.

Le bacille décompose 6 grammes d'urée en 24 heures. Il ne peut se cultiver à 40°. Les spores résistent à 90°. L'espèce est formée d'articles *mobiles*, *assez courts* dans les milieux liquides, et en *longs filaments* dans les milieux solides. Ce bacille *se cultive très aisément* dans le bouillon et la gélatine, qui est *liquéfiée lentement* (planche I, *fig.* 3) . . . . . . UROBACILLUS FREUDENREICHII.

Le bacille décompose 5 grammes d'urée en 24 heures. Il ne se cultive pas à 40°. Ses spores résistent à 90°. Il est formé d'articles *gros*, *assez courts*, *immobiles*, aisément cultivables dans le bouillon et la gélatine peptonisés neutres; cette dernière *n'est pas liquéfiée* (planche I, *fig.* 6) . . . . UROBACILLUS δ.

Urobacilles décomposant moins de 5 grammes d'urée par jour, à action lente ou incomplète.

Bacille pouvant dédoubler 14 grammes d'urée par litre au maximum. Espèce tuée à 45°; formée d'articles *courts*, *très petits*, *très mobiles*, croissant *très aisément* dans les milieux nutritifs, *liquéfiant rapidement* la gélatine peptonisée (planches II, *fig.* 2). UROBACILLUS SCHUTZENBERGII.

Bacille décomposant 0 gr. 50 d'urée par 24 heures. Spores résistant à 90°. Espèce formée par des articles *gros*, *immobiles*, quelquefois en longs filaments; pouvant croître dans tous les milieux nutritifs neutralisés, et *ne liquéfiant* pas la gélatine (planche II, *fig.* 1). UROBACILLUS ε.

PLANCHE I

Urobacillus Pasteurii
Fig. 1
Urobacillus Duclauxii
Fig. 2
Urobacillus Freudenreichii
sur Gélatine peptonisée
dans les urines
G=100 D G=1000 D
Fig. 3.
Urobacillus Maddoxii A
Fig. 4
Urobacillus Maddoxii B
Fig. 5
Urobacillus
Fig. 6.
Grossissement: 1000 D.

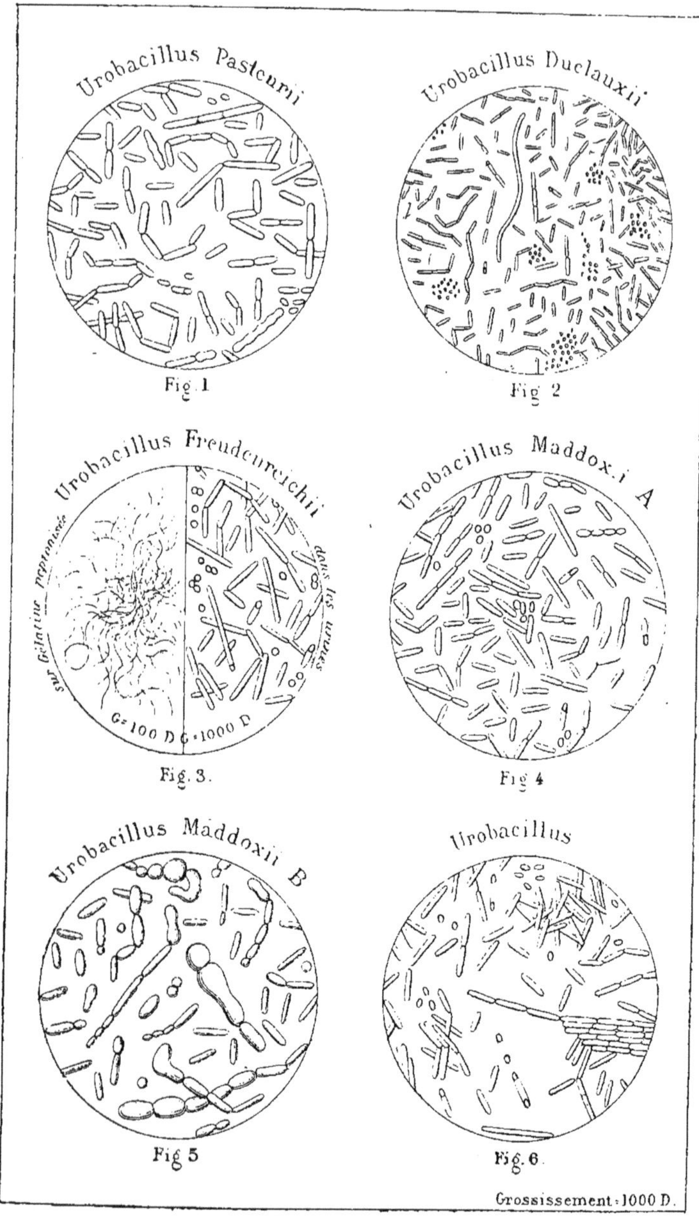

Planche II

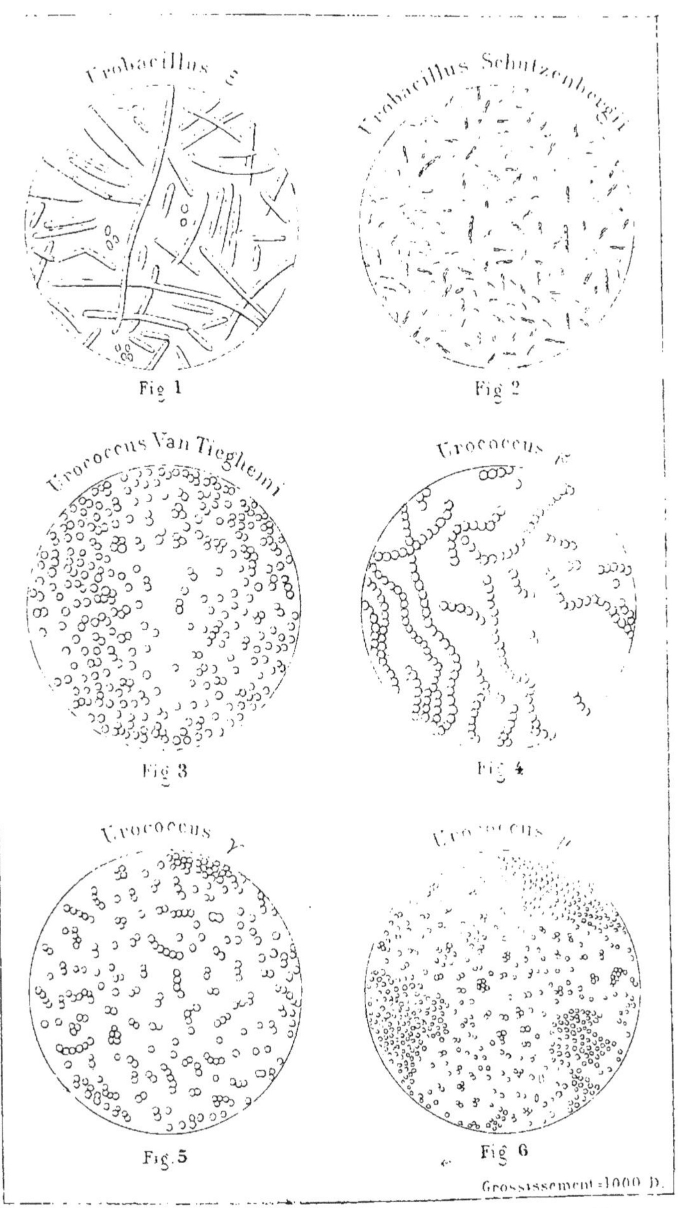

TABLEAU II

Détermination des Urocoques

Urocoques décomposant de 2 à 5 gr. d'urée en 24 h.	Coccus sphériques	Coccus décomposant 5 grammes d'urée par jour ; formé de cellules circulaires de 1μ de diamètre ; croissant aisément dans tous les milieux nutritifs, et *ne liquéfiant* pas la gélatine. Culture blanche jaunissant avec le temps. (Planche II, *fig.* 3)........................	UROCOCCUS VAN TIEGHEMI.
		Coccus décomposant 2 grammes d'urée par jour; cellules sphériques donnant de belles cultures blanches dans la plupart des milieux nutritifs, *liquéfiant* légèrement la gélatine. (Planche II, *fig*, 3)	UROCOCCUS γ.
	Coccus ovalaires	Espèce décomposant 5 grammes d'urée par jour ; donnant aisément sur les milieux nutritifs des cultures jaunâtres, *incapables de liquéfier* la gélatine. (Planche III, *fig.* 3)...	UROCOCCUS DOWDESWELLI.
	Coccus associés en cubes	Espèce décomposant en moyenne 2 grammes d'urée par jour ; croissant dans la plupart des milieux nutritifs, où elle donne des *végétations jaunes*, *ne liquéfiant* pas la gélatine. Les milieux liquides ne sont pas troublés par le développement de cette espèce. (Planche II, *fig.* 6).	UROSARCINA HANSENII.
Urocoques décomposant de 1 à 2 gr. d'urée en 24 h.		Espèce décomposant 1 gr. 5 d'urée par jour; formée de cellules sphériques croissant sur les milieux demi-solides en donnant des *enduits grisâtres*, muqueux, *ne liquéfiant* pas la gélatine ordinaire. (Planche V, *fig.* 6.).	UROCOCCUS μ.
		Coccus décomposant un peu plus de 1 gramme d'urée par jour ; formé de cellules sphériques associées en tas, se développant très bien dans tous les milieux nutritifs, fournissant des dépôts et enduits *jaune de chrome* foncé ; espèce *non liquéfiante*. (Planche III, *fig.* 5)..	UROCOCCUS ε.
		Coccus décomposant 1 gramme d'urée par jour ; formé de cellules sphériques associées en chaînes donnant des cultures blanches *liquéfiant lentement* la gélatine. (Planche II, *fig.* 4)................................	UROCOCCUS β.
Urocoques décomposant moins de 1 gr. d'urée en 24 h.		Coccus décomposant près de 1 gr. d'urée par jour; formé de cellules sphériques de 1,5 μ de diamètre associées en plaques ; donnant des cultures colorées en *jaune ocre clair*, se multipliant sur tous les milieux nutritifs solides ; *liquéfiant* très légèrement la gélatine peptonisée en donnant un liquide visqueux. (Planche III, *fig.* 4.)	UROCOCCUS δ.
		Coccus décomposant de 0 gr. 6 à 0 gr. 7 d'urée par jour, et d'action incomplète ; formé de cellules sphériques de 1 μ de diamètre, croissant *très péniblement* dans la plupart des milieux nutritifs et *sans pouvoir liquéfiant*. (Planche III, *fig.* 2)..	UROCOCCUS ν.
		Coccus décomposant à peu près 0 gr. 50 d'urée par jour, formé de grosses cellules sphériques de 1,5μ donnant sur les milieux nutritifs solides des enduits *blanc rosé, non liquéfiants* (Planche III, *fig.* 1)................	UROCOCCUS ρ.

PLANCHE III

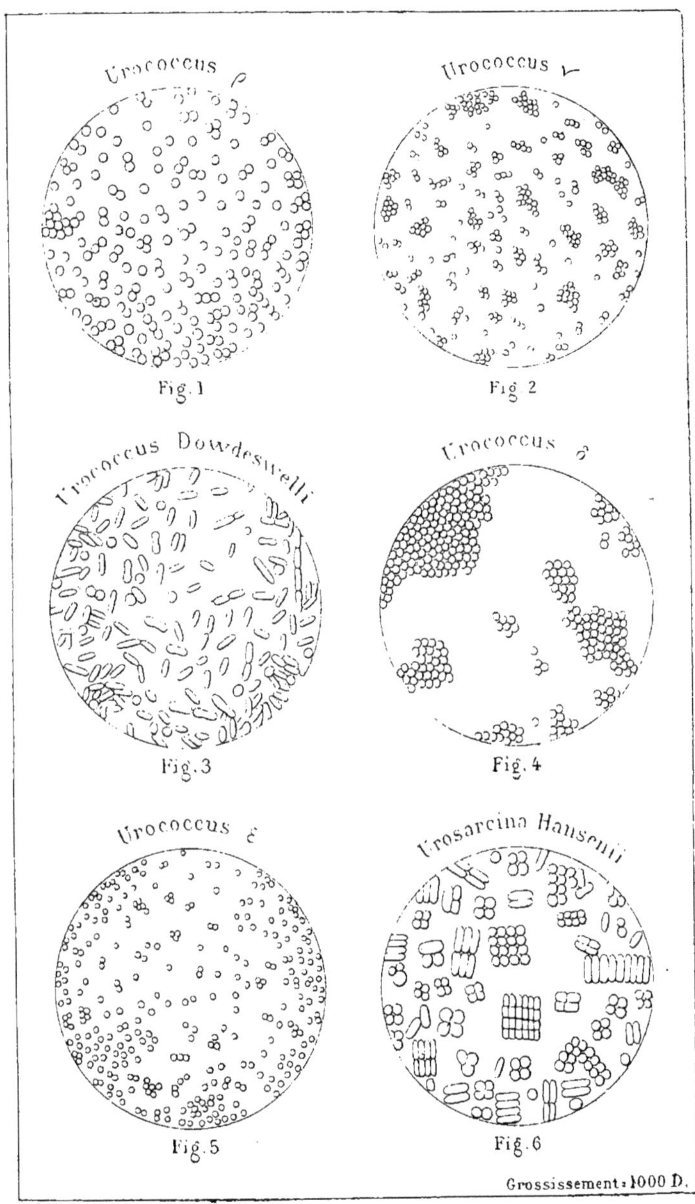

Fig. 1 Fig. 2 Fig. 3 Fig. 4 Fig. 5 Fig. 6

L'un des premiers signes caractéristiques des ferments de l'urée, réside, je l'ai répété bien souvent, dans la faculté que possèdent les colonies ou les cultures des urobactéries de forte ou moyenne activité, de déterminer dans le sein des *substratum* semi-solides chargés de 2 p. 100 de carbamide, une sorte de brouillard cristallin, constitué par des cristaux incolores adoptant la forme d'haltères, c'est-à-dire de deux boules soudées l'une à l'autre. Il n'y a guère que les ferments très lents de l'urée qui ne jouissent pas de cette propriété.

Ces cristaux insolubles dans l'eau froide et l'eau bouillante, inattaquables par les solutions chaudes de potasse caustique, sont au contraire très solubles dans les acides énergiques qui les décomposent et les dissolvent en produisant un vif dégagement d'acide carbonique. L'analyse chimique les montre formés d'acide carbonique, d'acide phosphorique et de chaux. Ils se produisent sous l'influence du carbonate d'ammoniaque aux dépens des sels alcalino-terreux que renferment la gélatine, l'eau et les autres éléments entrant dans la composition de milieux nutritifs propres au développement des bactéries urophages. M. Cambier, micrographe-adjoint de mon laboratoire, a entrepris de préparer une grande quantité de ces sortes de cristaux, et il n'est pas douteux que leur composition chimique ne soit bientôt connue.

Je ne crois pas qu'il existe de microorganismes, autres que les ferments de la carbamide, qui puissent produire ce phénomène de brouillard de cristaux en haltères ; parfois, mais très rarement, sur les plaques où végètent un grand nombre de colonies entremêlées de ferments ammoniacaux, on voit apparaître quelques cristaux autour d'espèces qui sont incapables d'hydrater l'urée ; j'ai déjà signalé ce fait et j'attribue la production de ces substances cristallines à la formation des sels ammoniacaux, peu solubles, dont les acides sont sécrétés par les bactéries.

Quand donc une atmosphère, pareille à celle qui vient d'être décrite, apparaît autour d'une colonie, on prélève cette dernière au moyen du fil de platine rougi et on en transporte, une partie sous le microscope et une autre dans de l'urine artificielle stérilisée (1). On peut, il est vrai, se servir également dans ces expériences des urines naturelles stérilisées, mais elles sont, en général, si peu comparables à elles-mêmes et si peu nutritives à l'égard de la plupart des bactéries qu'on a tout avantage à employer les bouillons de peptone chargés d'urée.

Rarement les colonies ainsi ensemencées dans les urines sont dans un parfait état de pureté : 98 fois sur 100 elles sont contaminées par des espèces non urophages, et souvent par des ferments ammoniacaux d'inégale activité. Il faut donc sans tarder prélever une portion de l'urine fermentée, la diluer et fabriquer plusieurs plaques avec de la gélatine additionnée d'urée. Cette première opération est suivie d'une nouvelle et, s'il le faut, d'une troisième purification. Alors, si les examens microscopiques des liquides fermentés concordent, si l'hydratation s'effectue suivant une marche régulière et s'accomplit dans des espaces de temps à peu près égaux, ce qui est l'indice le plus certain de la pureté de l'espèce, on est à peu près sûr que le ferment figuré est débarrassé des saprophytes qui, ordinairement, entravent l'action hydratante, la ralentissent et peuvent même la suspendre pendant longtemps.

Cependant la marche régulière d'une fermentation ammoniacale, son accomplissement dans des espaces de temps égaux ne sont pas toujours des indices absolus de la pureté des microbes urophages ; j'ai eu plusieurs fois l'occasion d'observer que, à côté des ferments ammoniacaux, il peut se développer une espèce saprogène qui, croissant toujours avec la même régularité dans les urines, entrave de même d'une façon régulière l'acte fermentaire jusqu'au

---

(1) Voici la composition adoptée pour l'urine artificielle :

Eau........................	1000 centimètres cubes.
Peptone Chapoteau...........	20 grammes.
Cendre de bois..............	0,05 grammes.
Urée pure...................	20 grammes.

On fait bouillir ce mélange quelques minutes, on le filtre, puis enfin on le stérilise à 110° pendant 20 à 40 minutes, suivant le volume de liquide contenu dans les vases. Cette urine artificielle refroidie est assez fortement alcaline, elle sature une quantité d'acide sulfurique correspondant par litre au carbonate d'ammoniaque mis en liberté par la décomposition d'un poids d'urée variant de 1 à 2 grammes.

moment où elle est éliminée, soit par l'action de la chaleur, soit par le procédé mécanique du Dr Robert Koch ; alors la fermentation, qui réclamait une douzaine de jours pour être achevée, se complète en moitié moins de temps à la surprise de l'observateur.

Pour déterminer le pouvoir fermentaire d'une urobactérie, on doit se servir soit de vases scellés, soit de flacons ou pipettes distributrices de Pasteur bien bouchés. On détermine d'abord en combien de jours s'effectue l'hydratation complète de l'urée ; puis, dans une fermentation bien en marche, on calcule la quantité d'urée décomposée par jour ou par heure, suivant les cas.

Le diagnostic de l'espèce est alors très avancé ; il reste à voir si elle donne des spores résistant à des hautes températures, à étudier à quel degré de chaleur elle est encore capable de déterminer la fermentation, ensuite à rechercher si elle peut se cultiver dans les terrains neutralisés, ou si son développement est lié à la présence d'une alcalinité bien sensible dans les milieux nutritifs. Quand les espèces se développent sur la gélatine ordinaire, on pourra constater et noter leur faculté chromogène et liquéfiante, mais toujours s'en rapporter avec beaucoup de prudence aux aspects macroscopiques des cultures.

Voilà, dans ses grandes lignes, la marche qu'on peut adopter pour séparer les ferments de l'urée des organismes qui ne jouissent pas de la faculté d'hydrater ce corps chimique et quelques indications techniques qui peuvent aider à établir le diagnostic, toujours délicat, entre les divers ferments de la carbamide.

De la statistique des ferments ammoniacaux

Je rapporterai seulement ici les résultats qu'ont donné les analyses systématiques effectuées pendant les années 1890 et 1891 avec l'air de Paris, les eaux de diverses provenances et le sol des communes du département de la Seine. Ce travail considérable a été poursuivi sans interruption tous les jours des deux années précitées ; il est basé sur 660 dosages bactériologiques de l'air atmosphérique et 18,000 dosages bactériologiques d'eaux. Beaucoup d'expériences n'ayant pas accusé de ferments ammoniacaux, pour obtenir des chiffres moyens voisins de la réalité, j'ai dû grouper suivant les cas ces analyses qualitatives et quantitatives par mois, par saison, par année, ou par période de deux ans.

Ces recherches peuvent être, en outre, considérées comme la suite de mes études sur la nature des bactéries urophages répandues dans l'air atmosphérique que j'ai publiées dans l'*Annuaire de l'Observatoire de Montsouris* pour l'an 1882. Il eût été peut-être intéressant de comparer ces anciennes données numériques aux chiffres obtenus récemment, mais je me vois dans l'impossibilité de le faire, par la raison que les liquides nutritifs employés à cette époque étaient : soit des urines naturelles, soit le bouillon de Liebig chargé d'urée, milieux bien moins sensibles aux bactéries que les bouillons peptonisés. D'autre part, j'avais alors, surtout, en vue d'établir la fréquence relative des divers microorganismes aériens capables d'hydrater l'urée, et le côté quantitatif de la question me semblait présenter un intérêt moindre.

Voici le tableau que j'ai publié il y a 12 ans (1), quatre ans avant que M. Leube eut réussi à mettre la main sur les bacilles ferments de la carbamide. Il est quelque peu plaisant de constater aujourd'hui qu'avant que cet expérimentateur eut décrit longuement ces bacilles de l'urée dans les *Annales de Virchow*, depuis déjà bon nombre d'années on connaissait le rapport existant, dans les poussières atmosphériques, entre ces bacilles et les autres ferments de l'urée.

De la nature des ferments ammoniacaux récoltés dans l'air à Montsouris, avec le secours

	de l'urine stérilisée à 110°	de l'urine normale stérilisée à froid	de l'urine neutralisée stérilisée à froid	Moyennes
Microcoques. . . .	64	70	80	71
Bacilles	24	16	16	19
Mucédinées	12	14	4	10
Cas de fermentation . .	100	100	100	100

(1) *Annuaire de l'Observatoire de Montsouris* pour l'année 1882, page 476.

Il résulte donc de ces chiffres que pendant l'été et l'automne de 1881, l'air du parc de Montsouris a été trouvé en moyenne 3 fois plus chargé d'urocoques que d'urobacilles, environ 2 fois plus chargé d'urobacilles que de mucédinées urophages. Ces résultats diffèrent peu de ceux qui sont publiés quelques pages plus loin.

Ferments ammoniacaux récoltés dans l'air au centre de Paris. — Je condense dans les deux tableaux suivants, en des moyennes mensuelles, les résultats de toutes les analyses bactériologiques effectuées en 1890 et 1891, dans le but d'établir le rapport existant entre les organismes vulgaires et les ferments ammoniacaux flottant dans l'air à proximité de la station micrographique de la caserne Lobau.

La 1re colonne de ces tableaux indique l'époque où les analyses ont été pratiquées ; la 2me, le nombre des bactéries décelées par les milieux de cultures non chargés d'urée ; la 3me, le chiffre des bactéries accusé en même temps par les milieux renfermant 2 p. 100 d'urée ; la 4me, le chiffre des ferments ammoniacaux comptés parmi les bactéries pouvant se rajeunir dans les milieux carbamidés ; enfin, la 5me colonne donne les rapports trouvés entre les espèces vulgaires et urophages. Tous ces chiffres sont rapportés au mètre cube

Teneur des poussières atmosphériques en urobactéries

1890	Milieux		Ferments de l'urée	Rapports
	ordinaires	carbamidés		
Janvier	4,800	5,610	115	49
Février	3,500	4,350	41	103
Mars	4,140	5,130	74	69
Avril	2,300	4.600	43	107
Mai	2,430	4,820	86	56
Juin	10,600	12,200	240	51
Juillet	11,200	13,400	208	64
Août	19,000	20,200	434	47
Septembre	12,800	14,900	174	86
Octobre	8,340	11,270	115	98
Novembre	7,170	9,260	87	106
Décembre	6,240	9,560	80	120
Moyenne annuelle	7,710	9,610	141	68

d'où l'on déduit, pour les saisons de l'année 1890, les données numériques suivantes :

Teneur des poussières atmosphériques en urobactéries

1890	Milieux ordinaires	Milieux carbamidés	Ferments de l'urée	Rapports
Hiver	4,146	5,030	77	65
Printemps	5,110	7,206	123	58
Été	14,330	16,170	272	59
Automne	7,250	10,030	94	106
Moyenne	7,709	9,608	141	68,2

Les analyses pratiquées durant l'année 1891 ont donné des résultats fort voisins de ceux qui précèdent.

Teneur des poussières atmosphériques en urobactéries

1891	Milieux ordinaires	Milieux carbamidés	Ferments de l'urée	Rapports
Janvier	3,770	5,310	115	46
Février	5,460	8,330	125	66
Mars	8,520	9,700	106	91
Avril	3,800	5,800	100	58
Mai	10,400	12,620	250	51
Juin	14,680	16,800	240	70
Juillet	14,900	16,000	172	93
Août	13,900	14,600	280	52
Septembre	10,540	10,620	134	63
Octobre	8,960	10,540	110	96
Novembre	5,090	5,780	110	53
Décembre	1,910	2 160	50	43
Moyenne annuelle	8,430	9,855	151	65

D'où pour les quatre saisons de l'année :

Teneur des poussières atmosphériques en urobactéries

1891	Milieux ordinaires	Milieux carbamidés	Ferments de l'urée	Rapports
Hiver	5,920	7,788	115	67
Printemps	9,625	11,740	197	59
Été	12,846	13,740	202	68
Automne	5,320	6,170	90	68
Moyenne	8,840	9,855	151	65

et, en prenant la moyenne des années 1890 et 1891, on obtient :

Teneur des poussières atmosphériques en urobactéries.

	Milieux		Ferments de l'urée	Rapports
	ordinaires	carbamidés		
Année 1890.	7,710	9,610	141	68
Année 1891.	8,430	9,855	151	65
Moyenne générale . .	8,430	9,855	146	67

Un des premiers faits intéressants que l'on observe en comparant les résultats des dénombrements des germes atmosphériques des bactéries, au moyen des terrains ou milieux simplement peptonisés et au moyen des milieux chargés d'urée, réside dans l'inégalité des données numériques fournies par ces dosages parallèles effectués d'une manière identique.

En effet, les milieux uniquement nutritifiés par la peptone accusent en moyenne 8,070 bactéries par centimètre cube, alors que les milieux peptonisés et chargés en outre de 2 p. 100 d'urée en accusent 9,730 ; autrement dit, quand ce second milieu décèle 100 germes de microphytes, le premier ne peut en déceler que 83 ; d'où une différence de 17 p. 100 en faveur du milieu contenant de l'urée.

La cause de cette inégale infécondité des terrains de culture considérés doit être, vraisemblablement, mise sur le compte de l'alcalinité qu'offrent les milieux carbamidés stérilisés à 100° ; les germes atmosphériques errants et desséchés sont favorablement impressionnés par le carbonate d'ammonium qui facilite leur évolution. Nous allons voir que les bactéries adultes des eaux sont, au contraire, défavorablement impressionnées par cette même alcalinité et que les statistiques se ressentent de la causticité qu'exerce le carbonate d'ammoniaque sur les bactéries vivant et se multipliant dans les liquides.

Ces mêmes tableaux démontrent que les ferments de l'urée se rencontrent dans l'air en quantité inégale suivant les saisons de l'année : ils sont plus fréquents au printemps et en été qu'en hiver et en automne ; du reste, ils sont soumis aux mêmes lois de variations que les germes aériens des schizomycètes vulgaires; de plus, on peut apprécier que le rapport entre ces ferments et les espèces saprophytes est sensiblement le même à toutes les saisons. Ce rapport est en moyenne égal à 67, c'est-à-dire que sur 67 germes de bactéries flottant dans l'air, susceptibles de se rajeunir dans les milieux chargés d'urée, un seul d'entre eux présente la faculté d'hydrater la carbamide, ce qui établit un taux d'environ 1,5 p. 100.

Un mètre cube d'air de Paris contient en moyenne 146 urobactéries de nature variée, soit une urobactérie par 7 litres d'air. Cette constatation permet d'expliquer pourquoi les urines, exposées à l'air libre dans des vases grandement ouverts, peuvent y séjourner un temps plus ou moins long sans subir de fermentation ammoniacale et, d'autre part, pourquoi elles finissent toujours par fermenter, si leur exposition à découvert se prolonge pendant une à deux semaines.

Qualitativement, l'examen méthodique de chaque ferment de l'urée trouvé dans l'atmosphère conduit à établir ainsi la nature des espèces urophages :

Micrococcus	58
Bacilles	31
Sarcines	11

En réunissant les sarcines aux sphérobactéries, la proportion des bacilles et des urocoques sur 100 espèces urophages recueillies devient la suivante :

Urocoques et Sarcines . .	69
Bacilles	31

Les bacilles ferments de l'urée sont donc environ deux à trois fois plus rares que les urocoques; aussi, dans les fermentations spontanées des urines stérilisées abandonnées à la chute des poussières atmosphériques, on rencontre plus souvent des micrococcus que des bacilles urophages.

Si on fait entrer en ligne de compte dans cette statistique les spores des mucédinées capables de faire fermenter l'urée, on obtient, comme chiffres respectifs des microphytes atmosphériques susceptibles de déterminer l'hydratation de l'urée, les nombres proportionnels suivants toujours calculés pour 100 cas de fermentation ammoniacale.

Micrococcus et Sarcines .	62
Bacilles	28
Mucédinées	10

Par conséquent, parmi les germes aériens de la fermentation que nous étudions, les spores des mucédinées entrent dans la proportion de 10 p. 100, et les urobactéries dans celle de 90 p. 100.

De la répartition des ferments ammoniacaux dans les eaux. — J'ai particulièrement étudié à cet égard les eaux de sources, de rivières, de drains, de puits, d'égouts et de vidanges, que les nécessités de mon service amènent à mon laboratoire, une ou plusieurs fois la semaine. Pendant les années 1890 et 1891, tous les échantillons d'eaux qui me sont parvenus ont fait l'objet d'un double dosage : l'un avec des milieux peptonisés ordinaires, l'autre avec ces mêmes milieux chargés de 2 p. 100 d'urée. Comme les eaux de sources distribuées à la population parisienne sont surveillées avec plus de vigilance, et sont, pour ce motif, analysées tous les deux jours, tandis que les eaux de rivières, d'égouts, etc., font l'objet de dosages situés à des intervalles plus espacés, il ne m'est pas possible de donner pour ces dernières leur richesse, par saison, en ferments ammoniacaux. Je me suis contenté de calculer les chiffres moyens annuels résultant de mes analyses. Ces chiffres représentent, bien entendu, la teneur des eaux en bactéries par centimètre cube.

Teneur de l'eau de la Vanne en ferments ammoniacaux

1890	Milieux ordinaires	Milieux carbamidés	Ferments de l'urée	Rapports
Hiver	710	310	5	62
Printemps	845	370	6	65
Été	1,660	1,050	14	75
Automne	1,000	475	9	53
Moyenne annuelle . .	1,055	551	8,5	65

Pour l'année 1891, les résultats ont été les suivants :

Teneur de l'eau de la Vanne en ferments ammoniacaux

1891	Milieux ordinaires	Milieux carbamidés	Ferments de l'urée	Rapports
Hiver	3,210	1,220	19	64
Printemps	2,130	1,030	15	69
Été	755	240	3	80
Automne	1,095	430	7	81
Moyenne annuelle	1,800	730	11	68

d'où l'on déduit comme moyenne de deux ans :

Teneur de l'eau de la Vanne en ferments ammoniacaux

	Milieux ordinaires	Milieux carbamidés	Ferments de l'urée	Rapports
Année 1890	1,055	551	8,5	65
Année 1891	1,800	730	11,0	68
Moyenne générale	1,428	640	9,75	66

Tandis qu'avec les éléments vivants des poussières de l'atmosphère, le chiffre de la statistique des germes des bactéries est plus élevé quand on se sert des milieux chargés d'urée que quand on expérimente avec les milieux ordinaires, le contraire s'observe dans l'analyse bactériologique des eaux. Dans l'eau de la Vanne puisée à la bâche d'arrivée du réservoir de Montrouge, les milieux ordinaires ont mis en évidence l'existence de 1,428 bactéries par centimètre cube, et les milieux carbamidés n'en ont décelé que 640 dans le même volume d'eau ; ce qui se traduit par une perte de 55 p. 100 du chiffre des bactéries adultes tuées ou rendues inféconds par l'alcalinité du milieu. Le rapport entre les ferments ammoniacaux et les espèces vulgaires pourrait être légitimement établi en divisant le chiffre des bactéries nées dans les milieux ordinaires par le chiffre des ferments éclos dans les milieux carbamidés ; le quotient trouvé égal à 66 deviendrait pour les eaux de la Vanne égal à 146, c'est-à-dire que sur 146 bactéries des eaux on compterait un seul ferment ammoniacal. Mais j'ai préféré ne tenir compte dans le calcul de ce rapport que des bactéries capables de se multiplier dans les terrains nutritifs additionnés d'urée ; d'ailleurs, il est loisible à chacun de faire les calculs, que je juge inutile de reproduire ici. Quoiqu'il en soit de ces manipulations arithmétiques, remarquons que les rapports entre les organismes susceptibles de se développer dans les milieux chargés de carbamide et les ferments ammoniacaux sont, à peu près, les mêmes quand on expérimente sur les poussières de l'air et les poussières vivantes des eaux. Avec l'eau de la Dhuis, les chiffres trouvés ont été les suivants :

Teneur de l'eau de la Dhuis en ferments ammoniacaux

	Milieux		Nombre de ferments	Rapports
	ordinaires	carbamidés		
Année 1890.	1,875	625	9	70
Année 1891.	4,715	1,865	25	75
Moyenne générale. . .	3,290	1,445	17	73

Ces eaux, puisées dans l'aqueduc, avant leur entrée dans Paris, contiennent donc une quantité de ferments ammoniacaux un peu plus faible que les eaux de la Vanne. La présence des bactéries urophages ne saurait être en général invoquée contre la potabilité des eaux. En effet, ces ferments figurés se rencontrent dans les eaux de sources les plus pures, éloignées des causes habituelles de contamination (fumiers, fosses d'aisance, etc.), ils sont originaires du sol, qui en renferme toujours une très grande quantité. Cependant, je n'hésiterais pas à déclarer comme suspecte une eau dont le chiffre des ferments de l'urée s'élèverait à des proportions anormales, et dépasserait 2 p. 100. Alors on pourrait craindre, avec raison, que les eaux trop chargées de bactéries urophages n'aient reçu directement, en quantité notable, des liquides animaux en fermentation : des urines, des purins, des liquides de fosses d'aisance, et avec ces ferments des microbes de l'intestin. La démonstration de ce genre de contamination nous est d'ailleurs fournie par les résultats de l'analyse de l'eau de la Seine prélevée en amont et dans l'intérieur de Paris.

A Ivry, les résultats obtenus ont été les suivants :

Teneur des eaux de la Seine à Ivry en ferments ammoniacaux

	Milieux		Ferments de l'urée	Rapports
	ordinaires	carbamidés		
Année 1890	47,400	22,100	216	97
» 1891	104,000	39,800	420	95
Moyenne générale . .	75,700	30,950	318	97

La moyenne fournie par les analyses de l'eau de la Seine puisée au voisinage du Pont d'Austerlitz et du pont de l'Alma s'écarte notablement des moyennes précédentes.

Teneur de la Seine au pont d'Austerlitz et de l'Alma en ferments ammoniacaux

	Milieux		Ferments de l'urée	Rapports
	ordinaires	carbamidés		
Année 1890	78,000	44,100	800	55
» 1891	125,000	77,000	1,650	47
Moyenne générale . .	101,508	60,550	1,222	49

Ainsi, dans son parcours à travers Paris, l'eau de la Seine se charge manifestement d'un nombre à peu près double de ferments ammoniacaux, évidemment dus, ici, aux impuretés que reçoit ce fleuve doublement souillé par les eaux d'égouts de la Cité et par les eaux d'essangeage des bateaux-lavoirs. Aujourd'hui, il n'existe plus d'égouts se déversant directement à la Seine, mais, à l'époque où ces expériences ont été faites, cela avait encore malheureusement lieu. Les bateaux-lavoirs, au contraire, restent toujours, et l'on doit ardemment souhaiter de les voir disparaître à leur tour.

L'eau de la Marne prélevée à l'usine élévatoire de Saint-Maur renferme, très sensiblement, plus d'espèces urophages que l'eau de la Seine à Ivry, mais moins que la même eau puisée à Chaillot.

Teneur des eaux de la Marne en ferments ammoniacaux

	Milieux ordinaires	Milieux carbamidés	Nombre de ferments	Rapport
Année 1890.	36,300	14.600	220	53
Année 1891.	58,540	37,800	580	65
Moyenne générale . .	47,425	24,700	400	62

Quant à l'eau du canal de l'Ourcq, prélevée à la gare circulaire de la Villette, et qui sert de véhicule à une foule d'impuretés : aux eaux résiduaires de certaines industries, aux déjections de toute nature de la population des bateliers qui y naviguent, parfois de dépotoir aux tonnes de vidanges, le nombre des espèces urophages s'y rencontre dans une proportion élevée. Sur 42 bactéries vulgaires, une d'entre elles se montre capable de décomposer l'urée.

Teneur de l'eau de l'Ourcq en ferments ammoniacaux

	Milieux ordinaires	Milieux carbamidés	Nombre de ferments	Rapport
Année 1890.	53.330	18,000	418	43
Année 1891.	74,545	33,300	810	41
Moyenne générale . .	63.933	25.650	614	42

Avant d'exposer les résultats qu'ont fournis durant les mêmes années les eaux sales d'égouts et de vidanges, je tiens à publier les chiffres qui résultent des analyses effectuées avec quelques eaux pouvant être considérées comme faisant partie de la nappe d'eau souterraine : les eaux de drains et de puits :

1° L'eau du Drain de Saint-Maur, résultant de l'épuration des eaux de la Marne, par une tranchée comblée de matériaux filtrants ;

2° Les eaux des 4 drains de Gennevilliers, qui ramènent à la Seine l'eau d'égout épurée par le sol de cette commune ;

3° Les eaux des puits de Paris et de la banlieue parisienne.

Je représente par une seule moyenne les résultats obtenus pendant les années 1890 et 1891.

Teneur des eaux de Drains et de Puits en ferments ammoniacaux

1890-1891	Milieux ordinaires	Milieux carbamidés	Nombre de ferments	Rapports
Drain de Saint-Maur. .	2,180	828	16	32
Drain de Gennevilliers.	21,800	9,440	145	65
Eaux de puits	54,000	21,500	510	42

L'eau du drain de Saint-Maur présente environ 2 p. 100 d'espèces urophages, plus que l'eau de la Marne, mais dans une proportion voisine de celle que les analyses quantitatives et qualitatives décèlent dans les eaux de la Seine. Il en est de même des eaux des drains de la presqu'île de Gennevilliers, qu'on trouve encore plus pauvres en ferments ammoniacaux ; cependant on verra, un peu plus bas, que les eaux des collecteurs accusent 5 p. 100 d'espèces urophages : donc, le sol retient très aisément ces bactéries spéciales, et n'en laisse passer, si passage il y a, qu'une quantité exactement pareille à celle qui se rencontre dans les eaux de la Vanne, c'est-à-dire 1,5 p. 100.

La richesse des eaux de puits en ferments de l'urée nous apparaît exactement égale à celle de l'eau du canal de l'Ourcq ; cela ne saurait surprendre, car la plupart des eaux de puits analysées par mon laboratoire sont très riches en toute espèce de bactéries, et contaminées d'une façon indubitable par les liquides des fosses d'aisance et les fumiers.

Les eaux qui nous restent à étudier sont ordinairement très chargées d'espèces urophages, elles sont d'ailleurs appelées à recevoir les urines et les matériaux corrompus ou usés de la population et des animaux vivant dans Paris. Non seulement elles sont destinées à servir de véhicule à l'urée, mais à fermenter elles-mêmes sous l'influence des agents de la biogénèse ammoniacale : ce sont, on le devine aisément, les eaux d'égouts et de vidanges.

Les eaux d'égouts des grands collecteurs de Clichy et de Saint-Ouen, charrient en moyenne 5 p. 100 d'urobactéries, ainsi qu'il découle des expériences poursuivies pendant deux ans dans mon laboratoire.

Teneur des eaux d'Égouts en ferments ammoniacaux

	Milieux		Nombre de ferments	Rapports
	ordinaires	carbamidés		
1890.	16,850,000	10,940,000	605,000	18
1891.	22,585,000	16,380,000	800,000	20
Moyenne générale. .	19,700,000	13,660,000	702,500	19

Les eaux d'égouts contiennent près d'un million de ferments ammoniacaux par centimètre cube; c'est dans ces eaux qu'on devra de préférence rechercher les diverses espèces urophages qui s'y trouvent toujours très variées.

Enfin, les eaux de vidanges prélevées dans la conduite du refoulement du dépotoir de l'Est sont encore plus riches en ferments figurés de l'urée que les eaux d'égouts des grands collecteurs; on les y rencontre sous le chiffre moyen de 4,000,000 par centimètre cube. Ces eaux noirâtres, boueuses et sulfhydriques accusent 6 à 7 ferments par 100 schizophytes décelés par les milieux de cultures.

Teneur des eaux de Vidange en ferments ammoniacaux (1890-91)

Bactéries décelées par les milieux de culture ordinaires	40,600,000
» » carbamidés.	61,000,000
Nombre de ferments.	4,100,000
Rapport	15

Un fait assez singulier s'observe dans les chiffres précédents; tandis que dans les milieux peptonisés le chiffre des bactéries écloses s'élève à 40,000,000 par centimètre cube, le nombre des bactéries accusées par les milieux chargés de 2 p. 100 d'urée s'élève à 61,000,000 pour le même volume de liquide; pourtant, nous venons de voir que les milieux carbamidés se montraient à l'égard des bactéries des eaux considérées jusqu'ici moins favorables que les milieux ordinaires. J'attribue cette anomalie au chiffre relativement peu élevé des organismes adultes vivant dans les eaux de vidanges fermentées des fosses fixes. En effet, la plupart des bactéries qu'on y rencontre ont cessé de vivre, et s'y trouvent surtout à l'état de germes, soit parce que l'évolution des microbes a cessé naturellement sous l'influence du sulfhydrate d'ammoniaque produit, soit que d'autres subtances toxiques aient hâté leur immobilisation. Ayant déjà fait observer que les germes se développent facilement dans les milieux alcalins, l'anomalie inscrite dans le tableau précédent trouve ainsi sa justification. On peut encore supposer que les bactéries qui trouvent dans les eaux de vidanges un milieu très favorable à leur développement à cause de la forte alcalinité dont elles sont toujours pourvues, acquièrent la prépondérance sur les bactéries vulgaires; cette hypothèse est également admissible.

Les eaux résiduaires des fosses traitées par l'industrie, pour en retirer l'azote sous la forme d'ammoniaque, possèdent, au sortir des colonnes de distillation, une teneur en germes égale en moyenne à 120,000 bactéries par centimètre cube, capables de se rajeunir avec une égale facilité dans les milieux chargés ou non de carbamide. Sur 100 espèces rajeunies, appartenant pour la plupart à la tribu des bacilles, on compte seulement 2 à 3 p. 100 de ferments ammoniacaux de forme bacillaire.

Pour résumer ces études statistiques, je groupe dans le tableau suivant la richesse très variable en urobactéries de diverses eaux que j'ai eu l'occasion d'analyser fréquemment.

Teneur des eaux de Paris en espèces urophages

EAUX DE SOURCE

Eau de la Vanne, teneur pour 100 en ferments de l'urée	1,56
» Dhuis	1,37

EAUX DE RIVIÈRE

Seine en amont de Paris, teneur pour 100 en ferments de l'urée	1,03
Seine dans Paris	2,04
Marne à Saint-Maur	1,61

EAUX DE CANAL

Canal de l'Ourcq, teneur pour 100 en ferments de l'urée	2,40

EAUX DE DRAINS ET DE PUITS

Drain de Saint-Maur, teneur pour 100 en ferment de l'urée 1,92
Drain de Gennevilliers. 1,54
Puits du département de la Seine. 2,40

EAUX D'ÉGOUT

Collecteurs de Clichy et Saint-Ouen, teneur pour 100 en ferments de l'urée. 5,26

EAUX DE VIDANGES

Eaux de refoulement du dépotoir de l'Est, teneur pour 100 en ferments de l'urée. 6,66

Il suffit de jeter un coup d'œil sur ces chiffres pour se convaincre que la richesse *relative* des eaux en ferments ammoniacaux augmente avec leur degré d'impureté microscopique; d'autre part que les eaux de sources comme celles de la Vanne, rangées parmi les eaux les plus potables, peuvent renfermer de 1 à 2 p. 100 d'espèces urophages. Les microorganismes ferments figurés de l'urée n'ont point d'action nocive sur l'économie animale, cela résulte autant des observations qu'on a pu faire sur la parfaite innocuité des eaux de la Vanne alimentant la population parisienne depuis 20 ans, que des expériences que j'ai pratiqué sur les animaux avec les cultures pures des urobactéries. L'inoculation de ces espèces n'a jamais été suivie d'accidents graves, et l'ingestion pendant des mois entiers d'aliments chargés des urobacilles les plus actifs n'a pu produire de troubles appréciables tant sur l'homme que sur l'animal (1).

Quant aux ferments de l'urée répandus dans les eaux ils diffèrent peu de ceux que l'on trouve dans l'atmosphère. Les eaux sont ordinairement chargées d'une grande variété d'espèces urophages; les sarcines y sont plus rares que dans l'air; en revanche, les bacilles s'y ren-

(1) Durant le mois de janvier de l'année 1880, j'ai pris tous les jours, après le repas du matin, 2 centimètres cubes d'une culture pure de l'*Urobacillus Duclauxii* développé dans du bouillon chargé de 2 p. 100 de gélatine et de 2 p. 100 d'urée; ce liquide était ingéré après avoir été étendu de 19 fois son poids d'eau stérilisée. Jamais je n'ai ressenti le moindre trouble digestif, et mes urines n'ont jamais cessé d'être normalement acides.

contrent plus fréquemment qu'au sein des poussières atmosphériques.

Micrococcus	58
Bacilles	31
Sarcines	1
Mucédinées	0

Les mucédinées, ferments de l'urée, font défaut dans les eaux, ou du moins pour arriver à y rencontrer ces cryptogames urophages, il faut opérer sur des quantités de liquide inusitées dans les dosages bactériologiques. En opérant sur des volumes d'eau considérables, on trouve alors que le rapport entre les mucédinées capables d'hydrater l'urée et les bactéries jouissant de cette même faculté est inférieur à 1 : 1,000.

Urobactéries du sol. — Le sol, habituellement si riche en bactéries de toute espèce, renferme également de nombreuses urobactéries. Dans les terres arables, les espèces urophages varient de 1 à 2 p. 100. Lorsque les prélèvements ont lieu à la surface du sol ou à une dizaine de centimètres de profondeur, on y trouve une forte proportion d'urocoques mélangés aux bacilles subtiles, aux Cladothrix, aux Streptothrix; etc... A mesure qu'on s'éloigne de la surface en gagnant la profondeur, les urocoques tendent à disparaître et sont remplacés par les urobacilles qui peuvent encore se rencontrer à 2 mètres de profondeur.

Les ferments ammoniacaux abondent généralement au sein de la boue des rues et de la vase des ruisseaux, mais ils s'y trouvent distribués d'une façon très inégale : dans quelques échantillons de terre vaseuse prise dans les interstices du pavage des ruisseaux conduisant à découvert à l'égout les eaux ménagères, j'ai pu constater jusqu'à la présence de 200,000 urobactéries par gramme de matière desséchée à 100° ; dans d'autres cas où les ruisseaux servaient à évacuer des eaux industrielles et des eaux de bains publics, je n'ai pu en compter plus de 1,000 pour le même poids de vase; enfin, dans les fumiers et les purins des vacheries, les ferments de l'urée sont en quantité innombrable, ils peuvent atteindre 10 et 15 p. 100 du nombre des espèces comptées.

Bref, il résulte des recherches statistiques qui viennent d'être exposées que les ferments figurés de la carbamide sont suffisamment répandus dans la nature pour assurer, partout et toujours, le dédoublement de l'urée en deux éléments profitables à l'agriculture : en carbone et azote. En dehors de ce rôle, quelques-uns de ces ferments semblent en présenter un des plus importants, celui de détruire la molécule complexe des substances albuminoïdes par l'action d'une hydratation beaucoup plus énergique, qui n'a pas encore été étudiée.

§ IV. — **Ferment soluble de l'urée**

Historique

En 1876 (1), M. Musculus, à qui l'on doit des travaux si remarquables en chimie, annonça l'existence, dans les urines filantes et ammoniacales rendues par certains malades, d'un ferment soluble, capable de transformer l'urée en carbonate d'ammoniaque en l'absence de ferments figurés. Antérieurement, le même auteur avait décrit la préparation d'un papier réactif pour reconnaître l'urée qu'il préparait en jetant les urines devenues ammoniacales sur un filtre qu'il *lavait* ensuite à l'eau et colorait par le curcuma. Ce papier séché pouvait se conserver longtemps ; plongé dans une solution très étendue d'urée, il brunissait sous l'influence du carbonate d'ammonium produit par le ferment soluble de la carbamide.

D'après M. Musculus, ce ferment peut s'obtenir en précipitant par l'alcool les urines filantes et ammoniacales ; on recueille le mucus coagulé constituant le ferment, qui, une fois lavé et séché, se conserve sans perdre son pouvoir hydratant.

Ce mucus est soluble dans l'eau, et sa solution filtrée fait

(1) Musculus. — *Comptes rendus de l'Académie des Sciences*, t. LXXXII, page 333.

fermenter rapidement l'urée. Il est précipitable par l'alcool ; le chlorure de sodium ne le précipite pas ; l'ébullition ne le coagule pas mais l'altère. Les acides détruisent rapidement son activité comme ferment. Une solution de mucus additionnée de 1 p. 1000 d'acide chlorhydrique, puis neutralisée, est inactive après 10 à 15 minutes de contact; les acides tartrique, acétique, la rendent également sans effet; l'acide phénique et les alcalis ne détruisent pas cette activité ; les alcalis, toutefois, entravent son action ; enfin une température de 80° l'anéantit complètement.

On voit, ajoute M. Musculus, que le ferment de l'urée n'est pas un ferment organisé mais un ferment soluble se rapprochant de la diastase, de la ptyaline et du suc gastrique.

M. Musculus avait certainement tort, à cette époque, de refuser aux bactéries la faculté d'hydrater l'urée, et de rapporter uniquement la cause de la fermentation ammoniacale à un mucus vésical. Mais il faut reconnaître qu'il a eu en sa possession des solutions de ferment soluble de l'urée, et cela dans des conditions très heureuses d'expérimentation, puisque personne après lui n'a pu mettre de nouveau la main sur ce ferment soluble. Etablissons, tout d'abord, que M. Musculus n'a jamais préparé artificiellement le ferment de l'urée, il l'a trouvé dans les urines de certains malades ; il se trompe même quand il croit que le mucus vésical, rendu avec les urines, constitue ce ferment; en un mot, il a su simplement tirer, grâce à son habileté, un parti très avantageux des quantités de ferment qu'il a pu accidentellement recueillir.

Quant à moi, je suis resté plusieurs années sans pouvoir parvenir à mettre en évidence le ferment signalé pour la première fois par ce savant chimiste. Je vais rapporter ici quelques-unes des expériences négatives qui, en 1888, me faisaient encore douter de l'existence de l'urase :

« Jusqu'ici je dois avouer que tous mes efforts pour isoler cette substance et même rendre son existence indubitable ont été vains. Jamais je n'ai pu obtenir des traces du ferment soluble de l'urée ou constater sa présence qu'elle qu'ait été la multiplicité de mes recherches sur ce point, et les soins dont je les ai entourées. Je dois donc avouer que l'isolement de ce ferment, même à l'état brut, présente de très grandes difficultés, et demande des tours de main peu connus des personnes qui ont consacré plusieurs années de leur existence aux recherches délicates de la chimie organique.

« Il résulterait pourtant de la note de M. Musculus que le ferment soluble de l'urée est très facile à obtenir. Mes expériences ont été à cet égard fort nombreuses : elles ont été pratiquées avec des urines devenues ammoniacales sous l'influence des ferments les plus divers, avec des urines filantes, et l'urase s'est dérobée constamment à mes investigations. Quand j'ai cru l'avoir rencontrée, le microscope m'a démontré que j'étais victime d'une illusion, et que mes liqueurs étaient peuplées d'organismes figurés, agents de la fermentation ammoniacale.

Premier groupe d'expériences

« Plusieurs urines fermentées, débarrassées de leurs dépôts par décantation, sont précipitées par trois fois leur volume d'alcool absolu. Ce précipité recueilli, desséché à 35°, est introduit dans une solution d'urée dans l'eau distillée, et la solution est placée à 30°. Au bout de 3 heures d'attente, il n'y a pas trace d'urée disparue ; au bout de 24 heures, la liqueur est devenue fortement ammoniacale et se montre envahie par des bactéries urophages. »

Nous allons voir, plus loin, que le fait d'ajouter 3 volumes d'alcool absolu à des urines fraîchement fermentées suffisait à lui seul pour détruire tout le ferment soluble de l'urée, si réellement il en existait dans les urines soumises à l'expérience.

Deuxième groupe d'expériences

« De nouvelles urines visqueuses et fortement ammoniacales sont filtrées, puis évaporées à 35° dans des vases de porcelaine très plats. Le liquide réduit à 1/5 du volume primitif est précipité par de l'alcool absolu ; puis la matière gluante et abondante résultant de cette opération est desséchée sur des filtres à la température ordinaire et, enfin, redissoute dans de l'eau chargée de 2 p. 100 d'urée. Ici encore, au bout d'une exposition de 3 heures à l'étuve à 30°, il ne fut pas possible de constater les plus faibles traces d'ammoniaque; par contre, au bout de 24 heures, toute l'urée avait disparu, et de nombreuses bactéries sillonnaient le liquide. »

Deux causes de destruction du ferment peuvent être aujourd'hui reconnues dans ce deuxième groupe d'expériences : d'abord, la concentration des urines à l'air libre, et ensuite le traitement par l'alcool.

Troisième groupe d'expériences

« De nouveaux liquides fermentés, évaporés à 15° dans le vide, ne donnèrent pas davantage de traces d'urase.

« Quant aux dépôts que fournissent les urines traitées par l'alcool, ils sont très abondants, de nature très variée ; j'ai pris soin de les recueillir séparément au fur et à mesure de leur production au sein des liquides rendus de plus en plus alcooliques.

« Les premiers précipités renferment surtout des sels ammoniacaux et du chlorure de sodium. En continuant la précipitation, on obtient des substances plastiques, d'abord peu colorées, puis très colorées et presque noirâtres, et enfin des matières extractives gommeuses. Tous ces précipités sont redissolubles dans l'eau. J'ai pris la précaution de faire agir séparément sur l'urée dissoute dans l'eau distillée les substances résultant de ces précipitations fractionnées, et aucune d'entre elles n'a donné du carbonate d'ammoniaque au contact de l'urée. »

Ici comme précédemment, les manipulations opérées à l'air libre et la précipitation par l'alcool ne pouvaient qu'activer la destruction du corps que je désirais isoler.

Quatrième groupe d'expériences

« On aurait pu supposer, contrairement à ce qui s'observe avec les ferments solubles, que l'urase fut incapable d'agir dans un temps très court, et demanda pour manifester son action de plusieurs heures à quelques jours. Bien que ce fait soit en opposition formelle avec ce qu'on connaît sur les ferments solubles, et s'accorde mal avec la promptitude d'action de plusieurs ferments figurés, j'ai cru devoir pratiquer quelques expériences directes pour contrôler cette supposition.

« Plusieurs urines normales et artificielles, totalement fermentées, furent débarrassées par filtration à froid de tout germe, et ces urines, additionnées d'une solution d'urée également stérilisée, furent laissées à 30° pendant plusieurs jours. Ici, encore, on ne put constater la moindre disparition d'urée. »

Dans ce dernier groupe d'expériences comme dans les précédents, j'imaginais gratuitement, sur la foi des expériences de M. Musculus, que le ferment soluble de l'urée abondait dans les urines fermentées; or, c'est là l'exception, la règle générale est l'absence de ce ferment soluble dans les urines devenues ammoniacales, à moins que ces dernières n'aient été fortement nutritifiées par des substances albuminoïdes, qui ne se rencontrent pas dans les urines normales.

Cinquième groupe d'expériences

« Je traitai pareillement par l'alcool le bouillon de peptone où j'avais fait végéter, en l'absence de l'urée, les organismes hydratants les plus puissants, avec la pensée que le ferment soluble de l'urée, n'ayant pu être utilisé, devait se trouver en grande abondance. Ces bouillons donnèrent des précipités formés surtout par de la peptone, des sels divers, et se montrèrent inactifs envers la carbamide. »

Dans ces expériences, l'alcool joue toujours un rôle néfaste, en détruisant le ferment soluble qu'on était en droit de croire au sein des précipités.

Sixième groupe d'expériences

« Les bouillons altérés par des ferments ammoniacaux figurés furent encore filtrés à la bougie Chamberland et additionnés d'urée pure stérilisée. Dans ce cas comme dans les précédents, l'urée ne fut pas touchée, et il ne se produisit pas de traces appréciables de carbonate d'ammonium. »

« Je suis donc arrivé pour ma part, disais-je alors, à cette conclusion, que le ferment soluble qui dédouble l'urée en acide carbonique et ammoniaque est non seulement difficile à isoler, mais encore difficile à mettre en évidence, au moins dans les conditions habituelles de la fermentation ammoniacale; que sa sécrétion par les schizophytes ferments de l'urée est loin d'être démontrée; que le mode d'action des agents de la fermentation ammoniacale reste encore à découvrir. »

Ces insuccès répétés justifiaient certainement une semblable conclusion, mais ils n'avaient d'autre valeur que celle qui s'attache aux expériences négatives, qui ne résolvent rien, n'éclairent rien, et laissent les problèmes entourés d'ombres encore plus épaisses qu'auparavant. Leube n'avait pas été plus heureux que moi dans ses recherches pour isoler le ferment soluble de l'urée, et ceux des savants qui avaient abordé cette question étaient également arrivés à des résultats négatifs :

Quatre ou cinq fois dans l'espace de dix ans, j'entrepris de résoudre cette question difficile, sans me laisser rebuter par des échecs répétés, et je dois attribuer sans doute à cette persévérance d'avoir pu atteindre le but désiré : c'est-à-dire d'être arrivé à préparer en quantité quelconque l'urase, qui auparavant se dérobait à mes investigations.

Il faut donc reconnaître que M. Musculus ne s'était pas trompé, et qu'en dehors des interprétations assurément inexactes, qui ont accompagné ses notes sur ce ferment, il lui revient l'honneur d'avoir le premier découvert et signalé l'existence du ferment soluble de l'urée.

Préparation du ferment soluble de l'urée

L'obtention d'un corps dont on ne soupçonne pas à l'avance les propriétés physiques et chimiques reste toujours entourée de grandes difficultés, par la raison que les manipulations auxquelles on se livre pour le préparer sont, pour ainsi dire, aveugles, et à ce titre elles peuvent nuire au rendement du corps nouveau dont on veut obtenir de notables quantités, et quelquefois, on peut l'affirmer également, ces manipulations sont fatales pour le corps lui-même, le détruisent au lieu de le séparer des milieux où il se trouve mélangé.

Les opérations les plus simples : la filtration, la concentration, qui sont si fréquemment employées par le chimiste, ne sont pas sans exercer une action néfaste sur certaines substances éminemment altérables. Il est des corps qui sont pour ainsi dire immanipulables ; l'air, l'humidité, un degré de chaleur quelque peu notable les détruisent avec rapidité. Du moins, en chimie minérale et organique, on recueille ou on peut recueillir les éléments résultant de la décomposition de ces substances instables; mais, quand il s'agit d'une substance albuminoïde, d'une constitution aussi peu connue que celle des toxines et des diastases, les éléments qui résultent de sa destruction restent indéterminables par l'expérimentateur, en tout cas peu faciles encore à déterminer.

L'urase appartient à la classe des diastases, dont la préparation, d'abord difficile pour celui qui n'a aucune notion sur ses propriétés, devient très aisée quand on en connaît les principales. Il faut savoir : que le ferment soluble de l'urée est très oxydable, surtout dans sa jeunesse ; que toutes les substances qui le précipitent (alcool, sels de chaux, etc.) le détruisent en grande partie, sinon en totalité ; qu'il est à peu près infiltrable et inconcentrable lorsqu'il date de moins d'une semaine, et qu'enfin les bouillons sur lesquels on opère, eu égard à cette extrême altérabilité, doivent être fortement chargés d'urase par des ferments figurés très actifs.

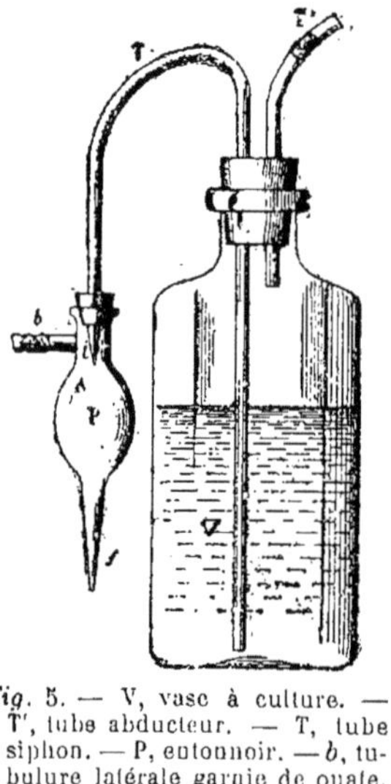

Fig. 5. — V, vase à culture. — T', tube abducteur. — T, tube siphon. — P, entonnoir. — *b*, tubulure latérale garnie de ouate. — $i > f$, pointe ouverte du tube siphon. — $f < i$, douille effilée de l'entonnoir.

Pour préparer des quantités notables de ferment soluble de l'urée, on peut se servir du vase à culture représenté par la figure 5.

A un flacon de 3 à 6 litres de capacité on adapte un bouchon de caoutchouc portant deux tubes de verre, l'un T' court et légèrement ceintré, l'autre T recourbé en col de cygne et dont la branche intérieure plonge jusqu'au fond du flacon.

Le tube court T' est muni d'une bourre de ouate.

Le tube en col de cygne T reçoit, à son extrémité extérieure effilée, un système formé d'une petite allonge de verre soufflée P, portant une tubulure latérale *b* et se terminant par une effilure *f*, dont la section est moindre que celle qui termine le tube recourbé plongeant dans cette petite allonge.

Ce système permet de diriger un courant d'air filtré à travers la culture, et d'opérer à tous ses âges des prélèvements de liquide, en évitant les causes vulgaires de contamination.

Pour préparer de l'urase, on stérilise à l'autoclave, à 110°, un semblable flacon aux trois quarts plein de bouillon de peptone ordinaire, c'est-à-dire à 2 p. 100 ; le système refroidi, après avoir enlevé la bourre du tube T', on introduit dans ce bouillon les germes des ferments de l'urée, et cette bourre replacée, le système est porté à l'étuve à 30°, en prenant la précaution de faire plonger la pointe *f* de l'allonge dans une petite éprouvette contenant du mercure.

Lorsque le ferment figuré de l'urée s'est sensiblement développé, on dirige, très lentement dans le bouillon et bulle à bulle, au moyen d'une petite trompe à eau, un courant d'air continu ou discontinu. L'air pénètre en se filtrant par la tubulure *b*, passe dans l'allonge P, puis se rend par le tube T dans le flacon qu'il traverse de bas en haut, en barbotant; finalement, il s'échappe par le tube T', auquel est adapté le caoutchouc de la trompe aspirante.

Ce courant d'air a pour but d'activer la multiplication des urobactéries et d'éliminer l'acide carbonique qui résulte de la combustion du carbone par l'oxygène, sous l'influence des microorganismes.

De temps en temps, on prélève de la culture une vingtaine de centimètres cubes de liquide, dont on dose la teneur en diastase. Quand cette dernière se montre, à mélange égal de volume d'eau, en quantité assez grande pour déterminer en une heure l'hydratation de 40 à 50 grammes d'urée par litre, l'opération peut être considérée comme terminée.

Le flacon est retiré de l'étuve ; on y dirige pendant une demi-heure un courant de gaz à éclairage et, finalement, on laisse la culture vieillir au contact de ce gaz.

Avant d'aller plus loin, j'entrerai dans quelques détails pratiques, auxquels se trouve subordonné le succès de la préparation.

Bien que tous les ferments de l'urée soient capables de fournir une quantité sensible d'urase, il faut s'adresser de préférence aux plus actifs, soit à l'*Urobacillus Pasteurii*, soit à l'*Urobacillus Duclauxii;* mais, comme ces bacilles ne se développent pas dans le bouillon de peptone ordinaire, à moins qu'il ne soit assez fortement alcalinisé, il est donc indispensable d'additionner le milieu de culture d'une solution de carbonate d'ammonium stérilisée au préalable à la bougie Chamberland, ou, ce qui est beaucoup plus simple, d'introduire par le tube T' du flacon, 3 à 4 centimètres cubes par litre de bouillon d'une fermentation achevée avec le ferment qu'on désire semer ; l'alcalinisation et l'ensemencement se font ainsi simultanément, et je déclare n'avoir jamais eu un seul insuccès en opérant dans ces conditions.

Le courant d'air doit être dirigé avec beaucoup de ménagement dans les bouillons de culture, le volume d'air aspiré ne doit pas dépasser une vingtaine de litres par jour avec les ferments actifs ; au contraire, le courant doit être intermittent, et le volume d'air dirigé dans le flacon de 2 à 3 litres en 24 heures, si le ferment figuré appartient à la classe des espèces urophages peu énergiques.

Voici, maintenant, comment on peut procéder aux prélèvements successifs destinés à faire connaître à l'expérimentateur la richesse du bouillon de culture en urase :

Le flacon est momentanément sorti de l'étuve, la pointe de l'allonge retirée du mercure est nettoyée et flambée. On adapte au tube T' un tube de caoutchouc muni d'une poire comprimant l'air et au moyen de laquelle on exerce à la surface du liquide une pression assez forte pour faire jaillir le liquide par l'ouverture I du tube en col de cygne. Le liquide s'élève dans l'intérieur de l'allonge, en même temps qu'il s'échappe par la pointe *f*. Cette accumulation du liquide dans le corps de l'allonge est due à l'inégal diamètre des sections des tubes effilés.

Quand le volume désiré de bouillon diastasifère est extrait du flacon, on décomprime lentement la poire de caoutchouc, le siphon à branche courte se désamorce, pour cela il emprunte l'air nécessaire à cette opération à l'atmosphère par l'intermédiaire de la tubulure latérale de l'allonge, munie d'une bourre de ouate qui le purge de tout microorganisme. Pendant ce temps, l'allonge achève de se vider. Si l'on n'a pas de poire de caoutchouc à sa disposition, on peut simplement se servir d'un tube de caoutchouc à l'extrémité duquel on souffle avec ménagement. Un exercice préalable montre comment cette manipulation doit être conduite.

La pointe *f* de l'allonge égouttée et séchée, on la flambe, on la plonge de nouveau dans le mercure, et le flacon est replacé à l'étuve à 30° où la culture se poursuit dans les mêmes conditions que précédemment.

Quant aux essais, il y a bien des manières de les pratiquer ; j'indiquerai seulement ici le *modus faciendi* que j'ai adopté.

Dans des tubes à essais de 45 à 50 centimètres cubes de capacité, bouchés à l'émeri, j'introduis, avec une pipette jaugée, 20 centimètres cubes du bouillon à doser en diastase et, immédiatement après, 20 centimètres cubes d'une solution titrée d'urée pure dans l'eau distillée à 12 p. 100. On obtient donc dans le tube à essais une sorte d'urine artificielle diastasique riche de 60 grammes d'urée par litre. Le mélange rapidement effectué à la température ambiante, on en prélève, avec une pipette jaugée, 5 centimètres cubes, dont on dose l'alcalinité. C'est le titre de départ en ammoniaque de cette urine artificielle qu'on devra retrancher de tous les résultats ultérieurement obtenus. Enfin, le tube à essais est plongé dans un bain-marie dont la température doit être assez rigoureusement maintenue vers 49°.

Exemples de dosages de quelques solutions d'urase

		Urée hydratée par litre :				
à 48°-50°	I	II	III	IV	V	VI
Après 1 heure	7 gr 4	7 gr 4	»	»	»	12 gr 1
» 2 heures	18 1	18 8	25 gr 3	29 gr 6	24 gr 2	21 4
» 3 »	26 0	29 9	37 8	47 5	39 3	31 8

48°-49°	Urée hydratée par litre : VII	VIII	IX	X	XI	XII
Après 1 heure	9 gr 6	8 gr 2	16 gr 8	11 gr 8	11 gr 4	13 gr 6
» 2 heures	19 6	16 1	31 4	23 9	20 7	23 2
» 3 »	»	»	»	»	»	»
» 4 »	38 3	24 3	48 2	27 8	24 3	25 7

Les échantillons I et II proviennent de deux cultures du *Micrococcus Van Tieghemi* effectuées simultanément et âgées de 8 jours.

Les échantillons III, IV et V ont été prélevés dans trois cultures d'*Urobacillus Duclauxii*, vieilles de 14 jours et effectuées simultanément sans afflux artificiel d'air.

Les échantillons X, XI et XII proviennent de trois cultures mises en marche au même instant avec l'*Urobacillus Freudenreichii*, vieilles de 6 jours et parcourues par un courant d'air à raison de 10 litres par 24 heures.

Si le bouillon de culture est semé avec l'*Urobacillus Pasteurii* et parcouru les jours suivants par un courant d'air de 10 à 20 litres par 24 heures, la quantité d'urase produite est bien supérieure à celle qu'indiquent les expériences précédentes. Comme exemple, je donnerai les résultats d'une série d'essais pratiqués journellement du 16 au 21 août 1889.

Urée hydratée en 1 heure	après 1 jour	de culture. .	15 grammes.
»	» 2	» . .	36	»
»	» 3	» . .	54	»
»	» 4	» . .	71	»

Malheureusement ces expériences ne peuvent être poursuivies beaucoup plus loin, par la raison que l'urée dont on charge le bouillon et le carbonate d'ammoniaque formé deviennent antiseptiques pour la diastase ; on a, il est vrai, la faculté d'étendre d'eau le bouillon chargé d'urase à 1/3 à 1/4, etc. ; mais alors on détruit, comme on le verra plus bas, l'activité du ferment soluble dans de très grandes proportions.

Je terminerai ces remarques par un dernier exemple de préparation d'une solution d'urase avec le bacille dédié à M. Duclaux, pendant laquelle il n'y a eu d'autre afflux d'air que celui qui pouvait résulter des échanges gazeux entre les gaz du flacon de la culture et l'atmosphère extérieure à travers une bourre de coton contenue dans un tube de verre de 5 millimètres de diamètre intérieur.

48°-50°	culture au 6ᵉ j.	culture au 7ᵉ j.	culture au 8ᵉ j.	culture au 9ᵉ j.	culture au 10ᵉ j.
	Urée disparue par litre				
Après 1 heure	10 gr 0	11 gr 4	17 gr 5	17 gr 9	18 gr 5
» 2 heures	18 9	22 8	30 3	36 4	40 3
» 3 »	23 6	29 8	37 1	43 6	50 0

En comparant les chiffres fournis par les dosages de cette culture, échelonnés régulièrement toutes les 24 heures à partir du 6ᵉ jour, on constate, en faisant entrer seulement en ligne de compte les résultats obtenus à la 3ᵉ heure, que du 6ᵉ au 7ᵉ jour le pouvoir hydratant du bouillon croît de 6 gr. 2 ; du 7ᵉ au 8ᵉ, de 7 gr. 3 ; du 8ᵉ au 9ᵉ, de 6 gr. 5 ; et du 9ᵉ au 10ᵉ jour, de 6 gr. 4 ; soit, en moyenne et assez régulièrement, de 6 gr. 5 par jour. Donc, quand on ne veut pas obtenir de grandes quantités de ferment soluble, on peut mener une culture à la manière ordinaire, en ayant, toutefois, le soin de laisser au-dessus du liquide des vases un volume d'air assez considérable, au moins égal au volume du bouillon mis en expérience.

Lorsqu'on veut obtenir une solution d'urase destinée aux recherches courantes, aux dosages uréométriques, on peut arrêter la marche de la culture dès que le bouillon se montre capable d'hydrater, en 1 heure et à 48°-50°, une quantité d'urée comprise entre 15 et 20 grammes. Si on désire obtenir des quantités très élevées de ce même ferment soluble, on activera les cultures au moyen d'un courant d'air atmosphérique. Je n'ai aucune donnée précise sur la quantité d'urase qu'on peut ainsi accumuler dans un litre de bouillon ; d'après plusieurs essais effectués en étendant d'eau les liquides saturés de diastase, je pense que la quantité de ferment soluble que peut sécréter l'*Urobacillus Pasteurii*, dans un litre de bouillon peptonisé à 2 p. 100, est capable d'hydrater en 3 heures de temps 500 à 600 grammes d'urée.

Dans les expériences autres que les essais qui viennent

d'être indiqués, les solutions diastasiques seront employées après avoir été au préalable débarrassées des microbes qui les ont fabriquées. Pour certaines études très délicates sur les qualités de l'urase à l'état naissant, on pourra se dispenser de cette précaution en ayant soin, dans ce cas particulier, de maintenir, durant tout le temps des expériences, le mélange des solutions d'urase et d'urée à une température supérieure à 48°. En effet, à ce degré de chaleur, les Urobacilles de Pasteur et de Duclaux, qui produisent la fermentation de l'urée à des températures bien plus élevées que les autres espèces urophages, ne peuvent déterminer la moindre décomposition de carbamide au-delà de 46°. Pour vérifier ce fait, il suffit de prélever une partie de culture de ces urobacilles le lendemain de son début, de la charger de 60 p. 100 d'urée et de la placer à 48°-50°. En moins d'une heure, on constate habituellement que cet échantillon peut transformer de 5 à 10 grammes d'urée en carbonate d'ammoniaque ; à partir de ce moment, les dosages subséquents accusent une alcalinité constante quelle que soit la durée de l'exposition à 48°-50°. Si on abaisse la température du bain à 36°-40° par exemple, la fermentation ammoniacale s'établit avec l'allure qui caractérise l'urobacille semé dans le bouillon.

Lorsqu'on filtre à la bougie Chamberland un liquide de culture d'urobacille ou d'urocoque âgé de 2 à 3 jours accusant une quantité d'urase capable d'hydrater au bout de quelques heures 25 à 30 grammes d'urée par litre, le liquide filtré se montre ordinairement inactif, quand on opère sur un volume ne dépassant pas plus d'un millier de centimètres cubes. C'est au phénomène d'oxydation et, aussi, d'absorption du ferment soluble par la terre poreuse qu'il faut attribuer ce résultat négatif ; résultat qui a porté M. Leube et bien d'autres expérimentateurs, au nombre desquels je me place, à douter pendant longtemps de l'existence du ferment soluble de l'urée.

Dès que j'eus constaté que l'oxydation et la filtration à travers le biscuit pouvaient détruire totalement la quantité d'urase sécrétée dans les bouillons par les urobactéries, je construisis un appareil où la filtration s'exécutait entièrement à l'abri de l'air atmosphérique, dont l'action néfaste sur les diastases jeunes n'est pas niable comme on le verra plus bas. Cet appareil a été décrit et figuré, il y a 3 ans, dans l'*Annuaire de l'Observatoire de Montsouris* pour l'année 1891, page 539, figure 46.

J'en reproduis ci-après le dessin (*fig.* 2) accompagné d'une brève description :

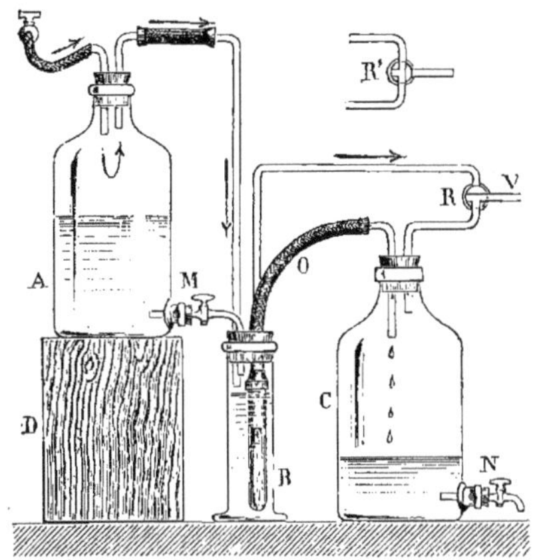

Fig. 2. — Appareil pour filtrer les diastases à l'abri de l'oxygène de l'air.

D, socle en bois. — A, flacon contenant les bouillons de culture — M, robinet de vidange alimentant l'éprouvette B. — F, bougie en biscuit. — O, caoutchouc, à vide pour conduire les liquides filtrés et stérilisés dans le flacon C. — N, robinet de vidange du liquide filtré. — R, disposition du robinet à trois voies au moment où l'on produit le vide. — R', robinet à trois voies au moment où le vide est interrompu et le gaz à éclairage introduit dans le flacon C. Les flèches de la figure indiquent la marche de ce gaz dans l'appareil.

Dans le vase A sont placées les cultures à filtrer ; de là elles s'écoulent par le robinet M dans l'éprouvette B, où plonge la bougie en biscuit F. Sous l'action du vide produit en V, le liquide passe stérilisé dans le récipient C. Par un système de tubes abducteurs représentés dans la figure 2, on fait circuler du gaz à éclairage qui sert, au début de l'opération, à expulser tout l'air atmosphérique et qui empêche ultérieurement cet air de pénétrer dans le système, où le gaz afflue librement sous la pression qu'il possède dans la canalisation urbaine.

Mes recherches ultérieures sur les propriétés de l'urase

m'ont permis de simplifier ce dispositif et de le ramener à celui qu'on utilise journellement dans les laboratoires de bactériologie, à la condition, toutefois, de n'opérer qu'avec des diastases déjà âgées, c'est-à-dire vieilles de 10, 20, 30 jours ou davantage.

Donnons quelques exemples des pertes que fait subir la stérilisation par le biscuit aux solutions du ferment soluble de l'urée.

Voici un bouillon vieilli pendant 6 jours au contact du gaz à éclairage ; il est dirigé sous le volume de 3 litres à travers une bougie de porcelaine.

Deux essais parallèles fournissent les résultats suivants :

	Urée disparue par litre dans le bouillon	
à 48°-50°	avant sa filtration	après sa filtration
Après 1 heure	17gr 4	15gr 3
» 2 heures	25 6	23 5
» 3 »	34 6	31 4

La filtration au contact de l'air a fait perdre à la solution d'urase 3,2 de son pouvoir hydratant primitif égal à 34,6, soit environ 9,2 p. 100 de son énergie.

Une autre expérience de filtration pratiquée avec un volume de solution diastasique brute égal à 2 litres 750, âgée de 15 jours et due au *Micrococcus Van Tieghemi*, a permis d'enregistrer les données numériques qui suivent :

	Urée disparue par litre dans le bouillon	
à 48°-50°	avant sa filtration	après sa filtration
Après 1 heure	10gr 7	9gr 9
» 2 heures	24 6	22 8
» 3 »	29 3	28 2

La perte du pouvoir hydratant de la solution est, seulement, dans ce cas d'environ 4 p. 100. Elle devient encore bien moins sensible quand les bouillons bruts qu'on dirige à travers le biscuit ont séjourné dans le gaz à éclairage pendant 1, 2 et 3 mois.

De la marche de l'hydratation de l'urée par l'urase

De nombreuses causes influencent nettement la transformation de l'urée en carbonate d'ammoniaque, sous l'action du ferment soluble qui nous occupe. D'abord, la marche de cette hydratation offre une physionomie ou, plutôt, une allure spéciale que nous étudierons tout d'abord ; ensuite elle peut être entravée ou favorisée: par la température, la quantité d'urée dissoute dans les bouillons, etc. Nous réservons pour des chapitres particuliers l'étude des divers agents qui agissent directement sur l'urase, qui peuvent la modifier, la détruire ou encore exalter son action. Nous désirons ne parler ici que de la marche du phénomène de la décomposition de l'urée par l'urase envisagée dans toute sa généralité.

Expérience I. — Dans un matras de 300 centimètres cubes de capacité, on introduit 150 centimètres cubes d'une solution d'urase filtrée âgée de 21 jours et 150 grammes d'une solution d'urée pure à 12 p. 100. Le matras est alors immergé au sein d'un bain-marie de 10 litres d'eau, réglé à 48°-50° ; puis tous les quarts d'heure il est fait un dosage indiquant l'urée disparue.

à 48°-50°	Urée disparue par litre	Différence
Départ	0 gr 0	»
Après 15 minutes	1 6	1 gr 6
» 30 »	5 8	4 2
» 45 »	11 0	5 2
» 1 heure	16 2	5 2
» 1 h. 15	21 5	5 3
» 1 30	26 3	4 8
» 1 45	30 8	4 5
» 2 00	34 5	3 7
» 2 15	37 5	3 0
» 2 30	39 8	2 3
» 2 45	41 6	1 8
» 3 00	41 6	»

Expérience II. — Une nouvelle expérience est conduite

de la même manière, mais avec une solution âgée seulement de 10 jours et beaucoup moins chargée d'urase. Les dosages sont pratiqués non plus tous les quarts d'heure, mais toutes les dix minutes.

à 48°-50°	Urée disparue par litre	Différence
Départ	0 gr 0	»
Après 10 minutes	1 7	1 gr 7
» 20 »	3 7	2 0
» 30 »	6 3	2 6
» 40 »	8 8	2 5
» 50 »	11 0	2 2
» 1 heure	12 9	1 9
» 1 h. 10	14 5	1 6
» 1 20	15 6	1 1
» 1 30	15 6	»

Expérience III. — Une dernière expérience est effectuée de la même manière avec une solution de ferment soluble un peu plus active et âgée de huit jours.

à 50°	Urée disparue par litre	Différeuce
Départ	0 gr 0	»
Après 5 minutes	1 1	1 gr 1
» 10 »	2 2	1 1
» 15 »	3 6	1 4
» 20 »	5 0	1 4
» 25 »	6 5	1 5
» 30 »	8 2	1 7
» 35 »	10 0	1 8
» 40 »	11 5	1 5
» 45 »	12 9	1 4
» 50 »	14 3	1 4
» 55 »	15 3	1 0
» 1 heure	16 2	0 9
» 1 h. 5	16 8	0 6
» 1 10	17 4	0 6
» 1 15	17 9	0 5
» 1 20	18 3	0 4
» 1 25	18 3	»

En examinant les chiffres des trois tableaux précédents et en partageant en trois périodes égales de temps la durée pendant laquelle se produit le phénomène de l'hydratation, on constate : que le poids de l'urée décomposé par le ferment soluble n'est pas proportionnel au temps; que cette décomposition débute rapidement, s'accélère, atteint un maximum au commencement de la deuxième période et va en déclinant du commencement de cette deuxième période à la fin de la troisième.

A quelles causes faut-il attribuer cette marche d'abord accélérée et plus tard retardée de l'hydratation de l'urée? L'élévation graduelle de la température de la solution immergée dans le bain-marie permet d'expliquer l'accélération initiale ; mais il est beaucoup plus difficile d'expliquer pourquoi l'hydratation traîne dans la dernière période de temps. Plusieurs hypothèses vraisemblables peuvent être invoquées à cet égard : d'un côté, l'urase s'épuise et agit à dose moins massive sur la quantité d'urée, qui devient elle-même de plus en plus faible ; et, d'autre part, le carbonate d'ammoniaque qui s'accumule dans la liqueur devient toxique pour le ferment soluble ; en outre, comme dans les fermentations provoquées par les microbes urophages, le mélange des solutions d'urée et de diastase, d'abord limpide, se trouble dès que la quantité d'ammoniaque formée dans le mélange atteint une alcalinité correspondant à 8 à 10 grammes d'urée décomposée. La précipitation des sels insolubles qui s'opère à cet instant pourrait être aussi considérée comme une cause d'appauvrissement de la solution en diastase.

De toutes ces hypothèses, je préfère celle qui attribue le ralentissement de l'hydratation de l'urée à l'action caustique du carbonate d'ammonium sur l'urase. J'ai d'ailleurs pratiqué une expérience qui vient à l'appui de cette supposition.

Dans un vase clos, il est mélangé par parties égales une solution faible de diastase stérilisée, âgée de 7 jours et une solution d'urée à 2,5 p. 100. Le vase est, après un dosage initial, plongé dans la glace fondante et rigoureusement maintenu à 0°. A côté de ce vase, il en est placé un second contenant la solution diastasique mise en expérience, mais non additionnée d'urée ; l'énergie fermentaire de cette solution, le jour même de la mise en glacière, s'exprime par

20 gr. 7 d'urée décomposée en 2 heures à la température de 48°-50°.

Au bout de 24 heures, la fermentation par l'urase effectuée à 0° accuse une disparition d'urée égale à . . . 3 gr 2

Au bout de 48 heures, l'urée disparue est de . 7 9

» 72 » » . . 8 5

» 96 » » . . 8 5

Alors le vase où la fermentation s'est arrêtée est sorti de la glacière et immergé dans un bain-marie chauffé vers 49°. Le liquide contenu dans ce vase *se trouble* fortement : après 2 heures d'attente à cette température, le poids de l'urée disparue se montre, sans variations, égal à 8 gr. 5.

La solution diastasique témoin, également abandonnée pendant 96 heures à 0°, est encore capable de réduire, en 2 heures à 49°, 20 gr. 2 d'urée. D'un côté, la solution diastasique a été à peine touchée par le froid ; d'un autre côté, la même solution diastasique additionnée de carbamide a perdu plus de 50 p. 100 de son énergie primitive. Il semble difficile d'attribuer à une autre cause qu'à l'action du carbonate d'ammoniaque mis en liberté au début de l'hydratation cette déchéance de diastase à 0°. On pourrait aussi invoquer dans ce cas l'action antiseptique des 2,5 p. 100 d'urée dissous dans le bouillon mis à fermenter ; cette supposition me paraît moins vraisemblable que la première.

Cependant, la quantité d'urée dissoute dans le bouillon diastasique n'est pas sans avoir une influence sur l'hydratation de la carbamide ; c'est là un fait important à connaître, car un excès d'urée se joint au carbonate d'ammoniaque pour entraver le phénomène chimique qui nous occupe.

Expérience I. — Une solution d'urase filtrée, âgée de 13 jours, est introduite dans trois vases et reçoit respectivement 3, 5 et 10 grammes d'urée p. 100, puis ces vases, également remplis, de même forme, sont soumis à l'action d'une température de 48°-50°.

48°-50°	Urée hydratée par litre dans la solution à 3 p. 100	5 p. 100	10 p. 100
Après 1 heure	25 gr 0	26 gr 8	19 gr 6
» 2 heures	28 6	35 7	22 8
» 3 »	28 6	39 3	23 2
» 4 »	28 6	39 3	23 2

Ainsi donc, la même solution d'urase, suivant qu'elle est chargée de 3, 5 et 10 p. 100 d'urée pure, accuse des énergies tout à fait différentes : une énergie de 28,6 dans la solution de 3 p. 100 d'urée, une de 39,3 dans les solutions à 5 p. 100 et seulement 23,2 avec les solutions à 10 p. 100 d'urée.

Ce fait était trop curieux pour ne pas être vérifié avec d'autres bouillons diastasiques, jeunes et âgés, riches et pauvres en ferment soluble.

Expérience II. — Quatre volumes égaux d'une solution faible de diastase filtrée, âgée de 6 jours, reçoivent individuellement 2, 4, 8 et 16 p. 100 d'urée pure ; puis ces vases clos, de même forme, sont exposés pendant 3 heures dans le même bain-marie réglé à 48°-50°.

48°-50°	Urée disparue par litre dans la solution à 2 p. 100	4 p. 100	8 p. 100	16 p. 100
Après 1 heure	5 gr 7	10 gr 0	7 gr 9	5 gr 7
» 2 heures	11 1	18 9	14 3	7 1
» 3 »	14 6	23 6	17 9	8 2

Comme dans l'expérience précédente, les bouillons faiblement et fortement chargés d'urée sont ceux qui fournissent le moins de carbonate d'ammoniaque ; la solution, qui, dans cette expérience, a reçu 40 grammes d'urée par litre, accuse une énergie égale à 23,6 ; celle qui en a reçu 4 fois plus, c'est-à-dire 160 grammes pour 1,000 centimètres cubes, montre une énergie 3 fois plus faible.

Expérience III. — Ce groupe d'essais diffère peu des précédents, si ce n'est que la solution diastasique employée est plus âgée d'un jour que la précédente et les quantités d'urée dissoutes dans les bouillons plus voisines l'une de l'autre.

48°-70°	Urée disparue par litre dans les solutions à 2 p. 100	3 p. 100	4 p. 100	5 p. 100	8 p. 100
Après 1 heure	7gr 9	10gr 0	11gr 4	11gr 4	10gr 4
» 2 heures	15 0	20 7	22 8	20 3	17 5
» 3 »	20 1	26 1	28 8	24 6	20 7

Dans cette série d'essais, la quantité d'urée la plus favorable à l'hydratation est voisine de 4 p. 100; la quantité 3 p. 100 d'urée se montre un peu plus favorable que 5 p. 100, et enfin 2 p. 100 et 8 p. 100 d'urée donnent des chiffres fort voisins (20,1 et 20,7) ; cependant, la solution diastasique chargée de 8 p. 100 offre une allure plus rapide au début.

Expérience IV. — J'ai également tenu à étudier l'action des quantités croissantes d'urée sur les solutions diastasiques, vieilles et douées d'une énergie notable. Pour abréger, je rapporterai une seule série d'essais effectués avec des quantités d'urée variant de 2 à 40 p. 100, dissoutes dans un bouillon de culture chargé de ferment soluble filtré et vieux de 32 jours (1).

48°-50°	Urée disparue par heure dans les solutions à 2 p. 100	3 p. 100	4 p. 100	5 p. 100	8 p. 100
Après 1 heure	10gr 3	13gr 2	18gr 2	18gr 1	17gr 9
» 2 heures	19 8	28 6	35 0	34 3	34 6
» 3 »	23 5	30 2	40 2	45 7	49 3

48°-50°	Urée disparue par heure dans les solutions à 12 p. 100	16 p. 100	20 p. 100	30 p. 100	40 p. 100
Après 1 heure	14gr 6	12gr 5	4gr 7	0gr 7	0gr 2
» 2 heures	26 4	19 0	4 7	1 8	0 2
» 3 »	30 7	20 0	5 1	1 8	0 2

Ainsi, une solution de diastase vieille de un mois, qui

(1) Le lecteur se demandera, peut-être, comment on peut déterminer, au bout d'un temps donné, la quantité d'urée disparue à la même heure dans 5, 10 et 12 flacons mis à fermenter dans une même expérience. Le procédé est très simple : un essai alcalimétrique durant environ 4 minutes ; au lieu d'introduire simultanément tous les flacons dans le bain-marie chauffé à 48°-50°, on les immerge l'un après l'autre, de 5 minutes en 5 minutes, en notant sur le flacon l'heure exacte de l'immersion ; puis les dosages sont pratiqués à tour de rôle toutes les 60 minutes; sans cette précaution, il serait matériellement impossible d'effectuer ces expériences comparatives.

accuse un maximum d'énergie égal à 49,3 quand on l'additionne de 8 p. 100 d'urée, voit cette énergie s'atténuer de plus en plus et disparaître complètement quand la dose de carbamide va en croissant de 8 à 40 p. 100.

On peut maintenant s'expliquer pourquoi, dans les expériences rapportées antérieurement sur le pouvoir hydratant de l'*Urobacillus Pasteurii*, à partir de la dose de 20 à 30 p. 100 d'urée accumulée dans les urines artificielles, la fermentation ne débutait que faiblement ou pas du tout. Effectivement, on doit reconnaître que si la quantité d'urée dissoute dans les urines s'élève à de très hautes doses, leur fermentation est impossible, alors même que les ferments figurés peuvent s'y développer.

En considérant le poids de l'urée décomposée durant la première et deuxième heure, dans les bouillons diastasiques contenant 2, 3 et 4 p. 100 de carbamide, on observe que la diastase agit avec d'autant plus de rapidité qu'elle se trouve en présence d'une plus grande quantité d'urée, dans les limites indiquées par la série des dosages inscrits dans le tableau précédent.

Dans l'expérience III, pratiquée avec une solution d'urase âgée de 7 jours, c'était la dose 4 p. 100 d'urée qui se montrait la plus favorable au dosage de l'énergie de la diastase; dans cette expérience IV, c'est la dose de 8 p. 100 qui permet d'obtenir, dans un temps égal, la destruction maximum d'urée par le ferment soluble.

Ces résultats bizarres joints à ceux que nous avons encore à publier ne sont pas faits pour faciliter la tâche de l'expérimentateur, qui entreprendra de doser avec précision les sécrétions microphytiennes analogues aux ferments solubles, surtout si le déploiement d'énergie de ces corps est subordonné à une foule de conditions telles que le degré de dilution, la température, l'âge, la présence de substances adjuvantes, etc... Si les toxines sécrétées par les microbes pathogènes sont d'une nature analogue, on comprend aisément l'irrégularité de la marche des maladies infectieuses chez les diverses personnes qui en sont atteintes.

La température exerce sur le processus de l'hydratation par l'urase une action facile à démontrer, bien qu'elle se complique d'un appauvrissement de la solution diastasique en rapport avec le degré de chaleur auquel sont soumis les liquides mis à fermenter au contact du ferment soluble. Ultérieurement nous mesurerons l'étendue de l'action de la température sur les solutions d'urase ; examinons ici l'action de la chaleur sur les hydratations en voie de se produire.

Expérience I. — Voici deux échantillons d'une diastase filtrée âgée de 14 jours. L'un est placé à 41°, l'autre à 58°, après avoir été additionnés de 2 p. 100 d'urée.

	Urée disparue par litre	
	vase placé à 41°	vase placé à 58°
Après 30 minutes	2gr 4	2gr 4
» 1 heure	5 0	6 1
» 1 h. 30	7 5	11 4

Des deux températures considérées, c'est manifestement celle de 58° qui est la plus favorable à l'hydratation de l'urée par l'urase.

Expérience II. — Augmentons, d'un côté, cette température de 41° et portons-la à 48° et, d'un autre, ramenons à 55° la température de 58°, puis voyons les résultats que va nous fournir une solution de diastase, assez active, filtrée et vieille de 20 jours.

	Urée disparue par litre	
	vase placé à 48°	vase placé à 55°
Après 1 heure	14gr 0	19gr 7
» 2 heures	31 1	35 1
» 3 »	41 8	35 1

A 48° le poids de l'urée détruit en 3 heures est de 41 gr. 8. A 55°, ce poids est seulement de 35 gr. 1 ; il est vrai que la fermentation a marché plus rapidement à 55°, mais au prix de la destruction d'une portion d'énergie du ferment soluble correspondant à peu près à 16 p. 100.

Je n'insisterai pas sur le fait maintes fois constaté de la lenteur de l'hydratation de l'urée par le ferment soluble à des températures que dans notre climat on considère comme des moyennes élevées : par exemple, deux échantillons de bouillon diastasé, également chargé d'urée, placés, l'un à 50°, l'autre à 20° pendant le même temps, accusent : le premier, 15 gr. 7 d'urée détruite, le second 3 gr. 8 ; je crois préférable de rapporter quelques expériences effectuées simultanément dans des conditions identiques, à des degrés de chaleur variés.

Expérience III. — Un bouillon diastasique est réparti sous le même volume dans 5 flacons et chargé de 4 p. 100 d'urée ; ces flacons sont soumis aux températures indiquées ci-après ; au bout d'une heure on enregistre les résultats suivants :

	Urée disparue par litre au bout d'une heure
Flacon chauffé à 22°	4 gr 8
» 30°	5 7
» 38°	13 6
» 47°	19 6
» 56°	17 1

La température voisine de 50° se dessine déjà comme devant être la plus favorable à ces sortes d'hydratations ; une dernière expérience effectuée avec une solution diastasique très jeune et peu concentrée va nous fixer définitivement à cet égard.

Expérience IV. — Une diastase âgée de 3 jours, filtrée, additionnée de 2 p. 100 d'urée, est répartie dans 6 vases de même forme, puis exposée à des températures constantes échelonnées entre 20° et 70°.

Les conditions expérimentales sont, comme toujours, rigoureusement identiques.

	Urée disparue par litre dans les vases maintenus à					
	20°	30°	40°	50°	60°	70°
Après 1 heure	2 gr 1	2 gr 8	3 gr 6	4 gr 1	6 gr 6	3 gr 4
» 2 heures	3 2	4 3	6 8	10 0	7 4	3 4
» 3 »	4 3	5 7	10 0	12 1	7 4	3 4

La destruction de la quantité maximum d'urée a donc lieu vers 50° ; il est vrai qu'à 60° la rapidité de la fermentation est plus grande, 6 gr. 6 au lieu de 4 gr. 1 au bout d'une heure, mais nous venons de dire à quel prix on l'obtient : elle s'accompagne toujours d'une destruction plus ou moins grande de ferment soluble.

A 70° on enregistre, seulement, la destruction de 3 gr.4 d'urée par litre ; c'est celle qui a eu lieu durant l'ascension de la température du liquide du flacon plongé dans le bain réglé à 70°. En effet, le ferment soluble de l'urée, comme je le prouverai par des expériences directes, est détruit à 70°, quand ce degré de chaleur est maintenu pendant 20 à 30 minutes.

En somme, nous retiendrons des expériences qui viennent d'être rapportées : que le ferment soluble de l'urée agit avec une énergie d'autant plus grande qu'il est en masse plus considérable, autrement dit qu'on étudie son action au début d'une fermentation ; que la température la plus favorable à cette fermentation est voisine de 50° ; que si cette température favorise à un degré moindre le début de l'hydratation que des températures supérieures situées au-delà de 50°, elle se montre, néanmoins, la plus favorable au déploiement d'énergie du ferment soluble ; qu'enfin la quantité d'urée dissoute dans les solutions diastasiques paraissant la plus favorable au déploiement de cette même énergie, oscille, suivant l'âge des solutions, entre 40 et 80 grammes de carbamide dissous par litre.

Action de la chaleur sur le ferment soluble de l'urée

Dans les expériences rapportées précédemment, nous avons vu que la température la plus favorable à l'hydratation d'une quantité maximum d'urée par l'urase était voisine de 50 degrés, que, au-dessous de cette température, la quantité de carbonate d'ammoniaque produit pendant la même période de temps était toujours plus faible, et qu'enfin la température de 50 degrés était celle qu'on avait le plus d'avantage à choisir, pour pratiquer la fermentation de l'urée en dehors des espèces urophages.

Ici notre tâche est tout à fait différente, nous avons à examiner quelle est l'action de la chaleur appliquée directement aux solutions diastasiques tenues à l'abri de tout travail fermentaire, c'est-à-dire sans aucun mélange avec l'urée.

Par les essais qui vont être rapportés, on pourra juger de l'extrême sensibilité du ferment soluble de l'urée à la chaleur, et de ce fait, intéressant à mettre en évidence, à savoir : que les températures favorables au déploiement maximum d'énergie de l'urase, sont déjà des températures altérant fortement la vitalité de cette zymase.

Expérience I. — Une solution d'urase filtrée, âgée de 8 jours, est plongée pendant 25 minutes dans un bain-marie réglé à 70 degrés, puis placée avec un flacon témoin non chauffé, à 48-50 degrés pendant 2 heures, après addition préalable de 2 p. 100 d'urée pure.

Les résultats trouvés sont inscrits dans le tableau suivant :

	Solution d'urase	
	chauffée 25 minutes à 70°	non chauffée
Urée disparue au bout de 1 heure .	0,0	7 gr 8
» » 2 heures.	0,0	14 gr 3

D'où nous concluons que cette solution faible de ferment jeune, n'a pu résister à la température de 70 degrés centigrades, maintenue pendant moins d'une demi-heure.

Si la température de 70 degrés est appliquée pendant une durée de temps moindre, la diastase n'est pas toujours complètement détruite, ainsi qu'il résulte de l'essai II.

Expérience II. — Quatre échantillons d'urase filtrée de même âge (18 jours) et de même provenance, sont respectivement chauffés pendant 10 minutes à 64, 66, 70 et 75 degrés, non compris le temps de la durée de l'ascension de la température, qui a été dans tous les cas ramenée à 5 minutes. Puis chaque échantillon de même volume reçoit 2 p. 100 d'urée pure et est plongé dans un bain-marie rigoureusement tenu à 50 degrés.

	Urée disparue par litre au bout	
	de 2 heures	de 24 heures
Echantillon chauffé à 64°	13 gr 6	16 gr 2
» » 66°	6 1	6 3
» » 70°	3 6	3 8
» » 75°	0 0	0 0

On voit qu'au bout de 10 minutes, non comprises les 5 minutes d'ascension de la température, une chaleur de 70 degrés ne parvient pas à détruire entièrement tout le ferment soluble. Une chaleur de 75 degrés soutenue durant le même temps, a un effet beaucoup plus radical, car l'urase s'est montrée totalement anéantie.

On doit toutefois ajouter que les chaleurs de 60, 62 et 64 degrés touchent déjà fortement le même ferment.

Expérience III. — Quatre échantillons d'une solution d'urase filtrée, âgée de 8 jours, la même qui a été employée dans l'expérience I, sont introduits sous un égal volume dans 4 matras de même forme et chauffés respectivement durant 1/4 d'heure, y compris le temps de l'ascension de la température qui a été le même dans tous les cas, à 58, 60, 62 et 64 degrés. Un cinquième échantillon est placé pendant ce temps à la température du laboratoire (16°,2), puis tous les flacons sont chargés de 2 p. 100 d'urée, et finalement immergés dans un bain réglé à 48-50 degrés.

	Urée disparue par litre au bout de 3 heures
Dans le vase témoin.	14gr 4
Vase chauffé à 58°	12 0
» 60°	10 7
» 62°	9 9
» 64°	8 7

Expérience IV. — Ce dernier essai de chauffage de l'urase pendant 1/4 d'heure, à des températures supérieures à 50 degrés, confirme et complète le précédent; j'ajouterai que le bouillon chargé d'urase était ici de 6 jours plus âgé que celui qui a été employé dans l'expérience précédente.

Six échantillons de bouillon diastasifère, sont portés: les deux premiers témoins à une température voisine de 17 degrés, tandis que les quatre autres sont plongés pendant 15 minutes dans des bains respectivement réglés à 57 degrés, 60°,5, 67°,5 et 72°,5.

Cela fait, les six échantillons reçoivent 2 p. 100 d'urée pure, et sont exposés une heure à la température de 49-50 degrés.

Les résultats obtenus ont été les suivants:

	Urée disparue par litre au bout d'une heure
Dans le 1er témoin laissé à 17°.	16gr 4
» 2e » laissé à 17°.	16 6
Dans le vase chauffé à 57°.	15 3
» 62,5	14 3
» 67,5	11 1
» 72,5	1 0

L'urase, ne l'oublions pas, était ici âgée de 14 jours, par conséquent pourvue déjà d'une certaine force de résistance aux agents physiques et chimiques.

Si les températures auxquelles on la soumet excèdent quelque peu 72 degrés, son âge devient une bien faible garantie contre sa destruction totale.

Expérience V. — Un vase contenant une solution de ferment soluble de l'urée, filtrée à la bougie poreuse, vieille de 30 jours, est chauffé pendant 15 minutes à 74°,8. Au bout de ce temps, la solution reçoit 8 p. 100 d'urée, de même qu'un échantillon gardé comme témoin à la température ordinaire.

Après 3 heures d'action d'une température de 48-50 degrés, on constate :

1° Que l'échantillon chauffé 1/4 d'heure à 74°,8 a provoqué une hydratation correspondant à 1 gr. 6 d'urée par litre ;

2° Dans le témoin, l'hydratation a été poussée au bout de ce temps à 62 gr. 3 d'urée pour le même volume de liquide.

Il est évident que si la durée du temps de chauffe est réduite d'un quart d'heure à quelques minutes, l'action destructive de la chaleur sur l'urase se trouve considérablement atténuée.

Il serait dénué d'intérêt de rapporter tous les essais que j'ai pratiqués dans cette direction, un seul suffira pour établir qu'effectivement une courte durée d'exposition vers 74 degrés, tout en déterminant un appauvrissement très considérable des solutions diastasifères, laisse néanmoins subsister une quantité fort appréciable de ferment soluble ; mais, au-delà d'une certaine limite de température que j'apprécie devoir être comprise entre 78 et 80 degrés, le ferment soluble de l'urée est complètement tué.

Expérience VI. — Quatre vases contenant un même volume de bouillon diastasique, filtré et âgé de 9 jours, sont chauffés pendant une seconde à 66, 72, 73 et 80 degrés. La durée d'ascension de la température a été dans tous les cas égale à 2 minutes 30 secondes (le thermomètre plongeait dans la solution de ferment soluble). Un témoin n'est pas chauffé, puis tous les vases après refroidissement reçoivent 4 p. 100 d'urée pure.

	Urée disparue par litre dans le vase :				
	témoin	chauffé à 66°	chauffé à 72°	chauffé à 73°	chauffé à 80°
Au bout de 1 heure .	6,8	6,1	4,6	3,2	00
» 1 h. 30. .	16,1	11,0	6,2	5,3	00
» 2 h. 20. .	22,6	12,9	8,9	7,5	00

Il ressort des chiffres qui précèdent, qu'une élévation de température notable et seulement momentanée peut détruire très rapidement de fortes proportions d'urase.

On ne connaît pas le mécanisme de la mort des ferments solubles par les températures élevées, j'incline à croire qu'il se rapproche beaucoup de celui qui fait périr le protoplasme des cellules vivantes. A la température fatale pour l'existence d'un ferment soluble donné, et souvent bien avant le degré de chaleur rapidement fatal, le ferment non figuré se désorganise et perd les propriétés qui le caractérisaient à l'état actif. Il ne m'a pas été possible d'apercevoir au sein des bouillons diastasifères entièrement tués par la chaleur, des précipités albuminoïdes qui pourraient faire supposer sa coagulation et un changement dans son état physique, la limpidité de semblables solutions avant et après l'action de la chaleur est de tout point comparable.

Pour établir que le pouvoir destructif de la température sur l'urase, commence à s'exercer vers le degré de chaleur que possède le corps humain ou celui des animaux à sang chaud, il me reste à reproduire quelques expériences dans lesquelles le temps de chauffe a été prolongé pendant plusieurs heures et même plusieurs jours.

Expérience VII. — Quatre matras pleins d'une solution d'urase filtrée sont exposés durant 150 minutes à 14 degrés, 40 degrés, 46°,5 et 51°,5. Après les avoir chargés, après refroidissement, de 4 p. 100 d'urée, ils sont plongés dans un bain-marie réglé à 48-49 degrés ; à l'analyse, on trouve les résultats qui suivent :

	Urée disparue par litre dans les vases soumis au préalable à :			
	14°	40°	46°5	51°5
Au bout de 1 heures. .	8 gr 4	8 gr 0	7 gr 1	4 gr 3
» 2 » . .	13 9	13 3	12 7	6 4
» 3 » . .	17 4	17 0	14 2	7 2
» 4 . .	19 1	18 5	15 3	8 1

Dans cet essai, l'urase était vieille de 65 jours, et malgré sa plus grande résistance aux divers agents, la température de 40 degrés, soutenue pendant 2 heures 1/2, est une cause de destruction manifeste de ce ferment ; à 51°,5, plus de la moitié de l'urase se trouvait détruite.

D'autre part, comme nous savons que c'est vers 48 et 49 degrés que le pouvoir hydratant de la diastase qui nous occupe s'exerce avec la plus grande énergie, nous devons admettre que durant l'hydratation opérée à cette température, le ferment soluble est partiellement détruit, et que son rendement en travail chimique serait beaucoup plus élevé, peut-être doublé, si l'urase ne subissait pas une destruction partielle due à la chaleur. D'un autre côté, si on opère les hydratations à des températures plus basses, ces dernières doivent être appliquées pendant plus de temps et ne sont pas moins nuisibles alors même qu'on fait abstraction de l'action toxique du carbonate d'ammonium sur le ferment soluble de l'urée.

On est donc conduit par ces diverses expériences à admettre le fait que j'ai plusieurs fois annoncé : que l'urase est notablement détruite au degré de chaleur qui correspond à son optimum d'action.

A la température de 49 degrés, que nous avons choisie de préférence pour faire agir cette sécrétion bactérienne sur l'urée, il se produit surtout dans les essais qui durent 2 à 3 heures, une destruction très élevée d'urase. Je dois même ajouter que l'expérimentation permet d'établir que des températures beaucoup plus basses sont très meurtrières pour l'urase, quand on les prolonge pendant plusieurs jours.

Expérience VIII. — Deux matras flambés à 200 degrés sont, à peu près, remplis complètement d'un bouillon diastasifère très énergique, stérilisé à froid au moyen de la bougie de biscuit et vieux de 22 jours. Les matras sont ensuite vidés d'air à la pompe à mercure et finalement scellés.

L'un des vases est abandonné à la température du laboratoire qui a varié pendant la durée de cet essai entre les extrêmes 8 degrés et 18 degrés. L'autre vase est immergé dans un bain réglé à 43 degrés, au moyen d'un régulateur de pression du gaz et d'un régulateur de bain ne permettant pas, en cas d'accident, une élévation de température supérieure à 44°,5. En outre, deux thermomètres très précis étaient disposés au centre du bain, au voisinage du matras, de façon à indiquer les températures limites atteintes pendant les 14 jours qu'a duré l'expérience.

La température du bain pendant ces deux semaines, varia de 42°,1 à 43°,6, ce qui donne une chaleur moyenne égale à 42°,85.

Au bout de ces deux semaines de chauffe, il fut fait deux dosages comparatifs, pour apprécier le pouvoir hydratant de l'échantillon resté à la température de l'appartement, et de l'échantillon de tout point semblable placé vers 43 degrés.

Le liquide des ballons était resté dans les deux cas d'une magnifique limpidité, et on ne put y déceler ni à l'observation directe au microscope, ni par la culture, le moindre organisme vivant.

Le résultat obtenu fut remarquable.

Les solutions de diastase, alors additionnées de 10 p. 100 d'urée, furent portées dans le même bain à 48-49 degrés.

La diastase conservée comme témoin put détruire en 4 heures 88 grammes d'urée par litre ; la diastase chauffée pendant 14 jours vers 43 degrés fut trouvée complètement inactive, non seulement après une attente de 4 heures, mais au bout d'une attente d'un jour.

En l'absence d'oxygène de l'air, le ferment soluble de l'urée est donc détruit à une température peu supérieure à celle de la chaleur animale, inférieure presque de 10 degrés à celle qui favorise le mieux le déploiement de son énergie chimique.

Action du froid sur le ferment soluble de l'urée

Les basses températures ont une action bien moins meurtrière sur le ferment qui nous occupe, que les températures situées au-dessus de 40 degrés ; cependant, leur action est sensible quand le froid est intense, et prolongé durant plusieurs heures.

Expérience I. — Deux échantillons d'un même bouillon diastasifère, filtré, âgé de dix jours, sont enfermés dans deux tubes scellés. L'un est laissé sur une étagère du laboratoire, entre 15 et 17 degrés ; l'autre est plongé brusquement dans un mélange réfrigérant marquant environ 20 degrés au-dessous de 0, et maintenu pendant 2 heures à l'action de ce froid.

L'échantillon congelé, une fois fondu sous l'action de la chaleur ambiante, on dose parallèlement l'énergie hydratante de la solution d'urase refroidie et de celle laissée à la température ordinaire, et on enregistre les résultats suivants :

Température du bain 49-50°	Urée disparue par litre dans l'échantillon refroidi à — 20°	laissé à 15-17°
Après 1 heure	14,3	14,6
» 2 »	30,3	32,8
» 3 »	30,4	32,8

On note donc une perte de 8 p. 100 d'énergie chimique dans l'échantillon refroidi.

Expérience II. — Deux échantillons de bouillon diastasifère filtré, plus jeunes de 2 jours que le précédent, sont exposés pendant 48 heures : le premier, à la température du laboratoire variant de 7 à 16 degrés, le second, à l'action du froid vif qui régna à Paris, le 2 et 3 décembre de l'année 1890 (température maximum + 1°,0; température minimum — 7°,5; température moyenne — 2°,7). Les deux échantillons également aux tubes scellés, étaient tous deux tenus à l'abri de la lumière. Leur énergie hydratante déterminée par deux dosages parallèles ne fut pas trouvée exactement identique :

Bain 48°-49°	Urée disparue par litre dans l'échantillon laissé : à 9-16°	à — 2°7
Après 1 heure	21 gr 3	20 gr 7
» 2 heures	36 4	35 0
» 3 »	46 5	44 9

La perte en énergie de la diastase est moins sensible ici que dans l'expérience précédente, elle est encore néanmoins très appréciable.

Expérience III. — Ce nouvel essai fut dirigé dans le même sens que le précédent : Douze vases à peu près pleins de bouillon diastasifère filtré, âgé d'une vingtaine de jours, furent enfermés dans des vases scellés; six d'entre eux furent gardés comme témoins, tandis que les six autres furent exposés au froid intense, qui commença à régner à Paris le 16 janvier, en 1891. Les bouillons chargés d'urase placés à l'extérieur se congelèrent en peu de temps, et au bout de 5 jours, je fis un essai comparatif entre le pouvoir hydratant du bouillon exposé à l'air extérieur, et du bouillon d'un vase laissé dans le laboratoire.

Durant les 5 jours compris dans les périodes du 16 au 20 janvier, la température maximum fut trouvée égale à 0°,1 ; la température minimum à — 10°,9 ; la température moyenne à — 4°,8.

Les résultats obtenus sont inscrits dans le tableau qui suit :

	Urée disparue par litre dans l'échantillon maintenu pendant 5 jours :	
Bain 48°-49°	à 5°-18°	à — 4°8
Après 1 heure	23,4	22,1
» 2 heures	45,3	37,5
» 3 »	45,6	38,6

Ici la diastase a perdu une très notable quantité de son pouvoir hydratant, il eût été intéressant de poursuivre ces expériences encore pendant quelques jours, car le froid se maintint assez vif jusqu'au 23 janvier. Mais la boîte de cuivre où se trouvaient enfermés les tubes scellés fut enlevée par une main malveillante, et l'expérience III prit fin après cet unique dosage.

Quoi qu'il en soit, les chiffres qu'on vient de lire établissent bien certainement que, toute choses égales d'ailleurs, le froid a une action destructive sur le ferment soluble de l'urée ; en opérant avec des diastases d'âges divers, on constate en outre que les diastases les plus jeunes sont toujours les plus fortement touchées. Néanmoins, quand le froid est très voisin de 0 degré, cet agent devient au contraire très utile pour conserver les propriétés hydratantes de ce ferment soluble. On a vu précédemment qu'un échantillon de diastase placé dans la glace et possédant, avant son introduction dans la glacière, un pouvoir hydratant égal à 20 gr. 7, en offrait encore un égal à 20 gr. 2 après cinq jours de refroidissement à 0 degré [1].

Expérience IV. — Un essai d'assez longue durée fut pratiqué à partir du 9 août 1890 et dura jusqu'au 29 du même mois.

---

[1] Dans les pages qui vont suivre, j'aurai très fréquemment l'occasion de mesurer l'énergie de l'urase ; on voudra bien se rappeler que j'exprime cette énergie par le poids de l'urée qu'un litre de solution de ferment soluble peut décomposer à 49-50 degrés durant une période de temps permettant le déploiement total de son action.

Dans un vase à précipiter, grandement ouvert, il fut versé 1/2 litre de liquide diastasifère filtré à la bougie Chamberland, et âgé de 14 jours ; puis, le vase à précipiter non recouvert, fut immédiatement enfermé dans une glacière à glace fondante, dont la température n'excéda jamais + 1 degré.

Des dosages effectués durant cette période avec la solution de ferment soluble furent très concordants, le liquide garda sa plus grande limpidité, et ne devint visiblement le siège d'aucune végétation microphytique.

Voici du reste par date, le relevé des divers essais pratiqués après l'addition de 40 grammes d'urée par litre de solution d'urase.

	Urée disparue par litre à la date du :				
Bain 49°-50°	9 août	11 août	14 août	17 août	19 août
Après 1 heure .	10gr 0	8gr 5	9gr 1	9gr 3	8gr 1
» 2 heures.	18 9	»	16 4	17 8	18 9
» 3 » .	23 6	23 2	22 8	23 1	22 1

	Urée disparue par litre à la date du :				
Bain 49°-50°	21 août	22 août	25 août	27 août	29 août
Après 1 heure .	7gr 5	8gr 6	9gr 5	8gr 9	9gr 0
» 2 » .	16 7	17 5	18 9	18 0	17 7
» 3 » .	21 5	22 8	21 8	22 0	21 8

Ainsi, sous l'influence d'un froid modéré voisin de la glace fondante, les solutions d'urase se conservent bien, et les oxydations dues à l'oxygène de l'air sont très lentes, si toutefois elles peuvent se produire à cette température ; néanmoins, je préfère encore, comme je l'ai dit précédemment, conserver de semblables solutions dans un courant de gaz à éclairage, ce qui est tout aussi simple, sinon moins coûteux.

J'ai encore étudié l'action du froid sur les solutions du ferment soluble de l'urée, mais ces expériences n'offrent pas un intérêt bien réel, car elles avaient pour but de chercher à séparer ou à concentrer, par voie de la congélation, les solutions diastasiques; ces essais n'ont pas donné jusqu'ici de bons résultats, et si j'en cite un, c'est à titre de simple curiosité.

Expérience V. — Dans un vase à précipiter de verre mince, on verse 400 grammes de solution diastasique, et on place le vase au centre d'un mélange réfrigérant. Quand on estime que la moitié du liquide est congelée, on met fin à la réfrigération, et on sépare en égouttant soigneusement le bouillon resté fluide de celui qui s'est pris en glace.

Au bout d'une heure d'attente, à la température du laboratoire, le bouillon solidifié est entièrement fondu ; alors on procède à deux dosages comparatifs dans un bain chauffé à 49-50 degrés, après l'addition de 8 p. 100 d'urée.

	Urée disparue par litre dans le bouillon	
	Congelé à 0°	Non congelé
Après 1 heure	21,8	22,5
» 2 »	36,4	39,3
» 3 »	43,5	43,5

On observe que, dans l'échantillon congelé, le phénomène de l'hydratation offre un léger retard, ce qui semble démontrer que le froid a une action spéciale sur le ferment, comparable au vieillissement, mais le résultat final est le même. Ainsi donc, le procédé de la congélation, qui peut rendre des services en chimie pour séparer tel liquide de telles ou telles autres substances, n'est pas applicable à la séparation ou à la concentration des solutions de l'urase.

En résumé, le froid modéré a une action relativement faible sur le ferment soluble de l'urée, et l'on pourra, le cas échéant, employer cet agent pour conserver les bouillons et autres liquides qui en sont chargés.

Action de quelques gaz sur le ferment soluble de l'urée

Tous les gaz acides détruisent rapidement l'urase, j'en excepte l'acide carbonique, qui n'a sur elle qu'une action peu sensible. Mon but n'est pas d'étudier ici le pouvoir neutralisant ou destructeur des substances gazeuses, qu'on peut considérer comme de puissants antiseptiques vis-à-vis le ferment inorganisé de l'urée, mais de noter l'action des gaz vulgaires : l'oxygène, l'azote, l'air, l'acide carbonique, le gaz à éclairage, avec lesquels il peut rester en contact durant sa préparation et, plus tard, quand on désire le conserver pendant un espace de temps plus ou moins prolongé.

Considérons en première ligne l'air atmosphérique. On peut voir par les expériences rapportées plus loin, que les solutions d'urase sont parfaitement manipulables au contact de l'atmosphère, et qu'il faut attribuer les résultats négatifs obtenus par les microbiologistes pour préparer ce ferment, plutôt à quelques opérations de laboratoire malencontreuses qu'à l'oxydation rapide de ce corps par l'oxygène de l'air.

Expérience I. — Une solution faible de ferment soluble de l'urée, âgée de 5 jours, filtrée à l'abri de l'air, est répartie à volume égal dans de petits vases à précipité, stérilisés, de 35 millimètres de diamètre. Ces vases sont laissés exposés à la température du laboratoire (15°-17°) pendant une 1/2 heure, 1 heure, 1 heure 1/2 et 2 heures. Deux échantillons sont conservés comme témoins dans le gaz à éclairage.

Un dosage parallèle, après addition d'urée pure, donne respectivement, pour chaque échantillon, les chiffres suivants :

	Urée disparue par litre
1er Témoin	6 gr,4
2e Témoin	6 ,4
Vase abandonné 30 minutes à l'air	6 ,4
» 1 heure à l'air	6 ,3
» 1 h. 30 m. à l'air	6 ,4
» 2 heures à l'air	6 ,4

ces résultats sont d'une entière concordance et démontrent que l'oxygène atmosphérique n'a eu aucune action sur la solution diastasique expérimentée.

Dans l'essai qui suit, on a de même opéré sur des volumes égaux de ferment soluble de l'urée, mais la variable a été ici, non le temps d'exposition à l'air, mais la surface de liquide exposé à son action.

Expérience II. — Quatre vases à précipité, stérilisés, d'un diamètre respectivement égal à 50 millimètres, 75 millimètres, 92 millimètres, 120 millimètres, reçoivent chacun 100 centimètres cubes d'une solution de ferment soluble, purgée de germes à la bougie de porcelaine à l'abri de l'air et âgée de 7 jours. Cent autres centimètres cubes de la même solution sont conservés dans le gaz à éclairage comme témoin.

Après une exposition de 2 heures à la température du laboratoire (15°-18°) on ajoute 2 0/0 d'urée pure et on procède aux dosages comparatifs :

	Urée disparue par litre
Dans le vase témoin	8gr,6
Dans le vase de 50 millimètres de diamètre . .	8 ,6
» 75 »	8 ,6
» 92 »	8 ,5
» 120 »	8 ,2

Ici encore l'oxydation de la diastase est peu manifeste et l'expérience III, dirigée dans le même sens, avec une solution diastasique, toutefois un peu plus concentrée, vient confirmer le même fait.

Dans les essais précédents, on avait opéré sur des volumes de solution d'urase assez élevés donnant, dans les vases où ils étaient versés, des hauteurs de liquide assez notables, de sorte que la surface en contact avec l'air était faible relativement à la masse de la solution mise en expérience; dans l'expérience rapportée ci-après, la hauteur de la couche liquide fut réduite à quelques millimètres.

Expérience III. — Un échantillon de 15 cenntimètres d'urase, stérilisée à froid par filtration, vieille de 20 jours, fut versé dans un cristallisoir flambé de 125 millimètres de diamètre et laissé pendant une heure à la température peu variable de 15°-16°. Un échantillon témoin de 15 centimètres cubes également, fut conservé dans le gaz à éclairage.

L'analyse décela dans le témoin une énergie chimique correspondant à la destruction de 21g,8 d'urée pure par litre.

La solution exposée à l'air, qui avait certainement perdu un peu du carbonate d'ammoniaque que les solutions d'urase renferment ordinairement, accusa une énergie voisine de 21g,4.

On devine déjà que, pour mettre nettement en évidence l'action destructive à l'oxygène sur les solutions diastasiques qui nous occupent, il faut : ou augmenter considérablement le contact de cet élément avec le liquide, ou prolonger le temps de son action, ou encore élever la température, qui généralement favorise l'action oxydante de l'oxygène. Les expériences rapportées plus haut sur la conservation possible, dans des vases *ouverts* à un froid voisin de 0°, des solutions d'urase pouvaient faire prévoir que la température joue un rôle actif dans ce phénomène.

EXPÉRIENCE IV. — Une solution d'urase, stérilisée par filtration, de faible activité, âgée d'un mois, est répartie dans trois vases : l'un placé dans une atmosphère de gaz à éclairage, l'autre formé par un vase à précipité étroit ; le dernier récipient est constitué par une cuvette de porcelaine de 20 centimètres sur 15 centimètres.

Les deux derniers vases sont abandonnés à l'air pendant 4 heures à la température du laboratoire entre 18° et 21°.

Au bout de ce temps, on prélève dans chaque récipient 20 centimètres cubes de solution dont on mesure le pouvoir hydratant :

	Urée disparue par litre
Solution tenue à l'abri de l'air	21 gr,8
» du vase à précipité	21 ,5
» de la cuvette de porcelaine	19 ,6

Ainsi donc, l'altération de la diastase est devenue sensible dans la cuvette de porcelaine ; j'attache une bien moindre importance à la diminution d'énergie de 0,3 observée dans le liquide du vase à précipité et qui peut tenir, je viens de le dire, à la volatilisation d'un peu du carbonate d'ammoniaque, ajouté à dessein aux cultures où l'on désire obtenir des sécrétions diastasiques par certains bacilles urophages.

Cette expérience fut continuée de la façon suivante :

Le liquide de la cuvette de porcelaine fut recouvert d'une feuille de papier joseph et placé pendant 24 heures à l'étuve réglée à 30° ; puis, l'extrait encore humide qui résulta de l'évaporation de la solution à ce degré de chaleur fut repris par un poids d'eau distillée stérile, égal à celui qui s'était évaporé.

Les dosages effectués à ce moment donnèrent les résultats suivants :

	Urée disparue par litre
Solution tenue à l'abri de l'air	21 gr,6
Solution de l'extrait.	11 ,0

Les quelques manipulations très anodines auxquelles la diastase avait été soumise lui avait fait perdre 50 0/0 de son énergie initiale ; je dois ajouter que dans le liquide exposé à l'air dans la cuvette de porcelaine, il ne s'était pas développé de bactéries visibles au microscope.

Ce sont donc les opérations de laboratoire qui ont pour objet les filtrations lentes et pénibles, les évaporations des solutions diastasiques jeunes et peu concentrées, qui se montrent pour elles les plus néfastes ; car, on conçoit sans peine que tout ce qui peut augmenter le contact des surfaces liquides avec l'oxygène atmosphérique puisse favoriser la destruction d'un ferment éminemment altérable.

Cette manière de voir, d'ailleurs non préconçue, m'a amené à pratiquer de nombreux essais, qui sont tous venus démontrer que l'air n'était pas sans jouir d'une action destructive sur le ferment soluble de l'urée.

Ainsi, j'ai soumis à une vive agitation, provoquée par une turbine à eau, des solutions diastasiques laissées au contact de l'air et du gaz acide carbonique, tandis que les vases témoins restaient baignés par du gaz à éclairage. Dans ces expériences, le nombre des secousses produites était environ 15.000 à l'heure; par là, il a pu être établi que les solutions d'urase agitées au contact de l'air perdent, au bout de peu de temps, une notable quantité de leur énergie, tandis que cette même énergie est à peu près respectée dans les gaz indifférents.

Expérience V. — Trois échantillons d'une solution diastasique, moyennement active, stérilisée à froid et âgée de 23 jours, sont ainsi traités :

Le premier échantillon est laissé sans agitation dans le gaz à éclairage;

Le second est introduit dans un gros tube de verre contenant de l'air ;

Le troisième dans un gros tube d'égale capacité rempli d'acide carbonique pur, résultant de la décomposition du bicarbonate de soude par l'acide tartrique.

Au bout de deux heures d'agitation, c'est-à-dire, après environ 30.000 secousses, l'énergie des trois solutions est déterminée avec les mêmes soins.

Le liquide resté au contact du gaz à éclairage peut détruire 33^{gr},2 d'urée par litre ;

Le liquide agité au contact de l'air n'en peut hydrater que 28^{gr},8 ;

Le liquide secoué dans l'acide carbonique hydrate par litre 31^{gr},9 d'urée.

Expérience VI. — Ce nouvel essai est pratiqué avec une solution beaucoup plus chargée de ferment soluble, âgée seulement de

15 jours et stérilisée à l'abri de l'air par filtration à travers le biscuit. Comme dans l'expérience précédente l'agitation à raison de 15.000 secousses à l'heure est maintenue pendant 120 minutes.

Au bout de ce temps, la solution conservée dans le gaz à éclairage se montre capable d'hydrater 62gr,5 d'urée par litre.

Le liquide agité avec l'air atmosphérique détruit seulement 56gr,9 de carbamide.

L'échantillon secoué dans l'acide carbonique en détruit, au contraire, 61gr,3.

Je ne rapporterai pas d'autres expériences dirigées dans le même sens, celles qui précèdent établissent assez clairement : que l'oxygène de l'air peut détruire dans des proportions notables le ferment soluble de l'urée, surtout quand on multiplie considérablement la surface de contact de ce gaz avec le liquide qui contient le ferment en dissolution : que l'acide carbonique, en tenant compte de la volatilisation du carbonate d'ammonium (de 0gr,4 à 0gr,6) présent dans le liquide, a une influence bien moindre que l'oxygène de l'air. Quand aux autres gaz qui ont été essayés : l'hydrogène et l'azote purs, ils se sont montrés sans effet sur l'urase. Voici, du reste, quelques essais qui viennent à l'appui de cette affirmation.

Expérience VII. — Quatre séries de 4 tubes soufflés, à renflement cylindrique de 110 centimètres cubes environ de capacité, reçoivent par groupe de quatre la même solution de ferment soluble. Ces solutions filtrées à la bougie sont d'âges divers et de pouvoirs hydratants très différents.

Tous ces récipients, stérilisés à 200°, reçoivent chacun 25 centimètres cubes de solutions diastasiques et sont finalement scellés à la lampe après avoir été remplis :

Les 4 premiers du gaz à éclairage ;

Les 4 seconds de l'hydrogène pur obtenu par électrolyse ;

Les 4 troisièmes de l'azote atmosphérique débarrassé de son oxygène.

Les 4 derniers sont vidés, aussi complètement que possible, à plusieurs reprises en laissant rentrer à chaque fois du gaz à éclairage.

Chacun des 16 tubes est soumis pendant 4 heures aux secousses déterminées par la turbine à eau, dont il a été déjà parlé, et le nombre de ces secousses s'élève environ à 60.000.

Le tableau qui suit expose les résultats obtenus :

	Énergies des solutions diastasiques agitées pendant 4 heures dans				
	le gaz à éclairage	l'azote	l'hydrogène	le vide	Solutions temoins
Essai I.	38,2	38,0	37,8	37,4	38,9
Essai II	20,0	20.2	20,3	20,0	20,6
Essai III. . . .	66,1	66,3	65,5	65,1	66,5
Essai IV. . . .	88,3	88,7	88.6	88,8	89,0

Les écarts que l'on observe dans ces chiffres sont insignifiants et j'ajoute même qu'ils peuvent tenir aux causes d'erreur dont ces dosages sont toujours entachés.

En résumé :

L'oxygène de l'air a une action oxydante, indubitable sur les solutions du ferment soluble de l'urée ; cette action se traduit par une diminution de l'énergie du ferment hydratant sécrété par les espèces urophages ;

Les gaz considérés comme inertes, tels que l'azote, l'hydrogène, les hydrogènes carbonés, respectent au contraire cette énergie ;

L'acide carbonique possède sur l'urase un pouvoir toxique très faible, mais bien moins élevé que celui de l'oxygène.

Dès lors, on peut noter les gaz auxquels il faut avoir recours pour conserver, dans des vases incomplètement pleins ou en vidange, les solutions d'urase stérilisées au préalable ; pour ma part, j'ai donné la préférence au gaz à éclairage facile à se procurer et dont les hydrocarbures qui le forment, comme les autres substances impures qu'il entraîne, se sont montrés d'un effet nul ou du moins peu appréciable sur le ferment soluble de l'urée ; il est vrai que, lorsqu'une substance perd en vieillissant son activité, il n'est pas aisé de déterminer exactement la part qui peut provenir d'une intoxication lente et celle qui résulte de l'affaiblissement spontané et progressif du ferment. Ceci nous amène naturellement à dire quelques mots de l'action du temps sur l'urase.

Du vieillissement des solutions du ferment soluble de l'urée

En général, les substances chimiques pures et bien définies, restent identiques à elles-mêmes pendant une durée de temps indéterminée, à la condition, bien entendu, que des agents chimiques ne puissent venir en provoquer la décomposition. D'un autre côté, il est certain que plusieurs corps, surtout ceux qui trouvent une place dans la chimie organique, peuvent se polymériser et même se modifier assez profondément, mais ces altérations ne sont pas comparables à celles que subissent les substances beaucoup plus complexes que sécrètent directement les cellules vivantes, tant animales que végétales. Je ne choisirai pas pour exemples : le sang, les humeurs de l'économie, les sucs des végétaux qu'on voit se modifier pour ainsi dire à vue d'œil, mais quelques préparations médicamenteuses effectuées avec des plantes alcaloïdifères très énergiques, telles que les pavots, les digitales, les aconits, etc. Au bout de quelques semaines ou de quelques mois, parfois de quelques années, ces préparations ont perdu complètement leur vertu ; les vins, les teintures fabriquées avec des sucs vénéneux peuvent perdre leur toxicité au point de devenir tout à fait inoffensifs ; aussi recommande-t-on de les renouveller fréquemment si on veut que le médecin puisse en obtenir les effets qu'il en attend.

Les solutions aqueuses du ferment soluble de l'urée, débarrassées de tout germe, sont également sujettes à s'altérer lentement et progressivement, ce qui se manifeste par la disparition, de même lente, de leur pouvoir hydratant.

Au bout de six mois, l'énergie de ces solutions se trouve considérablement affaiblie, bien qu'aucun signe physique (changement de couleur, dépôts, etc.), puisse le faire soupçonner. Au bout d'un an, une solution capable d'hydrater, quelques jours après sa préparation, 40 à 50^{gr} d'urée par litre, n'en peut hydrater qu'une quantité 5 à 6 fois moindre. Plus tard, les solutions d'urase deviennent complètement inactives.

Je rapporterai quelques faits qui donnent une idée de la lenteur ou de la rapidité, cela dépend du point de vue où l'on se place, avec laquelle les solutions du ferment soluble de l'urée perdent leur activité.

Le 10 décembre 1890, 24 ballons à long col de 250 centimètres cubes de capacité, munis d'une bourre de coton, sont stérilisés et reçoivent environ chacun 40 centimètres cubes de solution diastasique. Il est en tout réparti dans ces matras à fond rond, un litre d'une solution diastasique, filtrée à la bougie Chamberland et conservée depuis 2 jours dans un courant de gaz à éclairage.

Au moyen du chalumeau, on étire le col de ces ballons en chapelets d'olives, de façon à pouvoir y adapter et ligaturer des tubes de caoutchouc à vide ; au-dessous de ces olives on pratique une effilure capillaire permettant ultérieurement de sceller le ballon par un trait de flamme.

Six de ces ballons sont énergiquement vidés après le balayage de l'air par des rentrées successives d'azote pur.

Six reçoivent de l'hydrogène pur.

Six de l'acide carbonique.

Six du gaz à éclairage.

Douze de ces ballons scellés, 3 de chaque série sont emballés avec soin dans une caisse de bois fermée remplie de sciure. Cette caisse est elle-même placée dans une armoire à l'abri de la lumière du jour.

Les 12 autres ballons scellés sont placés sur des valets et exposés à la lumière diffuse, sur une étagère du laboratoire restant toute l'année à l'abri des rayons solaires.

Pendant les 18 mois que dura cette expérience, la température oscilla de 35° à 28°.

Le 10 décembre 1890, au moment de son introduction dans les ballons, la solution diastasique détruisait par litre 35gr,8 d'urée pure

Huit ballons furent ouverts le 2 juin 1891 et les pouvoirs hydratants trouvés furent les suivants :

A. — *Ballons placés à la lumière diffuse pendant 6 mois*

Poids par litre, de l'urée détruite par les solutions conservées dans

le vide	l'acide carbonique	le gaz à éclairage	l'hydrogène
15gr,7	13gr,2	14gr,8	14gr,3

B. — *Ballons placés dans l'obscurité pendant 6 mois*

Poids par litre, de l'urée détruite par les solutions conservées dans

le vide	l'acide carbonique	le gaz à éclairage	l'hydrogène
14gr,9	1gr,3 (1)	15gr,2	15gr,0

(1) Un léger dépôt blanc s'était formé dans ce ballon. Au microscope on reconnut qu'il était dû à un coccus atmosphérique vulgaire, qui en végétant anaérobiquement avait détruit la diastase.

Par conséquent, en 6 mois, tant à l'obscurité qu'à la lumière diffuse, l'énergie du ferment se trouva réduite de moitié.

Le 11 novembre 1891, une nouvelle série de 8 ballons, 4 conservés à la lumière du jour et 4 laissés dans l'obscurité, furent ouverts, et les solutions qu'ils contenaient étudiées au point de vue de leur pouvoir fermentaire :

A. — *Ballons placés pendant 11 mois à la lumière diffuse*

Poids par litre, de l'urée détruite par les solutions conservées dans			
le vide	l'acide carbonique	le gaz à éclairage	l'hydrogène
5 gr,7	3 gr,9	6 gr,1	5 gr,6

B. — *Ballons placés pendant 11 mois dans l'obscurité*

Poids par litre, de l'urée détruite par les solutions conservées dans			
le vide	l'acide carbonique	le gaz à éclairage	l'hydrogène
» (1)	3 gr.4	5 gr,2	5 gr,0

Ainsi donc au bout de 11 mois, les solutions d'urase perdent les 5/7e de leur activité. Ce qu'on peut en outre noter, c'est la lenteur avec laquelle marche l'hydratation avec ces diastases très âgées. Il faut 4 heures d'action à une température de 48-50°, pour obtenir le déploiement complet de l'énergie de ces solutions vieillies, alors que jeunes 1 heure suffit pour obtenir les mêmes résultats.

Je donnerai un seul exemple de la marche lente et pénible de cette hydratation, elle résulte des essais pratiqués avec les liquides des ballons abandonnés pendant 11 mois à la lumière diffuse du laboratoire :

	Urée hydratée par litre par les solutions conservées 11 mois			
	dans le vide	l'acide carbonique	le gaz à éclairage	l'hydrogène
Au bout de 1 heure	2 gr,2	1 gr,9	2 gr,0	3 gr,1
— 2 heures	3 ,7	2 ,6	3 ,2	3 ,8
— 3 heures	4 ,6	2 ,9	4 ,5	4 ,7
— 4 heures	5 ,6	3 ,6	5 ,9	5 ,4
— 24 heures	5 ,7	3 ,9	6 ,1	5 ,6

Le 26 mars 1892, les 8 ballons restant furent ouverts; l'un d'eux se trouva altéré par des microorganismes qui s'étaient introduits fortuitement au moment des manipulations remontant à 18 mois.

(1) La pointe du ballon fut trouvée cassée et le liquide fortement altéré ne fut pas étudié.

Le contenu de 7 ballons restés vierges d'altérations microbiennes n'accusa plus, déduction faite de l'alcalinité due au carbonate d'ammonium, que des énergies fermentaires inférieures à l'unité.

A ce moment, les solutions diastasiques pouvaient être considérées comme ayant perdu la faculté d'hydrater sensiblement l'urée.

La lumière diffuse ne paraît donc pas exercer une action noscive appréciable sur les bouillons chargés d'urase. Si on expose ces mêmes bouillons au soleil, ils perdent au bout de quelques semaines la propriété de dédoubler la carbamide; mais dans ces expériences, la température des liquides pouvant s'élever à 40-45°, il devient difficile d'apprécier le rôle que jouent les rayons lumineux et les rayons actiniques que nous avons vu exercer une action fatale sur les solutions du ferment soluble de l'urée même à un degré de chaleur inférieur à 40°.

Plus tard, si j'en ai le loisir, je reprendrai l'étude de l'action de la lumière solaire sur l'urase avec un dispositif qui permettra d'absorber les rayons calorifiques pour ne laisser agir que les ondes lumineuses.

Je réserve donc entièrement cette question.

Action de l'eau sur le ferment soluble de l'urée

Il est généralement admis que l'addition d'un excipient neutre à une substance dont la fonction chimique est nettement déterminée a pour effet de diminuer l'énergie de cette fonction, proportionnellement à la quantité d'excipient ajouté, quand, bien entendu, on fait agir, dans toutes les expériences, la substance diluée sous un même volume : si un volume donné de solution de chlorure de calcium précipité par du sulfate de soude donne 40 grammes de sulfate de baryte, cette solution diluée au demi et au quart n'en donnera plus que 20 et 10 grammes si on la fait agir sous le même volume, et toujours 40 grammes si on précipite la totalité de la dilution.

On observe rien de pareil avec le ferment soluble de l'urée, plus sa dilution est grande et plus rapidement accelérée est la diminution de son pouvoir fermentaire.

Expérience I. — Un échantillon de ferment soluble, âgé de 15 jours, stérilisé à froid par filtration, et possesseur d'une activité très ordinaire, est divisé en deux parties égales.

L'une est additionnée de son volume d'eau ;

L'autre est gardée comme témoin.

Ces deux liquides font immédiatement l'objet d'essais parallèles.

	Urée disparue par litre dans l'échantillon :	
	pur	étendu de son volume d'eau
Au bout de 20 minutes	6gr8	3gr2
» 1 h. 20	26 1	7 9
» 2 h. 20	29 3	11 1

A ce moment l'activité hydratante de ces deux échantillons s'était complètement exercée, et on voit qu'à une dilution au demi de la diastase considérée correspond une perte d'énergie fermentaire de 62 p. 100, alors qu'on aurait pu naturellement la supposer seulement égale à 50 p. 100.

Quand le ferment soluble de l'urée est d'une extrême jeunesse l'action néfaste que l'eau paraît exercer sur son activité est encore plus manifeste.

Expérience II. — Une solution d'urase âgée de 7 jours, filtrée et moyennement active, est étendue de la façon suivante :

30cmc,00 de la solution diastasique	reçoivent	10cmc,00 d'eau
20 00	»	20 00 »
10 00	»	30 00 »

c'est-à-dire que 30 centimètres cubes, 20 centimètres cubes, 10 centimètres cubes de bouillon diastasique sont ramenés par de l'eau pure, bouillie et refroidie à 40 centimètres cubes; puis à chacun de ces mélanges on ajoute 5 p. 100 d'urée, ainsi qu'à un témoin non additionnée d'eau d'un volume de même égal à 40 centimètres cubes.

L'hydrolyse est effectuée comme toujours à 48-50 degrés.

Voici les résultats des dosages comparatifs opérés sans retard :

	Urée disparue par litre dans la solution diastasique étendue d'eau :			
	à 25 p. 100	à 50 p. 100	à 75 p. 100	à p. 100 (témoin)
Au bout de 1 heure	9gr6	6gr1	1gr7	21gr4
» 2 heures	11 4	7 9	1 9	36 8
» 24 »	13 3	8 7	2 0	45 7

Dans cette expérience l'addition de 3 parties d'eau à une solution de ferment soluble suffit pour anéantir à peu près complètement l'urase. De plus, la toxicité de l'eau peut être considérée comme instantanée, puisqu'elle se manifeste immédiatement par la perte de plus de 95 p. 100 de son énergie. L'addition de 2 parties d'eau pour 2 parties de solution diastasique, qui devrait avoir pour effet de diminuer cette énergie de 50 p. 100, la diminue de 80 p. 100 et de 70 p. 100 si elle est étendue de 25 p. 100 d'eau.

Ces faits sont, certainement, très intéressants à constater, et ils trouvent difficilement leur explication dans les idées actuelles qui attribuent aux substances chimiques une action en rapport avec les poids mis à réagir.

Quel est ici le rôle de l'eau ? Faut-il attribuer à la faible quantité d'oxygène qu'elle tient en dissolution après ébullition et refroidissement cet apauvrissement si remarquable de la diastase ? Je ne partage pas cette opinion, je crois beaucoup plus probable que l'eau altère la nature même de la sécrétion, comme la chaleur altère l'albumine, la caséine, etc., ou dilue, ce qui au fond revient au même, les substances protectrices qui accompagnent les diastases dans les cultures. Nous voyons, en effet, que lorsque la diastase a vieilli elle se montre beaucoup moins sensible à la dilution par l'eau que quand elle est récemment sécrétée, et cette plus grande résistance, qu'elle acquiert par le temps, est manifeste quels que soient les agents physiques ou chimiques auxquels on la soumette.

A l'appui de cette affirmation, je citerai l'expérience suivante, la seule que je puisse retrouver dans mes notes de laboratoire.

Expérience III. — La solution diastasique utilisée ici avait été stérilisée à la bougie Chamberland et conservée pendant 48 jours dans un courant de gaz à éclairage. Elle fut diluée au 1/2, au 1/3 et au 1/6, puis chargée de 5 p. 100 d'urée pure.

	Urée disparue par litre dans les solutions de ferment soluble :			
	Diluée à 1/2	Diluée à 1/3	Diluée à 1/6	non diluée
Au bout de 1 heure	10gr7	4gr3	1gr4	23gr2
» 2 heures	19 8	8 6	2 5	38 6
» 3 »	20 0	12 8	2 5	40 0

Les bouillons dilués au 1/2 et au 1/3 ont une énergie proportionnelle à leur degré de dilution, il n'en est pas de même de celui qui a été étendu de 5 fois son volume d'eau, ce qui tient peut-être à ce que l'addition du volume d'eau a été relativement excessive.

Action du sucre et de la glycérine sur le ferment soluble de l'urée

Qu'on arrive à diminuer dans une proportion plus ou moins grande, l'action d'une solution diastasique sur l'urée en prélevant une certaine quantité de cette solution qu'on remplace par un égal volume d'eau, ce résultat peut paraître naturel ; on comprend, il est vrai, plus difficilement que l'hydratation ne soit pas exactement diminuée du poids du ferment soluble enlevé ; mais, qu'en remplaçant cette quantité par une substance absolument différente du ferment on arrive à produire une hydratation supérieure à celle qu'aurait fourni le ferment s'il était resté pur, ce fait devient plus difficile à interpréter et rentre dans le domaine des phénomènes curieux que j'ai déjà signalés dès l'année 1891 (1).

Les substances qui, ajoutées à l'urase, loin d'affaiblir son action comme l'eau distillée peuvent l'exalter considérablement sont : l'eau saccharosée et la glycérine. Dans tous les essais que je vais rapporter je me suis servi de la glycérine et du sirop de sucre simple utilisés dans les pharmacies ; enfin les expériences qui suivent ont été conduites comme celles qui avaient pour but de mesurer l'influence de l'eau sur les solutions du ferment soluble ; les échantillons de ce ferment provenaient dans ces essais particuliers de la même culture, on n'y touchait pas quand il s'agissait de se procurer des témoins ; toute addition de glycérine ou de sirop de sucre se faisait après avoir soulevé à la pipette un volume connu de bouillon diastasique qui était immédiatement remplacé par le même volume de glycérine ou de sirop simple.

Expérience IV. — Une solution d'urase, relativement vieille, âgée de 38 jours, partagée en quatre parties égales, reçoit 25 p. 100 d'eau, 25 p. 100 et 50 p. 100 de sirop de sucre ; les dosages accusent

---

(1) Miquel, *Annales de Micrographie*, t. III, p. 310.

au bout de 2 heures les hydratations suivantes :

	Urée disparue par litre dans la solution :			
	témoin	chargée de 25 p. 100 d'eau	chargée de 25 p. 100 de sirop	chargée de 50 p. 100 de sirop
Au bout de 1 heure	24gr6	13gr6	17gr9	9gr3
» 2 heures	38 2	22 2	30 0	16 8

Un essai identique est exécuté quelques jours plus tard avec la même diastase, seulement plus âgée de 5 jours; il donne les chiffres suivants :

	Urée disparue par litre dans la solution :			
	témoin	chargée de 25 p. 100 d'eau	chargée de 25 p. 100 de sirop	chargée de 50 p. 100 de sirop
Au bout de 1 heure	21gr2	11gr3	13gr1	6gr7
» 2 heures	37 5	20 6	31 8	17 4

De ces deux séries de dosages, il résulte qu'à égal volume l'eau affaiblit considérablement l'action de la diastase, tandis que le sucre laisse subsister sa faculté hydratante dans des proportions beaucoup plus élevées. Si l'on porte à 50 p. 100 ce volume du sirop, la diastase est affaiblie dans les cas envisagés d'un peu plus de la moitié.

Mais ce que je désire surtout faire ressortir de cette expérience IV, c'est l'innocuité que semble présenter à l'égard de la diastase, le sirop de sucre, si on le compare à l'eau. Il semble qu'avec lui tout se passe comme s'il jouait à l'égard du ferment soluble le rôle d'une substance à peu près neutre, tandis que l'eau semble jouer le rôle d'une substance antiseptique.

Citons encore une expérience de ce genre, mais où le sucre commence à manifester son excitation dans le phénomène de l'hydratation de l'urée.

Expérience V. — Une solution diastasique âgée de 18 jours reçoit les volumes de sirop indiqués dans le tableau suivant, en remplacement d'un égal volume de diastase.

	Urée disparue par litre dans la solution :				
	Témoin	Chargée de sirop de sucre à			
		25 p. 100	30 p. 100	40 p. 100	50 p. 100
Après 1 heure	7gr5	8gr2	7gr5	6gr8	6gr1
» 2 heures	17 1	18 2	17 3	15 4	12 9
» 3 »	27 8	27 5	26 6	22 8	19 4
» 4 »	35 0	35 3	35 0	29 6	25 7

D'où l'on peut déduire de là qu'on peut retrancher jusqu'à 30 p. 100 du volume du bouillon diastasifère et le remplacer par un égal volume de sirop simple sans parvenir à affaiblir d'une façon sensible la quantité d'urée hydratée. Il n'est pas moins remarquable de constater que, sous le volume de 40 p. 100, l'énergie du ferment soluble n'est diminuée que de 1/6 de ce qu'elle était lorsque ce dernier était pur.

L'expérience suivante nous réserve une surprise encore plus grande, l'addition de 20 p. 100 de sirop de sucre à une diastase jeune peut avoir pour effet de tripler son action destructive sur la carbamide. Ce phénomène, qui me parut suspect la première fois que je le constatai, s'est cependant reproduit avec constance dans une longue série d'essais parmi lesquels je choisis le suivant :

Expérience VI. — Une solution d'urase âgée de 11 jours relativement peu active, filtrée à la bougie, fut additionnée de 20 p. 100 de sirop de sucre, après soustraction d'un égal volume de solution. Le témoin et la diastase sucrée furent additionnés de 80 p. 1000 d'urée pure, puis placés pendant 24 heures à 48-50 degrés. Les dosages effectués parallèlement donnèrent les chiffres suivants :

	Urée disparue par litre dans la solution :	
	Témoin	Chargée de 20 p. 100 de sirop
Après 1 heure	15 gr 1	19 gr 5
» 2 heures	19 6	37 5
» 3 »	19 6	50 2
» 24 »	19 2	50 0

Cette action excitatrice ou protectrice du sucre nous allons dorénavant la constater dans nos essais, à moins toutefois que la solution diastasique ne soit très âgée.

Le sirop de glucose ne paraît pas jouir de la propriété des solutions de saccharose et de la glycérine, du moins, c'est ce qu'il résulte de quelques expériences faites avec le sirop de glucose du commerce.

Pour éviter d'entrer dans des longueurs d'exposition, je vais reproduire brièvement dans les pages suivantes, les résultats comparatifs, relatifs à l'action du sirop de sucre et de la glycérine sur les bouillons chargés d'urase d'âges divers et d'activité différente, il reste toujours entendu que, dans ces essais, les additions de sirop simple et de glycérine officinale étaient complémentaires d'une soustraction d'un volume égal de liquide actif.

TABLEAU I

Solution de ferment soluble âgé de 35 jours

	Urée disparue par litre dans la solution :		
	Témoin	glycerinée à 33 p. 100	sirupée à 33 p. 100
Après 2 heures	21 gr 8	14 gr 3	19 gr 4
» 3 »	35 0	28 6	35 3
» 4 »	42 1	34 6	39 5

Additionnés de 33 p. 100 de sirop et de glycérine, la diastase relativement âgée voit encore son activité très notablement exagérée.

TABLEAU II

Solution de ferment soluble âgée de 32 jours

	Urée disparue par litre dans la solution :		
	Témoin	glycérinée à 25 p. 100	sirupée à 25 p. 100
Après 1 heure	12 gr 3	11 gr 4	13 gr 6
» 3 heures	21 8	21 8	25 0
» 4 »	26 1	27 5	29 6

Bien que privée du quart de leur volume de liquide actif, les solutions sucrées et glycérinées se sont montrées plus fortement hydratantes que la solution témoin employée pure.

TABLEAU III

Solution de ferment soluble âgée de 26 jours

	Urée disparue par litre dans la solution :		
	Témoin	glycérinée à 25 p. 100	sirupée à 25 p. 100
Après 1 heure	9 gr 3	8 gr 6	10 gr 0
» 2 heures	16 1	13 6	17 9
» 4 »	21 1	23 6	29 3

TABLEAU IV

Solution de ferment soluble âgée de 28 jours

	Urée disparue par litre dans la solution :		
	Témoin	glycérinée à 25 p. 100	sirupée à 25 p. 100
Après 1 heure	8gr 2	7gr 9	10gr 0
» 2 heures	15 4	13 6	16 4
» 4 »	24 3	27 8	29 3

Prenons maintenant pour nos expériences des solutions diastasifères moins âgées et nous verrons que le pouvoir excitateur ou protecteur des deux substances choisies va aller en s'exagérant d'une façon tout à fait remarquable :

TABLEAU V

Solution de ferment soluble âgée de 22 jours

	Urée disparue par litre dans la solution :		
	Témoin	glycérinée à 25 p. 100	sirupée à 25 p. 100
Après 1 heure	10gr 4	8gr 6	11gr 8
» 2 heures	21 8	20 3	27 5
» 3 »	27 1	31 4	37 8

TABLEAU VI

Solution de ferment soluble âgée de 20 jours

	Urée disparue par litre dans la solution :		
	témoin	glycérinée à 25 p. 100	sirupée à 25 p. 100
Après 1 heure	18gr 9	15gr 4	»
» 2 heures	31 8	32 9	39gr 3
» 3 »	33 9	39 3	47 1
» 4 »	33 7	»	47 1

TABLEAU VII

Solution de ferment soluble âgée de 16 jours

	Urée disparue par litre dans la solution :		
	témoin	glycérinée à 25 p. 100	sirupée à 25 p. 100
Après 1 heure	20gr 3	17gr 9	21gr 8
» 2 heures	31 4	31 1	39 3
» 3 »	35 7	43 6	50 3

Comme on l'aura remarqué dans les six tableaux qui précèdent, les diastases contenant 25 p. 100 de glycérine ont, dès le début, une action plus lente que la diastase témoin, plus tard, néanmoins, l'hydratation se montre plus élevée, ce qui m'a toujours fait penser que cette substance et le sirop de sucre se comportaient plutôt comme des agents protecteurs que comme des agents multiplicateurs d'une force chimique. C'est quand on opère avec des proportions de glycérine et de sirop de sucre les mieux appropriées, 20 p. 100 environ, qu'on obtient la destruction maximum de l'urée; en voici un nouvel exemple qu'on peut rapprocher de l'expérience VI de la page 307.

TABLEAU VIII

Solution faible de ferment soluble âgée de 10 jours

	Urée disparue par litre dans la solution :		
	témoin	glycérinée à 20 p. 100	sirupée à 20 p. 100
Après 1 heure	12 gr 5	14 gr 3	17 gr 5
» 2 »	17 9	30 3	35 0
» 3 »	18 5	41 4	49 1
» 24 »	18 3	41 1	50 6

Au contraire, je le répète, si la diastase est âgée, ces additions de glycérine et de sirop n'ont plus qu'un effet peu marqué sur le phénomène de l'hydrolyse, elles deviennent de plus en plus indifférentes et même d'un effet nul ou négatif, quand les diastases sont vieilles de 8 à 10 mois.

TABLEAU IX

Diastase moyennement active âgée de 79 jours

	Urée disparue par litre dans la solution :		
	témoin	glycérinée à 20 p. 100	sirupée à 20 p. 100
Après 1 heure	12 gr 5	11 gr 2	13 gr 1
» 2 heures	27 1	21 4	24 3
» 3 »	31 8	28 9	33 6

Passons maintenant à l'étude des substances qui possèdent une action destructive ou neutralisante sur le ferment soluble qui nous occupe.

Action des antiseptiques sur l'urase

Nous envisagerons d'abord les substances qui ont sur l'urase un pouvoir neutralisant faible et ensuite celles qui la détruisent rapidement.

Antiseptiques faibles

Sel marin. — Le sel n'exerce qu'un pouvoir neutralisant faible sur le ferment soluble de l'urée, mais d'autant plus élevé que la diastase est plus jeune.

Ferment soluble âgé de 32 jours

	Urée disparue par litre dans le bouillon salé p. 100 :					
	témoin	à 1,25	à 2,50	à 3 75	à 5.00	à 6,25
Ap. 1 heure	8 gr 2	8 gr 2	7 gr 8	7 gr 5	7 gr 3	7 gr 4
» 2 heures	15 4	15 7	15 3	15 0	14 0	13 2
» 4 »	24 3	25 3	23 2	23 2	22 9	22 1

Ferment soluble âgé de 14 jours

	Urée disparue par litre dans la solution		
	témoin	salée à 6,25 p. 100	saléeà 8,75 p. 100
Après 1 heure	7 gr 5	7 gr 1	6 gr 1
» 2 heures	17 1	14 3	11 3
» 3 »	27 8	22 1	17 1
» 4 »	35 0	27 8	21 4

Sulfate de soude et de magnésie. — Ce n'est qu'en employant des doses très élevées de ces sels qu'on parvient à détruire ou à précipiter l'urase. Dans le voisinage de 6 à 7 p. 100, leur action devient très manifeste ; le sulfate de magnésie se montre plus actif que le sulfate de soude.

Solution de ferment âgée de 16 jours

	Urée disparue par litre dans le bouillon			
		chargée de		
	témoin	6,75 p. 100 de sulfate de soude	6,75 p. 100 de sulfate de magnésie	6,75 p. 100 de sel marin
Après 1 heure	6 gr 7	6 gr 1	5 gr 0	4 gr 6
» 2 heures	11 7	11 1	6 1	6 6
» 3 »	15 4	13 6	7 4	6 8

Comme on voit, avec la solution mise en expérience, le sel marin se montre plus fortement antiseptique que le sulfate de magnésie, le sulfate de soude touche à peine à l'activité de l'urase.

Carbonate d'ammonium. — Le carbonate d'ammoniaque lui-même, qui s'accumule souvent en si grande quantité dans les solutions diastasiques soumises à l'hydrolyse, semble jouir d'une action limitée, il est vrai, mais très appréciable sur l'urase.

Expérience unique. — Deux flacons sont à peu près remplis par un égal volume de solution de ferment soluble âgée de 30 jours et filtrée à la bougie Chamberland.

L'un de ces flacons reçoit une quantité de carbonate d'ammoniaque représentant la destruction de 17 p. 100 d'urée pure par litre, l'autre est possesseur d'une alcalinite correspondant seulement à l'hydratation de 1gr,4 par litre.

Ces deux flacons sont additionnés de 4 p. 100 d'urée et plongés, après le dosage alcalimétrique servant de repère, dans un bain d'eau maintenu à 49-50 degrés.

	Urée disparue par litre dans le flacon	
	témoin	chargée de carbonate d'ammonium
Départ	1 gr 4	18 gr 8
Après 2 heures	18 8	32 5
» 3 »	21 4	35 7

dans le flacon témoin on constate l'hydratation de 18gr,9 d'urée et dans celui qui a reçu une dose relativement faible de 16gr,8 de carbamide.

Chloroforme. — Quelques auteurs ont prétendu que le chloroforme qui s'oppose manifestement, dans beaucoup de circonstances, à la vie des champignons et des bactéries n'entravait pas l'action des ferments solubles; si cela est exact pour l'invertine et plusieurs autres diastases, relativement peu sensibles aux agents chimiques que nous avons déjà étudiés et qu'il nous reste à passer en revue, il n'en est pas ainsi de l'urase dont l'action fermentaire est fortement influencée par les vapeurs chloroformiques.

Ce point qu'il importait d'élucider m'a porté à multiplier les essais dont les principaux sont rapportés dans les cinq tableaux suivants :

TABLEAU I

Diastase filtrée âgée de 8 jours

	Urée disparue par litre dans le bouillon :	
	témoin	chloroformé
Après 1 heure	17 gr 5	10 gr 0
» 2 heures 30	40 2	12 1

La chloroformisation des bouillons diastasifères s'est toujours pratiquée en ajoutant un excès de chloroforme pur, exempt d'alcool, dans la solution d'urase, et en agitant un instant le vase pour saturer le liquide aussi rapidement que possible.

TABLEAU II

Diastase filtrée âgée de 11 jours

	Urée disparue par litre dans le bouillon :	
	témoin	chloroformé
Après 1 heure	15 gr 4	3 gr 9
» 2 heures	20 3	4 3

Quand la diastase est moins âgée, l'action qu'exerce sur elle le chloroforme devient bien moins sensible.

TABLEAU III

Diastase filtrée âgée de 32 jours

	Urée disparue par litre dans le bouillon :	
	témoin	chloroformée
Après 1 heure	14 gr 3	5 gr 8
» 2 heures	18 1	9 6
» 3 »	19 6	9 6

TABLEAU IV

Diastase filtrée âgée de 95 jours

	Urée disparue par litre dans le bouillon :	
	témoin	chloroformée
Après 1 heure	15 gr 7	15 gr 0
» 2 heures	29 4	22 1
» 24 »	49 9	40 1

Avec les solutions diastasiques faibles, vieilles de 6 à 8 mois, les vapeurs chloroformiques se sont souvent montrées sans action, sur la marche de la fermentation, ce qui fait mieux ressortir, encore, que les sécrétions cellulaires récemment produites sont très sensibles aux agents chimiques, même quand ces agents ont pu paraître dans quelques cas d'une action nulle ou peu sensible.

Cette action néfaste du chloroforme sur l'urase s'exagère considérablement avec la température, ainsi que le démontre l'essai suivant :

EXPÉRIENCE. — Trois vases de même forme et de même capacité reçoivent chacun 100 centimètres cubes d'une solution diastasique filtrée âgée de 16 jours. L'un d'eux est conservé comme témoin. Les deux autres reçoivent un excès de chloroforme, avec cette différence qu'on fait agir pendant 4 heures le chloroforme sur l'un des bouillons, tandis que le second ne le reçoit qu'au moment de l'hydrolyse ; c'est-à-dire à l'instant où l'urée est introduite dans les trois vases et où ces vases sont plongés dans le bain-marie porté à 48-50 degrés.

Les résultats obtenus furent les suivants :

TABLEAU V

	Urée disparue par litre dans le bouillon :		
		Chloroformé	
	témoin	4 heures avant l'hydrolyse	au moment de l'hydrolyse
Après 1 heure	32 gr 4	18 gr 9	17 gr 7
» 2 heures	50 5	21 2	21 1
» 3 »	50 5	22 3	22 8
» 4 »	50 3	22 2	22 8

Après une action de 4 heures exercée à la température ordinaire, le chloroforme ne semble donc pas avoir agi d'une façon appréciable sur la diastase, tandis qu'après 2 heures d'action des vapeurs de corps à 48-50 degrés l'énergie de l'urase était plus qu'à moitié détruite.

Chlorure de calcium. — Quand on ajoute, goutte à goutte, à un bouillon diastasique filtré, toujours alcalin et chargé de carbonate d'ammoniaque, une solution faible de chlorure de calcium, on voit se former peu à peu un précipité insoluble en même temps que la teneur du bouillon en urase diminue de plus en plus, et finit totalement par disparaître.

Solution de ferment âgée de 11 jours

			Urée disparue par litre
Témoin			25 gr 0
Bouillon +	2 gouttes sol. de chlorure de calcium		21 1
» +	4 »	»	18 5
» +	6 »	»	11 8
» +	8 »	»	7 2
» +	10 »	»	4 3
» +	12 »	»	1 7
» +	14 »	»	0 0

Si on recueille le précipité ainsi obtenu et qu'on le fasse agir sur de l'urée en solution convenablement étendue, il se montre toujours incapable de déterminer la plus faible hydratation. Le ferment soluble entraîné tant par le carbonate de chaux que par les phosphates précipités semble à tout jamais rendu inactif sinon détruit.

Alcool. — Si au chlorure de calcium on substitue des volumes croissants d'alcool éthylique absolu, il se produit ordinairement dans les bouillons diasastiques un précipité léger appréciable à l'œil, quand le volume d'alcool égale la cinquième ou la sixième partie du bouillon traité. Ce précipité va rapidement en augmentant à mesure que l'alcool absolu ajouté devient plus considérable ; on voit apparaître, en dernier lieu, les sels, la peptone inattaqués, puis finalement des matières gommeuses très solubles dans l'eau. Mais ici les précipités formés par l'alcool ne sont pas tous inactifs vis-à-vis de la carbamide. Les premiers qui se forment sont ceux qui renferment le plus de ferment soluble, les derniers n'en contiennent pas sensiblement.

D'après nos essais, la quantité d'alcool absolu qui donne le rendement maximum en ferment solide, actif, précipité est fort voisine de celle qui porte à 2 volumes un volume donné de solution diastasifère. Si on récolte le précipité obtenu sur un filtre, qu'on le lave quelques instants avec de l'alcool à 50° centésimaux et qu'on le reprenne ensuite par l'eau pure, il agit sur l'urée, mais son énergie initiale est réduite de moitié.

Le ferment précipité par l'alcool, redissous dans de l'eau distillée bouillie et refroidie se conserve aussi bien que dans les bouillons de culture filtrés à la bougie, mais il est loin d'agir avec la promptitude des ferments qui n'ont subi aucun traitement. Le ferment précipité et redissous rappelle ces vieilles diastases conservées pendant six mois dans un courant de gaz à éclairage, c'est-à-dire que son action est devenue lente et sa résistance aux agents physiques et chimiques beaucoup plus grande que son âge le comporte.

Je n'ai pas étudié les propriétés de l'urase solide obtenue par précipitation sur l'alcool vinique, c'est là une lacune qu'il est très intéressant de combler, si on arrive par quelques artifices de laboratoire à la protéger contre les causes d'altération nombreuses qui détruisent progressivement son activité fermentaire.

J'ai étudié, au contraire, l'action destructive qu'exerce sur son pouvoir hydratant l'alcool ajouté, par faibles quantités, à un volume *constant* de bouillon diastasique assez âgé. Les résultats de ces essais sont consignés dans le tableau suivant :

	Urée disparue par litre dans le	
	Après 2 heures	Après 48 heures
Bouillon témoin	23 gr 3	23 gr 1
» + 1 : 100 d'alcool absolu	21 4	21 3
» + 1 : 50 »	20 3	20 1
» + 1 : 40 »	19 5	20 0
» + 1 : 30 »	18 8	18 5

Urée disparue par litre dans le (suite)

		Après 2 heures	Après 48 heures
Bouill. témoin	+ 1 : 16 d'alcool absolu	17gr 2	17gr 3
»	+ 1 : 15 »	16 1	16 0
»	+ 1 : 14 »	15 4	15 6
»	+ 1 : 13 »	13 7	13 9
»	+ 1 : 12 »	13 6	13 6
»	+ 1 : 11 »	12 2	12 1
»	+ 1 : 10 »	12 5	12 4
»	+ 1 : 9 »	12 9	12 6
»	+ 1 : 8 »	12 5	12 1
»	+ 1 : 7 »	11 8	11 7
»	+ 1 : 6 »	10 0	10 0
»	+ 1 : 5 »	7 1	6 9

La quantité, relativement faible, d'alcool ajoutée au bouillon n'avait commencé à produire un léger précipité que sous le volume de 1 : 5, d'où l'on peut conclure que l'alcool exerce une action antiseptique très appréciable sur le ferment soluble de l'urée.

Les homologues supérieurs de l'alcool éthylique se montrent encore, bien plus que ce dernier, néfastes pour l'urase. La faible quantité d'alcool amylique qui peut se dissoudre dans les bouillons s'oppose à peu près complètement au phénomène de l'hydratation.

Bouillon diastasique âgé de 12 jours

	Urée disparue par litre dans le bouillon :	
	témoin	addition d'alcool amylique
Après 1 heure	30gr 8	3gr 2
Après 2 heures	40 6	3 9

Les essences, notamment l'essence de térébenthine, l'essence de girofle, l'essence de thym ont également la propriété de suspendre rapidement la décomposition de l'urée par l'urase.

Action de quelques antiseptiques énergiques sur l'urase

Les acides, quelle que soit leur nature, ont une action destructive à peu près immédiate sur le ferment soluble de l'urée. Dès que les solutions de ce ferment cessent d'être neutres et manifestent un degré d'acidité appréciable aux réactifs, elles perdent instantanément leur faculté hydrolytique. J'ai fait, à cet égard, plusieurs expériences avec les acides sulfurique et chlorhydrique, et les résultats n'ont pas varié. La simple opération de la neutralisation entraîne elle-même une destruction très notable d'urase.

	Urée disparue par litre dans le bouillon	
	témoin alcalin	neutralisé
Après 1 heure	14gr 4	10gr 7
» 2 heures	29 9	24 3
» 3 »	29 9	24 3

Cette perte d'activité n'est pas insignifiante, puisqu'elle s'élève à 18,6 p. 100.

Si aux bouillons diastasifères neutres, qui ont par conséquent déjà perdu de leur énergie par le fait de leur neutralisation, on ajoute des doses très faibles d'acides, on obtient les chiffres consignés ci-après :

	Urée disparue par litre dans un bouillon diastasifère titrant 48gr 6 acidifié par	
	l'acide sulfurique	l'acide chlorhydrique
à 1 : 1.000	0gr 0	0gr 0
1 : 2.000	0 0	0 0
1 : 4.000	0 0	0 0
1 : 6.000	1 4	4 3
1 : 10.000	2 6	11 5

Les acides organiques lactique, tartrique, citrique exercent une action un peu moins puissante sur l'urase que les acides minéraux, mais déjà à 1 : 500 ils détruisent complètement son pouvoir hydratant.

Les acides à réaction faible, comme les acides borique, benzoïque, salicylique, agissent surtout sur l'urase par leur pouvoir toxique ou antiseptique, souvent à des doses beaucoup plus faibles que les acides à réaction énergique.

A 1 : 500 les acides benzoïque et salicylique paralysent à peu près complètement le pouvoir hydratant du ferment soluble de l'urée.

L'acide borique, à dose faible, assez peu toxique pour les microbes, neutralise la diastase que nous étudions d'une manière tout à fait remarquable sous un poids très minime. Il était intéressant d'établir le pouvoir neutralisant de ce corps sur l'urase en raison de l'usage thérapeutique que ce corps a reçu du professeur Guyon, qui l'a préconisé en injections dans la cavité vésicale des urinaires affligés d'ammoniurie. Si l'acide borique est impuissant à détruire les germes des urobacilles, on a vu qu'il suspend aisément leur développement, nous allons voir qu'il neutralise énergiquement le ferment soluble de l'urée, ce qui est un double bienfait.

Ferment soluble âgé de 32 jours

	Urée disparue par litre dans le bouillon :		
	au bout de 1 heure	au bout de 2 heures	au bout de 2 h 30
Témoin	23 gr 7	39 gr 4	40 gr 5
Boriqué à 1 : 5.000	5 0	10 3	11 8
» à 1 : 4.000	5 1	8 6	9 3
» à 1 : 3.000	5 0	7 4	7 4
» à 1 : 2.000	2 9	4 3	4 3
» à 1 : 1.000	1 5	1 9	1 9
» à 1 : 500	0 0	0 0	0 0

Les nombres insérés dans ce tableau suffisent amplement pour établir que l'acide borique, reconnu peu toxique pour les espèces animales, est une substance antidiastasique très efficace et digne d'être employée dans les affections vésicales qui s'accompagnent de la fermentation ammoniacale des urines.

Alcalis. — Nous avons vu que le carbonate d'ammonium exerce une action nocive manifeste sur l'urase. Quand on fait agir sur elle les alcalis puissants, tels que la potasse ou la soude caustique, on reconnaît que leur action est considérablement plus nuisible, et qu'un excès d'alcalinité pas plus qu'une acidité manifeste ne sont favorables à l'hydrolyse au moyen du ferment soluble sécrété par les espèces urophages :

Ferment soluble âgé de 15 jours

	Urée disparue par litre dans le bouillon :	
	après 3 heures	après 48 heures
Témoin	42gr 8	42gr 9
Alcalinisé à 1 : 2.000 Na^2OH	37 8	37 8
» à 1 : 1.000 »	35 3	35 0
» à 1 : 500 »	16 4	16 0
» à 1 : 333 »	11 3	»
» à 1 : 250 »	0 0	0 0
» à 1 : 133 »	0 0	0 0
» à 1 : 100 »	0 0	0 0
» à 1 : 50 »	0 0	0 0

A partir de 1 : 300 de soude caustique, les bouillons diastasifères ont donné un précipité très apparent, floconneux, et leur activité s'est éteinte brusquement.

Phénol. — On pouvait supposer qu'un désinfectant d'une action efficace sur le développement de la plupart des microorganismes jouirait à l'égard de l'urase d'un pouvoir neutralisant énergique. Il ressort de nos essais que l'aide phénique ne saurait à cet égard devoir être comparé à l'acide borique, même quand les solutions diastasiques sont très jeunes, comme dans les essais suivants :

Diastase âgée de 6 jours

	Urée disparue par litre dans le bouillon :	
	Témoin	phéniquée à 1 : 500
Après 1 heure	7gr 7	3gr 9
» 2 heures	14 4	5 0
» 3 »	14 6	6 1

Même diastase âgée de 16 jours

	Urée disparue par litre dans le bouillon :	
	après 1 heure	après 2 heures
Témoin	8gr 3	14gr 5
Phéniqué à 1 : 2.000	6 8	11 4
» à 1 : 1.500	6 8	11 4
» à 1 : 1.000	6 8	11 4
» à 1 : 500	6 4	10 7
» à 1 : 200	6 1	8 9
» à 1 : 100	5 3	7 0
» à 1 : 50	3 1	3 0
» à 1 : 25	1 4	1 8

Dans ce second essai ce n'est qu'à la dose de 1 : 200 que l'acide phénique commence à entraver sérieusement l'hydrolyse.

Sulfate de cuivre. — Ce sel métallique, qui immobilise le developpement des bactéries à la dose de 1 à 2 millièmes, se montre un agent puissant de destruction de l'urase; il l'altère déjà très profondément à de 1 : 10.000 et à 1 : 20.000, alors même qu'elle est âgée de 30 à 40 jours.

TABLEAU I

Ferment soluble datant de 32 jours

	Urée disparue par litre dans le bouillon : après 1 h 20	après 2 h 40
Témoin	8 gr 1	15 gr 7
Addition, de 1 : 20.000 de sulfate de cuivre	0 9	1 6
» 1 : 10.000 »	0 0	0 4
» 1 : 5.000 »	0 0	0 0
» 1 : 4.000 »	0 0	0 0
» 1 : 3.000 »	0 0	0 0
» 1 : 2.000 »	0 0	0 0
» 1 : 1.000 »	0 0	0 0

TABLEAU II

Ferment soluble faible datant de 68 jours

	Urée disparue par litre dans le bouillon : après 2 heures	après 24 heures
Témoin	15 gr 0	15 gr 4
Addition de 1 : 10.000 de sulfate de cuivre	2 9	2 8
» 1 : 7 500 »	1 9	1 2
» 1 : 5.000 »	0 2	0 2
» 1 : 3.000 »	0 0	0 0
» 1 : 1.000 »	0 0	0 0

Dans un essai exécuté avec une diastase de six mois, d'une énergie représentée par 17,6, l'addition de 1 : 2.000 de sulfate cuprique a suffi pour la réduire à 2,9.

Mercuriaux. — Les sels de mercure sont encore les composés métalliques dont l'action se fait sentir le plus puissamment sur les solutions d'urase, ils agissent sur elles à doses infinitésimales, souvent inappréciables aux réactifs les plus sensibles de la chimie.

J'ai multiplié beaucoup mes essais avec les mercuriaux pour le motif que, dès le début de mes recherches, j'obtenais des résultats contradictoires dont la cause m'a été révélée par la façon différente dont se comportent ces substances toxiques sur les diastases jeunes et âgées. C'est principalement avec les mercuriaux que se manifeste le fait curieux de l'affaiblissement du pouvoir toxique des antiseptiques sur les diastases en voie de vieillissement.

Le biiodure de mercure a été employé en solution iodurée parallèlement au sublimé, mais il n'agit pas d'une façon différente du sublimé, il se montre, uniquement, un peu moins toxique que lui.

TABLEAU I

Ferment soluble peu actif âgé de 25 jours

	Urée disparue par litre dans le bouillon :	
	après 2 heures	après 24 heures
Témoin	17 gr 6	»
Hydrargyré à 1 : 100.000	0 7	0 5

TABLEAU II

Ferment soluble assez actif âgé de 15 jours

	Urée disparue par litre dans le bouillon :	
	après 2 heures	après 24 heures
Témoin	23 gr 2	23 gr 3
Hydrargyré à 1 : 100.000	0 1 (?)	0 0

TABLEAU III

Ferment soluble peu actif âgé de 10 jours

	Urée disparue par litre dans le bouillon :	
	après 2 heures	après 24 heures
Témoin	14 gr 3	15 gr 7
Hydrargyré à 1 : 100.000	0 0	0 0

TABLEAU IV

Ferment soluble peu actif âgé de 24 jours

	Urée disparue par litre dans le bouillon :	
	après 2 heures	après 24 heures
Témoin	14^gr 8	14^gr 3
Hydrargyré à 1 : 200.000	1 1	1 0

Le tableau produit ci-dessous montre d'une façon encore plus frappante l'excessive toxicité des sels de mercure sur l'urase.

TABLEAU V

Ferment soluble actif âgé de 10 jours

	Urée disparue par litre dans le bouillon :	
	après 1 heure	après 24 heures
Témoin	33^gr 4	37^gr 8
Hydrargyré à 1 : 1.000.000	16 7	19 6
» à 1 : 900.000	5 3	8 7
» à 1 : 800.000	2 5	2 5
» à 1 : 700.000	1 4	1 3
» à 1 : 600.000	1 0	1 0
» à 1 : 500.000	0 3	0 4
» à 1 : 400.000	0 3	0 3
» à 1 : 300.000	0 0	0 0
» à 1 : 200.000	0 0	0 0
» à 1 : 100.000	0 0	0 0

Un millionième de sublimé détruit donc la moitié de l'énergie de la diastase mise en expérience. Un cinq cent millième de sublimé peut, dans le cas qui vient d'être rapporté, faire disparaître à peu près complètement cette énergie. Il s'agit surtout d'une intoxication, car l'œil n'aperçoit aucun précipité après l'addition de ces faibles quantités de bichlorure de mercure; il en a été de même dans les expériences qui suivent, grâce à la présence du sel marin (5 p. 1000) qui existe dans les bouillons diastasiques et qui s'oppose a cette précipitation, tant que la dose de sublimé ajoutée ne dépasse pas 1 : 5.000.

Quand le ferment est âgé, avons-nous dit, le bichlorure de mercure est beaucoup moins actif. J'ai pu faire agir ce corps sur la *même solution* diastasique jeune et âgée environ de 3 mois et les résultats obtenus sont intéressants à comparer :

TABLEAU VI

Ferment soluble provenant de la même culture

	Urée disparue par litre dans la diastase :			
	âgée de 16 jours		âgée de 85 jours	
	témoin	hydrargyrée à 1 : 125.000	témoin	hydrargyrée à 1 : 125.000
Après 1 heure	25 gr 0	0 gr 2	20 gr 5	2 gr 2
» 2 heures	35 8	0 3	28 1	3 9
» 3 »	37 2	0 7	31 8	4 7

Enfin, lorsque la diastase est très vieille et que le sublimé est employé à dose égale ou peu inférieure à 1 : 100.000, elle subit une modification peu importante, qui ne l'empêche pas de mener à un assez haut degré le phénomène de l'hydratation de l'urée.

TABLEAU VII

Solution diastasique âgée de 130 jours

	Urée disparue par litre dans le bouillon :	
	témoin	hydrargyrée à 1 : 80.000
Après 1 heure 30	25 gr 3	22 gr 9
» 3 heures 20	42 5	37 6

TABLEAU VIII

Solution diastasique âgée de 168 jours

	Urée disparue par litre dans le bouillon :	
	témoin	hydrargyrée à 1 : 60.000
Après 1 heure	18 gr 9	16 gr 8
» 3 heures 20	46 4	43 6

J'ai également essayé l'action d'autres antiseptiques sur l'urase et j'ai trouvé qu'elle était, par exemple, très sensible à l'action du chlore, du brome et de l'iode ; que les essences de térébenthine, d'aspic, de girofle, d'amandes amères, comme je l'ai déjà remarqué, la neutralisaient souvent presque complètement ; mais ces expériences ne feraient pas ressortir mieux que celles qui précèdent l'extrême fragilité des solutions de ferment soluble de l'urée récemment préparées, je ne vois donc pas l'utilité qu'il y aurait à insister plus longuement sur ce sujet.

Uréométrie par le ferment soluble de l'urée

J'ai déjà parlé dans l'*Annuaire de l'Observatoire de Montsouris* pour l'année 1891, page 543, du dosage de l'urée répandu dans les humeurs de l'économie au moyen de l'urase.

La méthode à suivre pour mener à bien ce dosage est d'une extrême simplicité. Elle consiste à ajouter à un volume connu de liquide à doser en carbamide un égal volume de solution diastatique, convenablement active, filtrée à la bougie de porcelaine, récente ou conservée à l'abri de l'air depuis plusieurs mois ; puis, à introduire ce mélange dans un vase hermétiquement clos, après en avoir pris le titre alcalimétrique, et à l'exposer pendant une heure dans un bain-marie réglé entre 48 et 50 degrés.

Le mélange refroidi est de nouveau titré, et la quantité de carbonate d'ammoniaque produite permet de déterminer le poids de l'urée tenu primitivement en solution.

Pour s'assurer qu'il ne reste plus d'urée à hydrater, on laisse encore pendant une seconde heure le mélange à 48-50 degrés et, dans ce cas, l'essai final doit donner exactement les mêmes chiffres que l'essai pratiqué au bout de la première heure.

Voici les résultats obtenus avec des urines d'origines diverses, pures ou étendues de moitié leur poids d'eau :

	Urée trouvée par litre dans l'urine	
	Normale	Étendue au demi
Échantillon I. . . .	15gr,7	7gr,8
Échantillon II. . . .	11 ,5	5 ,8
Échantillon III. . . .	14 ,2	7 ,0
Échantillon IV. . . .	13 ,6	6 ,8
Échantillon V. . . .	12 ,2	6 ,0
Échantillon VI. . . .	14 ,9	7 ,4

Les quelques chiffres qui suivent, obtenus avec des échantillons normaux, dilués au demi et au tiers, démontrent bien que dans tous les cas le dosage de l'urée de l'urine par l'urase est rigoureusement exact.

	Urée trouvée par litre dans l'urine		
	Normale	Diluée au demi	Diluée au tiers
Échantillon I. . . .	10gr,7	5gr,4	3gr,6
Échantillon II. . . .	8 ,2	4 ,0	2 ,7
Échantillon III. . . .	13 ,8	6 ,8	4 ,6
Échantillon IV. . . .	14 ,7	7 ,3	5 ,0

Le procédé de dosage de l'urée par l'urase offre donc toutes les garanties de précision qu'on est en droit d'exiger : il est de beaucoup supérieur au dosage de l'urée par les méthodes connues jusqu'à ce jour, et notamment par les acides énergiques ou les hypobromites alcalins qui accusent toujours des chiffres d'urée plus élevés que ceux qu'on obtient avec le ferment soluble que j'ai isolé et préparé.

En effet, comme j'ai eu maintes fois l'occasion de le constater, l'urase ne s'attaque qu'à l'urée, et ainsi se trouve éliminé des dosages l'azote pouvant provenir de l'acide urique, des urates et d'autres substances excrétées par le filtre rénal, sur lesquelles les acides et les réactifs puissants ont une action qu'il est facile de mettre en évidence.

En mettant directement en contact l'acide urique et les produits extractifs de l'urine, débarrassés d'urée avec une solution d'urase, on n'observe aucune production de carbonate d'ammonium. La sulfo-urée et les urées composées sur lesquelles j'ai fait agir de même l'urase n'ont pu être dédoublées. L'urase a donc une action spécifique très limitée, qui semble bornée au pouvoir d'hydrolyser la carbamide.

Dans les liquides clairs et les urines étendues on peut aisément arriver à doser exactement l'urée à 1 décigramme par litre. Quand ils sont trop colorés, ce qui peut masquer le virage de la teinte des indicateurs, il est indispensable de décolorer ces liquides ou d'amener l'ammoniaque formée dans un excipient incolore capable de la dissoudre ou de l'absorber.

Enfin, si les liqueurs dans lesquelles on désire doser l'urée sont acides, il convient de les neutraliser ou d'y ajouter un excès de carbonate d'ammoniaque dont on tient compte ultérieurement.

Je termine ici la monographie des ferments ammoniacaux que j'ai commencée il y a déjà plusieurs années. J'ai pu démontrer dans ce travail que les ferments ammoniacaux appartenaient tant à l'ordre des bactéries qu'à l'ordre des champignons inférieurs. J'ai de même établi que ces êtres organisés agissaient sur l'urée par l'intermédiaire d'un ferment soluble, qu'on avait vainement tenté d'isoler. J'ai donné brièvement l'histoire de cette nouvelle diastase, qui offre plusieurs particularités intéressantes, que de nouvelles recherches permettront de mettre plus complètement en évidence.

TABLE DES MATIÈRES

Introduction 1

§ I. — **Historique** 2

§ II. — **Méthodes applicables à l'étude des ferments ammoniacaux** 13
- Milieux de culture 13
- Triage des ferments 14
- Dosage de l'urée fermentée 17
- Caractères physiologiques et physiques des espèces 25
- Terminologie et classification des ferments de l'urée 36

§ III. — **Description des espèces** 39
- *Urobacillus Pasteurii* 39
- *Urobacillus Duclauxii* 73
- *Urobacillus Freudenrichii* 108
- *Urobacillus Maddoxii* 134
- *Urobacillus* δ 159
- *Urobacillus* ε 163
- *Urobacillus Schützenbergii* 168
- *Urococcus Van Tieghemi* 178
- *Urococcus* β 195
- *Urococcus* γ et μ 196
- *Urococcus* ρ 197
- *Urococcus* ν 198
- *Urococcus Dowdeswelli* 199
- *Urococcus* δ 212
- *Urococcus* ε 213
- *Urosarcina Hansenii* 215
- Diagnostic des ferments de l'urée 224
- Répartition des ferments ammoniacaux dans les poussières atmosphériques 236
- Répartition des ferments ammoniacaux dans les eaux 240
- Urobactéries du sol 249

§ IV. — **Ferment soluble de l'urée** 250
- Préparation du ferment soluble de l'urée 255
- De la marche de l'hydratation de l'urée par l'urase 265
- Action de la chaleur sur le ferment soluble de l'urée 274
- Action du froid sur le ferment soluble de l'urée 280
- Action de quelques gaz sur le ferment soluble de l'urée 284

Du vieillissement des solutions du ferment soluble de l'urée 291
Action de l'eau sur l'urase 294
Action du sucre et de la glycérine sur le ferment soluble de l'urée 297
Action des antiseptiques sur l'urase 303
Uréométrie par le ferment soluble de l'urée 317

Nota. — Les planches I, II et III donnant les dessins des divers ferments sont insérées aux pages 228, 229 et 231.

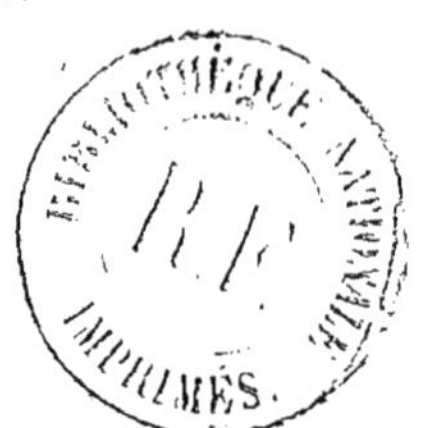

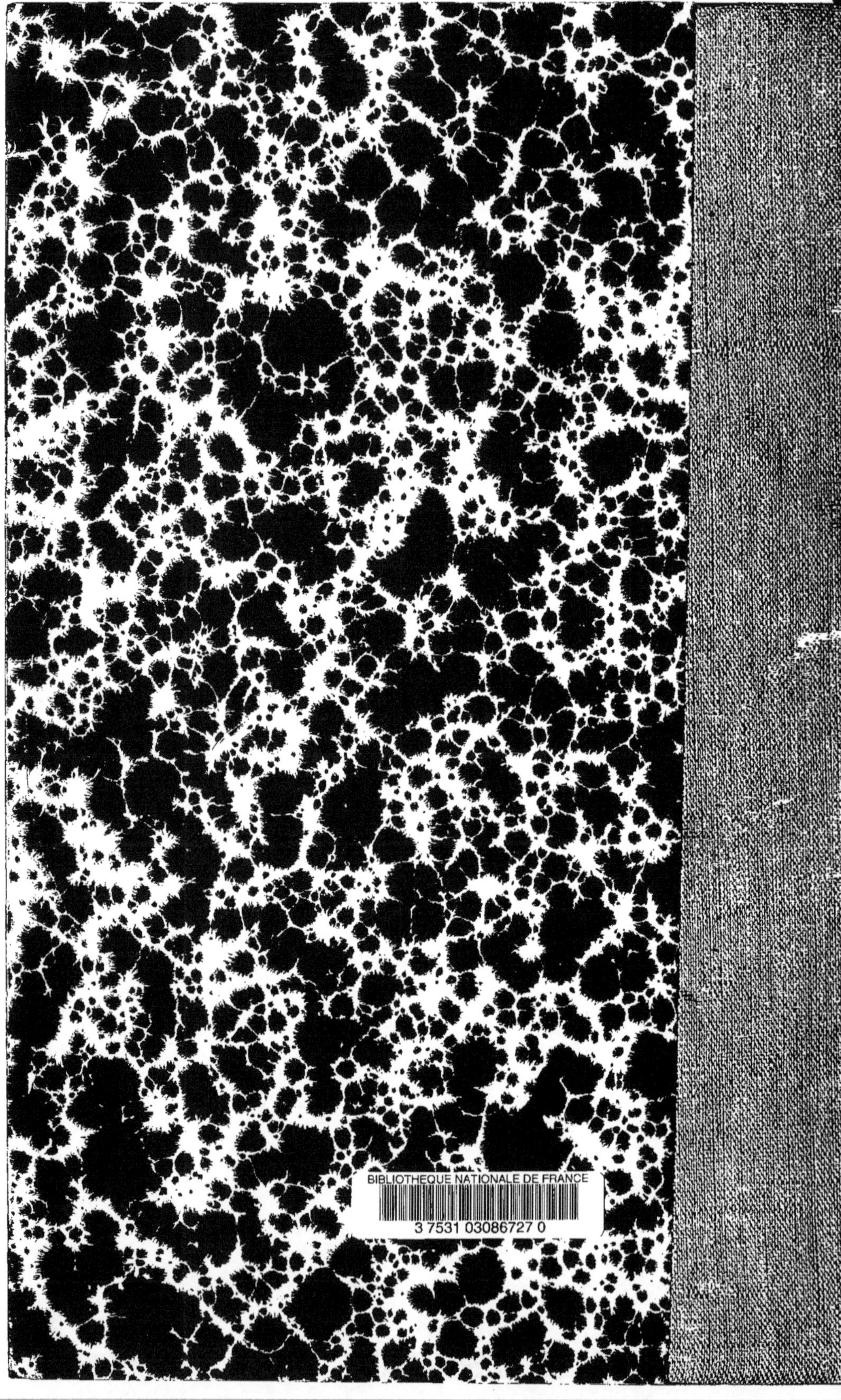
BIBLIOTHEQUE NATIONALE DE FRANCE
3 7531 03086727 0

www.ingramcontent.com/pod-product-compliance
Ingram Content Group UK Ltd.
Pitfield, Milton Keynes, MK11 3LW, UK
UKHW020200250726
13967UKWH00003B/1173

9 782011 758187